GOLDMANN
ARKANA

Christian Reiland

EFT

Klopfakupressur
für Körper, Geist und Seele

GOLDMANN
ARKANA

FSC
Mix
Produktgruppe aus vorbildlich
bewirtschafteten Wäldern und
anderen kontrollierten Herkünften

Zert.-Nr. SGS-COC-1940
www.fsc.org

Verlagsgruppe Random House FSC-DEU-0100
Das für dieses Buch verwendete FSC-zertifizierte Papier *EOS*
liefert Salzer, St. Pölten

1. Auflage
Originalausgabe

Lektorat: Ralf Lay
Satz: Greiner & Reichel, Köln
Druck und Bindung: GGP Media GmbH, Pößneck
Printed in Germany
ISBN-10: 3-442-33757-7
ISBN-13: 978-3-442-33757-6

www.goldmann-verlag.de

Inhalt

Sind Sie bereit?

»Eine Reise von tausend Meilen
beginnt mit dem ersten Schritt.«
Laotse

Fühlen Sie sich manchmal über- oder unterfordert? Ist »Stress« ein Wort, das Sie oft verwenden? Leiden Sie unter Ängsten, Phobien, Schlafproblemen, depressiven Zuständen, Müdigkeit, Allergien, Panikattacken, Schmerzen oder anderen seelischen oder körperlichen Beschwerden? Bringen Sie Ihre Ängste und Sorgen mit Genussmitteln wie Schokolade, Zigaretten, Alkohol, Kaffee zum Schweigen oder sind Sie mit Ihrem Gewicht unzufrieden? Sind Sie oft verärgert, wütend, traurig oder fühlen Sie sich häufig nervös und unsicher? Fällt Ihnen das Lernen schwer und/oder haben Sie Prüfungsängste? Haben Sie Probleme in Ihrer Partnerschaft oder fühlen Sie sich einsam? Gibt es Ereignisse in Ihrer Vergangenheit oder Zukunft, die Sie heute noch oder heute schon belasten? Und wären Sie gern gesünder, erfolgreicher, selbstsicherer und ausgeglichener? Oder haben Sie sich schon mit der Methode Emotional Freedom Techniques TM, kurz EFT, beschäftigt und möchten Sie Ihre Kenntnisse und Fähigkeiten vertiefen und verbessern?

Sollten Sie auch nur eine dieser Fragen mit »Ja« beantworten, so habe ich dieses Buch auch für Sie geschrieben. Mithilfe von EFT wird es Ihnen gelingen, viele Ihrer Probleme selbst in den Griff zu bekommen oder gar vollständig aufzulösen. Seien Sie neugierig, probieren Sie es aus und haben Sie Spaß dabei: »It works – es funktioniert!«

Einleitung

Als ich im Jahr 2002 auf die Methode Emotional Freedom Techniques stieß, ahnte ich noch nicht, wie sehr dies mein Leben positiv beeinflussen würde. Eine erste kurze Beschreibung dieses damals noch weitgehend unbekannten Verfahrens fand ich in *Energetische Psychologie*, einem sehr empfehlenswerten Buch des amerikanischen Psychologen Fred P. Gallo[1]. Ich bestellte mir daraufhin den in einer Fußnote erwähnten »EFT Course« (dreizehn Video-CDs) vom EFT-Entwickler Gary H. Craig[2] und war sofort begeistert von dieser einfachen und dennoch so effektiven Methode.

In den nächsten Monaten wendete ich sie bei vielen meiner seelischen und körperlichen Probleme an und machte die Erfahrung, dass ich damit in den meisten Fällen Erfolg hatte. Das Faszinierende dabei war nicht nur, dass »es funktionierte«, sondern dass wirklich unangenehme Gefühle wie Angst, Traurigkeit, Ärger, Wut oder Unruhe, aber auch körperliche Beschwerden wie schmerzhafte Verspannungen, Magendruck, Kopfschmerzen oder Erkältungssymptome sich buchstäblich innerhalb von Minuten in Luft auflösten.

Ein Beispiel dafür, wie sehr EFT mir in dieser Zeit »zu Diensten« war, ist meine schriftliche Prüfung zum Heilpraktiker für Psychotherapie im Frühjahr 2003. Während den meisten meiner Mitstreiter die Angst und Anspannung anzusehen war, machte sich bei mir ein Gefühl der Sicherheit und Ruhe breit, das während der gesamten angespannten Situation anhielt. Damals half

1 Fred P. Gallo, www.energypsych.com.
2 Gary H. Craig, www.emofree.com.

mir EFT nicht nur, meine Prüfungsängste zu überwinden, sondern hatte mich auch in vielerlei Hinsicht beim Lernen des relevanten Stoffs unterstützt.

Nach all diesen positiven Erfahrungen entschied ich mich im Sommer 2003, einen EFT-Kurs von Maya de Vries[3], EFT-Trainerin der ersten Stunde, zu besuchen. Ich hatte gerade eine Fortbildung in Energetischer Psychotherapie mit Fred P. Gallo absolviert und war nun sehr neugierig darauf, EFT auch »live« kennen zu lernen.

Hier hatte ich nun erstmals die Möglichkeit, mit anderen zu arbeiten, und auch dies funktionierte. Dies gab mir weiteres Vertrauen in die Methode und Sicherheit bei ihrer Anwendung.

Im September desselben Jahres eröffnete ich dann in Frankenthal eine Praxis für Psychotherapie (HPG). Meine erste Patientin war eine junge Frau mit einer Spinnenphobie, und ich behandelte sie natürlich mit EFT. Bereits in der vierten Sitzung erzählte sie mir, dass sie gut ein- und auch durchschlafen konnte, obwohl sie wusste, dass sich eine Spinne in ihrem Schlafzimmer befand. Früher hatte sie in einem solchen Fall immer hysterisch reagiert, und ihr Bruder oder Vater musste die Spinne töten und entfernen.

Bei einem der nächsten Fälle ging es um die Angst vor dem öffentlichen Reden. Diese langjährige Furcht äußerte sich bei dem jungen Mann vor allem in Schweißausbrüchen und zitternden Händen während Vorträgen oder Sitzungen, auch wenn sein Publikum nur aus fünf bis zehn Arbeitskollegen bestand. Dies war umso belastender, weil bei seiner Arbeit üblicherweise Beamer und Laserpointer zur Präsentation eingesetzt werden. Er kam zu mir mit der Bitte, ihn auf einen Vortrag mit vier- bis fünfhundert Teilnehmern vorzubereiten, der in einer Woche stattfinden sollte. In nur neunzig Minuten gelang es uns mit EFT, seine diesbezüglichen Ängste aufzulösen. Wir hatten offensichtlich sehr gut gearbeitet, denn nur ein paar Tage nach dem Vortrag berichtete mir seine Freundin: »Er war noch nie so gelassen bei einem Vortrag. Seine Hände waren ganz ruhig!«

3 Maya de Vries, www.emofree.de.

Dies sind nur zwei, zugegebenermaßen eindrucksvolle Ergebnisse meiner Arbeit mit EFT in den ersten Monaten. Sie zeigen vor allem, dass man keine jahrelangen Erfahrungen benötigt, um mit EFT erfolgreich zu sein.

Ich habe während meiner beruflichen Entwicklung viele Techniken und Therapiearten kennen gelernt, vor und auch nach meiner ersten Begegnung mit EFT. Darunter waren Methoden wie NLP, Psycho-Kinesiologie, Energetische Psychotherapie, TAT, BSFF, EmoTrance und viele mehr. Keine jedoch hat mich so überzeugt wie EFT. Sie ist einfach, effektiv, sie wirkt bei psychischen und körperlichen Beschwerden – und vor allem ist EFT eine wundervolle Selbsthilfetechnik.

Im Frühjahr 2004 begann ich damit, EFT in Seminaren zu vermitteln, und wurde wenig später von Maya de Vries zu einem »EFT-Trainer-Training« mit Gary H. Craig in die Nähe von San Francisco eingeladen. Dies war eine einmalige Gelegenheit, den Entwickler dieser Methode sowie weitere Trainer aus Deutschland, Österreich, der Schweiz und den USA persönlich kennen zu lernen. Es ging bei diesem Treffen neben dem »Wie vermittle ich EFT in Seminaren?« auch um das Aufstellen von Richtlinien für EFT-Fortbildungen nach Craig.

Seit Oktober 2004 unterrichte ich EFT nun nach jenen so genannten Guidelines, und hier half mir die wunderbare Technik ebenfalls, erste Ängste, Zweifel und Unsicherheiten schnell zu überwinden.

In der Zeit reifte in mir auch der Wunsch, ein Buch über EFT zu schreiben.

Was ist EFT?

In den letzten Jahren hat sich in den USA ein Zweig der Psychologie etabliert, der nun auch im deutschsprachigen Raum unter den Bezeichnungen »Energetische Psychologie«, »Meridiantherapie« oder »Klopfakupressur« immer größere Aufmerksamkeit erfährt. Diese Techniken gründen auf dem uralten Wissen der Traditionellen Chinesischen Medizin (TCM), insbesondere der Meridianlehre, der Kinesiologie und der Entdeckung Einsteins, dass alles (unser Körper eingeschlossen) aus Energie besteht. Anfang der 90er Jahre entwickelt von Gary H. Craig, sind die Emotional Freedom Techniques der wohl verbreitetste Vertreter dieser neuen Behandlungsmethoden.

Die grundlegende Theorie hinter EFT ist, dass die Ursache *aller* negativen Emotionen in einer Störung des körpereigenen Energie- bzw. Meridiansystems liegt. EFT ist – einfach ausgedrückt – eine psychologische Version der Akupunktur, nur dass keine Nadeln verwendet werden. Während man an ein spezifisches Problem denkt, werden ausgewählte Akupunkturpunkte geklopft. Dadurch werden die betroffenen Meridiane »entstört«, was zu einer spürbaren Erleichterung bis hin zur Lösung des psychischen oder auch physischen Problems führt.

Die Vorteile der Methode gegenüber anderen energetischen und auch konventionellen Verfahren liegen in ihrer Einfachheit, ihrer Effizienz und dem breiten Anwendungsspektrum.

Es gibt viele Möglichkeiten, EFT zu präsentieren. Ich zeige Ihnen hier, wie ich es meinen Patienten und Seminarteilnehmern vermittle. Einige der in diesem Buch vorgestellten Modifikationen, Anregungen und Techniken gründen auch auf eigenen Erfahrungswerten und Vorgehensweisen anderer EFT-Anwender.

Weltweit durchgeführte Studien belegen mittlerweile die Effektivität von EFT und anderen Methoden der Energetischen Psychologie. Einen Überblick über diese Forschungen finden Sie unter: www.eft-info.com und www.energypsych.org/research.php (in Englisch).

Wichtige Hinweise

EFT ist kein Ersatz für eine medizinische oder psychotherapeutische Behandlung. Sprechen Sie bitte mit Ihrem Arzt oder Therapeuten, bevor Sie EFT als Selbsthilfeinstrument bei einer Beschwerde mit Krankheitswert anwenden. Setzen Sie EFT *nicht alternativ*, sondern am besten *zusätzlich* zu einer professionellen Behandlung ein.

Auch wenn EFT eine sehr sanfte und sichere Methode ist und viele Menschen schon beeindruckende positive Ergebnisse mit EFT erzielt haben, kann nicht garantiert werden, dass auch Sie problemlos Ihre Ziele erreichen werden und dies so schmerzfrei verläuft wie bei den meisten Anwendern. Besonders Menschen mit schweren emotionalen Störungen sollten sich keinesfalls allein einer Selbstbehandlung unterziehen. Trotz äußerst gewissenhafter Arbeit und sorgfältigster Recherche können deshalb weder der EFT-Entwickler Gary H. Craig, der Autor noch der Verlag für eventuelle negative Folgen der Arbeit mit dieser Methode haftbar gemacht werden. Die Verantwortung für sein emotionales wie auch körperliches Wohlbefinden trägt jeder selbst.

Wenn Sie keinen oder wenig Erfolg mit EFT spüren, sich unerwünschte Nebenwirkungen einstellen oder Ihr gesunder Menschenverstand Ihnen rät, Hilfe in Anspruch zu nehmen, so wenden Sie sich bitte an einen erfahrenen EFT-Spezialisten.

Wie Sie wirklich von diesem Buch profitieren

Jeder hat unterschiedliche Lese- oder auch Lerngewohnheiten. Der eine liest ein Fachbuch gern bis zum Ende, bevor er eine Methode ausprobiert. Der andere führt die Übungen schon beim ersten Lesen durch oder springt gleich zu dem Kapitel, das ihn am meisten interessiert. Dieses Buch wurde ähnlich einem Seminar gestaltet; d. h., jedes Kapitel baut auf den vorherigen auf. Es ist deshalb von Vorteil, die vorgegebene Reihenfolge einzuhalten. Ich möchte Sie dennoch ermutigen, die Übungen gleich beim ersten Lesen durchzuführen. Das spart Ihnen Zeit und macht Sie schnell mit der Methode vertraut.

Diesem Buch ist eine DVD[4] beigelegt, die Ihnen helfen soll, das EFT-Grundrezept korrekt nachzuvollziehen. Beispiele aus der Praxis geben Ihnen einen kleinen Überblick über die Einsatzmöglichkeiten der Methode. Nehmen Sie sich genügend Zeit, in der Sie nicht gestört werden, seien Sie neugierig und lassen Sie sich überraschen.

Ein kurzer Überblick

Dieses Buch ist in fünf Kapitel gegliedert:

- *Kapitel 1* richtet sich insbesondere an den eiligen Leser, der sofort beginnen möchte, mit der Methode zu experimentieren. Auf wenigen Seiten erhalten Sie einen Überblick über die Basismethode. Unterstützend können Sie die einzelnen Schritte mithilfe der DVD überprüfen und nachvollziehen.
- In *Kapitel 2* erhalten Sie Informationen über die Geschichte von EFT und die Anwendungsgebiete. Außerdem wird hier die Basis-Klopfroutine ausführlich in Bild und Wort beschrieben – mit vielen Variationen und Feinheiten. Ebenfalls lernen Sie jetzt Möglichkeiten kennen, die Sie einsetzen können, wenn »es mal nicht so gut« oder »gar nicht funktioniert« ...
- In *Kapitel 3* werden Spezialtechniken aus dem EFT beschrieben, die sich in der Praxis bei den unterschiedlichsten Problemen bewährt haben. Ausführlich gehe ich nun auf die EFT-Choices-Methode ein; das ist eine Variation, die positive Affirmationen in die Arbeit mit EFT integriert. Weitere Techniken wie das Slow-EFT oder die »Magic Box« helfen Ihnen, auch globalere Probleme oder Themen effektiv aufzulösen.
- *Kapitel 4* ist der Frage »Wie wende ich EFT an beim Thema ...?«

4 Die DVD wurde produziert von Ulli Görres und dem Autor Christian Reiland. Ulli Görres ist EFT-Praktiker und Trainer aus Wörrstadt (www.eft-berater.de, Tel.: 06 732 963 143). Er war auch für Regie, Kamera und Schnitt weitgehend verantwortlich.

gewidmet. Hier wird die Vorgehensweise bei speziellen Themen aufgezeigt, wie etwa Süchten, körperlichen Beschwerden, chronischen bzw. ernsthaften Erkrankungen, Allergien oder Blockaden im Spitzenleistungsbereich (z. B. im Sport).

- *Kapitel 5* ist sozusagen eine Zugabe für den professionellen EFT-Berater oder Therapeuten. Hier geht es neben der Arbeit mit Traumata um Themen wie Gruppenarbeit, Reframing und Rapport.

Die beiliegende DVD ist in vier Kapitel aufgeteilt:

- In *Kapitel 1* finden Sie Beispiele aus der Praxis. Es zeigt in Kürze die Anwendung von EFT bei Themen wie Phobien, körperlichen Problemen sowie vergangenen, belastenden Erlebnissen.
- *Kapitel 2* zeigt neben einer Beschreibung der Klopfpunkte auch das EFT-Grundrezept. Sie können dieses gleich auf ein von Ihnen gewähltes Thema anwenden.
- Im *3. Kapitel* finden Sie spezifische Energieübungen und Techniken, die Ihnen helfen mögen, wenn EFT einmal nicht wie erwartet funktioniert. Sie können diese Übungen gleichwohl auch zur Energiesteigerung, Entspannung und Gesundheitsvorsorge einsetzen.
- Das *4. Kapitel* widmet sich den Themen »Blockaden überwinden« und »Ziele erreichen«. Nachdem Sie mithilfe des Buches Ihre bewussten und unbewussten Blockierungen, die Themen Geld und beruflichen Erfolg betreffend, aufgedeckt haben (Kapitel 4, Abschnitt »Ziele erreichen«), werden Sie hier durch eine dreiteilige Übung geführt, die Ihnen hilft, diese zu überwinden und Ihr selbst gesetztes Ziel zu erreichen.

Kapitel 1: EFT in Kürze

»Gewinnen fängt an mit Beginnen.«
Anonym

Auf den folgenden Seiten erhalten Sie einen Überblick über die EFT-Basismethode. Sie haben hier die Möglichkeit, EFT sofort bei einem von Ihnen gewählten Problem anzuwenden. Sie finden hier auch eine Übersicht über alle relevanten Behandlungspunkte und eine schrittweise Zusammenfassung der Basismethode. Diese können Sie später immer wieder verwenden, wenn Sie eine kurze Beschreibung der Technik auf wenigen Seiten benötigen.

Nehmen Sie sich bitte für die folgende Übung 30 Minuten Zeit und machen Sie es sich zur Gewohnheit, ein Glas Wasser zu trinken, bevor Sie EFT anwenden und nachdem Sie es durchgeführt haben.

Die EFT-Basismethode

Die EFT-Basismethode besteht aus mehreren Schritten. Dies sind:

- die Problemaussage,
- die Bewertung der Intensität,
- die Einstimmung,
- die Sequenz (1),
- die 9-Gamut-Folge,
- die Sequenz (2).

Nehmen Sie sich nun einige Minuten Zeit und formulieren Sie ein aktuelles Thema, z. B.:

- Stresssymptome wie Kopfschmerzen, innere Unruhe oder Verspannungen,
- Ärger oder Wut über eine aktuelle Situation oder gegenüber einer Person,
- situationsbedingte Angstgefühle, Nervosität,
- Erkältungssymptome wie Kratzen im Hals, Atembeschwerden, Husten.

Beschreiben Sie in ein, zwei Sätzen das Problem:

Beispiel: »Mein Chef verlangt von mir, dass ich morgen bis 20 Uhr arbeite. Das macht mich verdammt wütend.«

Wichtig: Bevor Sie mit der EFT-Selbstbehandlung beginnen, fragen Sie sich erst einmal, ob Sie bereit sind und ob es o. k. ist, dieses Problem *jetzt* zu bearbeiten und auch loszulassen. Vielleicht ist es noch nicht die Zeit oder wichtiger, zuvor noch ein anderes Thema in Angriff zu nehmen.

Die Problemaussage

Formulieren Sie nun eine Aussage, die das gewählte Thema in einem Satz beschreibt. Dieser sollte in der ersten Person und in der Gegenwartsform verfasst sein, das wirkliche Gefühl enthalten, und Sie sollten die Wortwahl verwenden, die Sie normalerweise gebrauchen.

Beispiel: »Ich bin verdammt wütend auf meinen Chef, weil er mich morgen bis 20 Uhr arbeiten lässt.«

Die Bewertung der Intensität

Bewerten Sie dann die Intensität, die das Problem jetzt, in diesem Moment, für Sie hat, auf einer Skala von 0 bis 10, wobei 10 der höchste Grad ist, den Sie sich vorstellen können. 0 bedeutet absolute Freiheit von dem Symptom.

Machen Sie jetzt ein X an die Stelle, an der Sie sich gerade befinden:

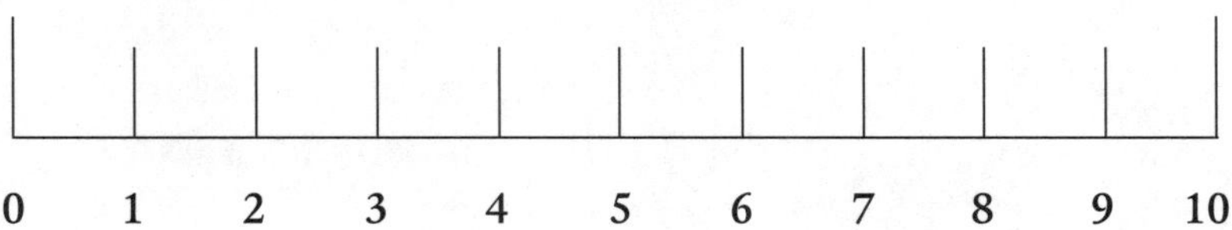

Die Einstimmung

Die Einstimmung ist der erste Teil des so genannten EFT-Grundrezepts, welches aus den Teilen »Einstimmung – Sequenz – 9-Gamut-Folge – Sequenz« besteht. Sie ist notwendig, um eine möglicherweise vorhandene Psychoenergetische Umkehrung (PU) zu korrigieren. (In Kapitel 2 gehen wir ausführlich auf diesen unbewussten Widerstand gegen eine erfolgreiche Behandlung ein.)

Die Einstimmung besteht aus dem dreimaligen Aussprechen des Einstimmungssatzes *und* dem gleichzeitigen Klopfen des Handkantenpunktes (HP).

Der Einstimmungssatz besteht aus der Problemaussage, die auf die Wörter »Auch wenn ...« folgt, verbunden mit der Affirmation »... liebe und akzeptiere ich mich so, wie ich bin«.

Formulieren Sie nun einen Einstimmungssatz, der Ihr gewähltes Thema betrifft:

Beispiel: »Auch wenn ich verdammt wütend auf meinen Chef bin, weil er mich morgen bis 20 Uhr arbeiten lässt, liebe und akzeptiere ich mich so, wie ich bin.«

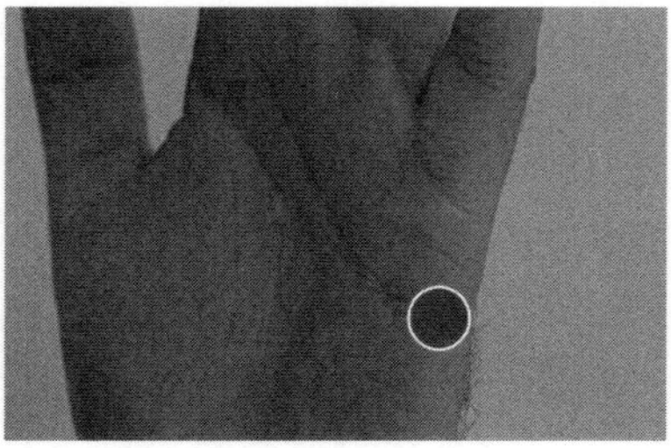

Klopfen Sie nun den Handkantenpunkt (HP) fortwährend mit zwei oder drei Fingern, während Sie dreimal laut Ihren Einstimmungssatz aussprechen.

Die Sequenz (1)

Die Sequenz ist das Klopfen der vierzehn Meridianpunkte, verbunden mit dem Aussprechen (wenn möglich laut) eines Erinnerungssatzes. Auf Folgendes sollten Sie dabei achten:

- Atmen Sie während der Maßnahme ruhig ein und aus.

- Stimulieren Sie, wenn möglich, alle Gesichts- und Körperpunkte (bis auf die Punkte UN[4] und UL[5]) auf beiden Körperseiten.
- Die Finger- und Handpunkte werden nur an einer Hand geklopft.
- Halten Sie sich am besten an die vorgegebene Reihenfolge (AB[1] bis GP[14]).
- Klopfen Sie jeden Punkt »hörbar« mit zwei oder mehr Fingerspitzen etwa sieben- bis zehnmal im Rhythmus von zirka drei »Schlägen« pro Sekunde.
- Dazu sprechen Sie einen Erinnerungssatz, der in Kürze das Problem beschreibt. Dies dient dazu, mit dem Fokus beim Thema zu bleiben.

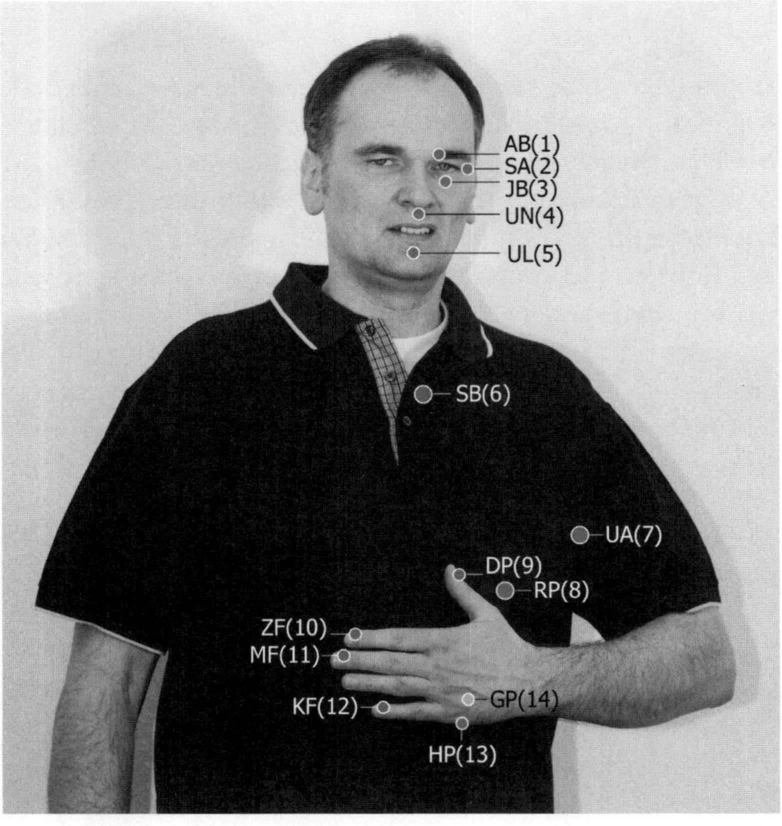

Formulieren Sie jetzt Ihren Erinnerungssatz. Dieser ist sozusagen eine Kurzform Ihrer Problemaussage:

✎ ______________________________

Beispiel: »Diese Wut auf meinen Chef!«

Klopfen Sie nun, wie beschrieben, die abgebildeten Akupunkturpunkte und sagen Sie an jedem der Punkte einmal Ihren Erinnerungssatz. Atmen Sie dann einmal tief durch die Nase ein und durch den Mund aus.

Die 9-Gamut-Folge

Die 9-Gamut-Folge ist dazu da, weitere Gehirnbereiche in die Behandlung mit einzubeziehen und außerdem eine Balance zwischen linker und rechter Gehirnhälfte herzustellen. Sie besteht aus neun Teilen. Bleiben Sie während der gesamten Übung bei Ihrem Problem (*ohne* Erinnerungssatz), halten Sie den Kopf gerade und atmen Sie ganz normal. (Das englische Wort *gamut* bedeutet »Skala, Tonleiter, Tonumfang«, es ist also von einer Behandlungs»serie« die Rede, wenn dieser Begriff auftaucht.)

Klopfen Sie nun fortwährend den Gamutpunkt (GP), *während* Sie:

1. die Augen schließen,
2. die Augen öffnen,
3. nach rechts unten blicken,
4. nach links unten blicken,
5. die Augen einmal im Uhrzeigersinn kreisen,
6. die Augen einmal gegen den Uhrzeigersinn kreisen,

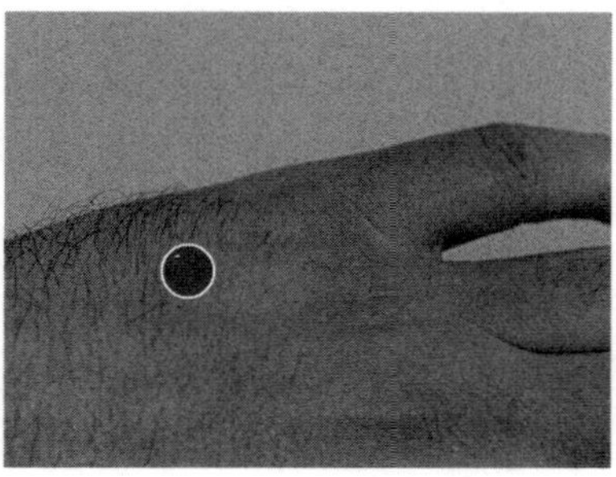

7. einige Takte eines Liedes summen,
8. von 5 rückwärts bis 1 zählen und
9. noch einmal einige Takte eines Liedes summen.

Atmen Sie nun wiederum einmal tief durch die Nase ein und durch den Mund aus.

Die Sequenz (2)

Wiederholen Sie nun das Klopfen der vierzehn Akupunkturpunke mit dem gleichzeitigen Aussprechen Ihres Erinnerungssatzes.

Atmen Sie zum Abschluss noch einmal tief durch die Nase ein und durch den Mund aus. Dies war eine Runde EFT!

Bewerten Sie nun die Intensität, die das Problem jetzt, nach dieser Runde, auf Sie hat, neu und machen Sie ein X an der Stelle, an welcher Sie sich befinden:

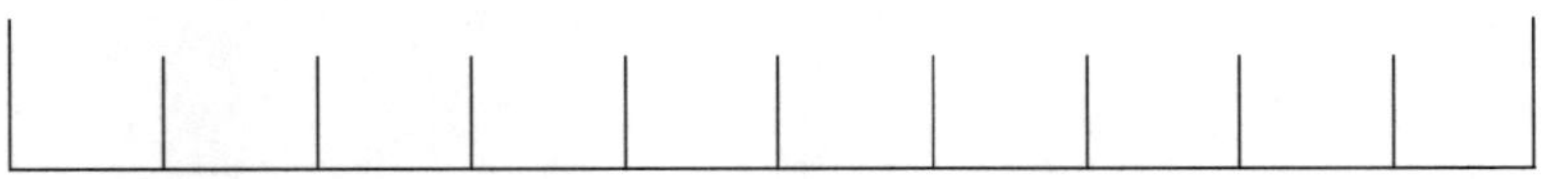

0 1 2 3 4 5 6 7 8 9 10

Folgende Ergebnisse sind möglich:

1. Der Wert ist bei 0.
2. Der Wert ist gesunken.
3. Der Wert ist gleich geblieben.
4. Der Wert ist gestiegen.

Normalerweise ist es so, dass die Intensität nach einer EFT-Runde gesunken (2) oder gar bei 0 (1) ist. Sollte sie in Ihrem Fall gleich geblieben (3) oder gar gestiegen (4) sein, so lesen Sie bitte die entsprechenden Abschnitte in Kapitel 2. Dort wird ausführlich darauf eingegangen.

Der Wert ist bei 0

- Überprüfen Sie: Liegt er wirklich bei 0 oder doch eher bei 0,5 oder 1?
- Versuchen Sie, das Problem – auf welche Art und Weise auch immer – wieder zu aktivieren.

Sollte die 0 diesen Überprüfungen standhalten, herzlichen Glückwunsch, Sie haben ein Problem weniger.

Bei einem Wert, der größer als 0 ist, verfahren Sie wie im nächsten Abschnitt beschrieben.

Der Wert ist gesunken

Dies ist sozusagen der Normalfall. Modifizieren Sie jetzt beide Aussagen, indem Sie die Wörter »noch ein wenig« oder »noch ein restliches« (Einstimmungssatz) und »restliche« (Erinnerungssatz) hinzufügen.

Formulieren Sie nun Ihre Sätze mit diesen Ergänzungen.

Einstimmungssatz:

Beispiel: »Auch wenn ich *noch ein wenig* wütend auf meinen Chef bin, weil er mich morgen bis 20 Uhr arbeiten lässt, liebe und akzeptiere ich mich so, wie ich bin.«

Erinnerungssatz:

Beispiel: »Diese restliche Wut auf meinen Chef!«

Machen Sie nun weitere Runden EFT mit diesen Aussagen, bis die Intensität bei 0 liegt. Überprüfen Sie das Ergebnis wie oben beschrieben.

Es ist nicht wichtig, wie schnell, sondern *dass* Sie »auf 0« kommen; dann ist die Chance für eine dauerhafte Lösung des Problems am größten.

Sollten Sie wenig oder keinen Erfolg mit EFT bei dem von Ihnen gewählten Thema haben, so können die Darstellungen auf der beiliegenden DVD und vor allem das in Kapitel 2 Gesagte Ihnen helfen, erfolgreicher zu sein.

EFT zusammengefasst

1. Ist es o. k., *jetzt* mit diesem Problem zu arbeiten, und sind Sie bereit, es *jetzt* loszulassen?
2. Formulieren Sie eine Problemaussage so spezifisch wie möglich. Achten Sie dabei auf eine ausdrucksstarke Wortwahl.
   Beispiel: »Ich bin verdammt wütend auf meinen Chef, weil er mich morgen bis 20 Uhr arbeiten lässt.«
3. Bewerten Sie die Intensität, die das Problem *jetzt* für Sie hat.
4. Machen Sie die Einstimmung, indem Sie den Handkantenpunkt klopfen und gleichzeitig dreimal den Einstimmungssatz laut wiederholen.
   Beispiel: »Auch wenn ich verdammt wütend auf meinen Chef bin, weil er mich morgen bis 20 Uhr arbeiten lässt, liebe und akzeptiere ich mich so, wie ich bin.«
5. Klopfen Sie nacheinander alle vierzehn Meridianpunkte. Sagen Sie an jedem Punkt einmal den Erinnerungssatz. Beispiel: »Diese Wut auf meinen Chef!«
6. Machen Sie die 9-Gamut-Folge. Klopfen Sie dazu fortwährend den Gamutpunkt, während Sie:
   - die Augen schließen,

- die Augen öffnen,
- nach rechts unten blicken,
- nach links unten blicken,
- die Augen einmal im Uhrzeigersinn kreisen,
- die Augen einmal gegen den Uhrzeigersinn kreisen,
- einige Takte eines Liedes summen,
- von 5 rückwärts bis 1 zählen und
- noch einmal einige Takte eines Liedes summen.

7. Klopfen Sie erneut nacheinander alle vierzehn Meridianpunkte. Sagen Sie an jedem Punkt einmal den Erinnerungssatz.
8. Bewerten Sie noch einmal die Intensität.
9. Wiederholen Sie die Schritte 4 bis 8, bis die Intensität 3 oder weniger beträgt.
10. Ändern Sie nun Einstimmungs- und Erinnerungssatz in Bezug auf das *restliche* Problem und machen Sie weitere Runden EFT, bis Sie auf 0 sind.
    Beispiel (Einstimmungssatz): »Auch wenn ich *noch ein wenig* wütend auf meinen Chef bin, weil er mich morgen bis 20 Uhr arbeiten lässt, liebe und akzeptiere ich mich so, wie ich bin.«
    Beispiel (Erinnerungssatz): »Diese *restliche* Wut auf meinen Chef!«
11. Überprüfen Sie das Ergebnis.

Die EFT-Behandlungspunkte in Bild und Wort

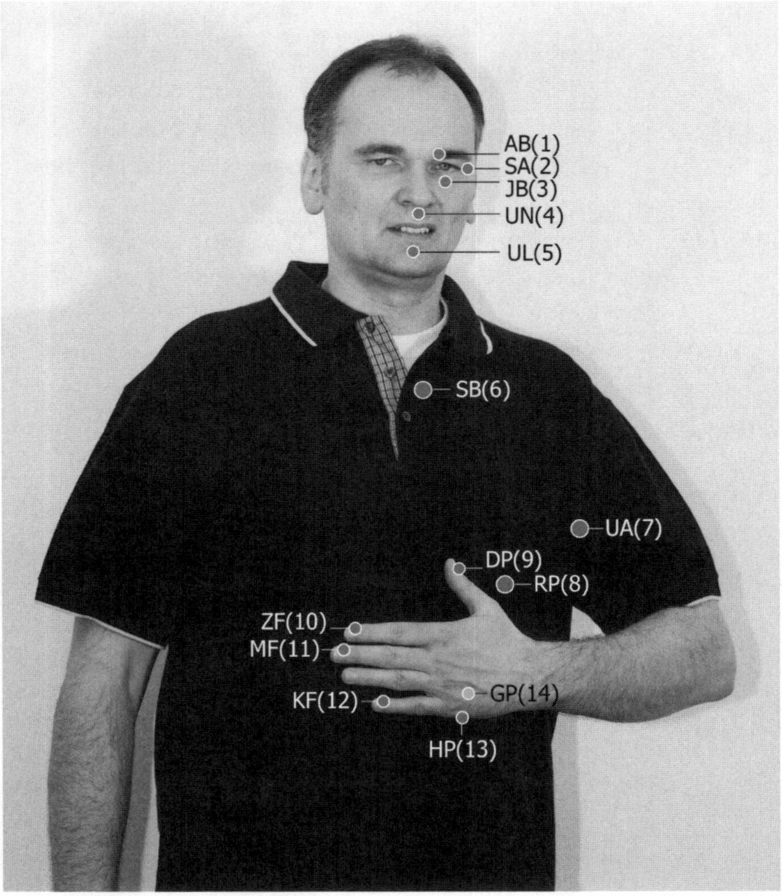

AB(1)	Augenbraue	**RP(8)**	Rippenpunkt
SA(2)	Seitlich des Auges	**DP(9)**	Daumenpunkt
JB(3)	Jochbein	**ZF(10)**	Zeigefinger
UN(4)	Unter der Nase	**MF(11)**	Mittelfinger
UL(5)	Unter der Lippe	**KF(12)**	Kleiner Finger
SB(6)	Schlüsselbein	**HP(13)**	Handkantenpunkt
UA(7)	Unter dem Arm	**GP(14)**	Gamutpunkt

Nr.Bez. + Nr.	**Meridian-punkt**	**Kurzbeschreibung**
AB(1)	Blase 2	Am inneren Ende der Augenbraue.
SA(2)	Gallenblase 1	Auf dem knöchernen Rand der Augenhöhle, an der Schläfe.
JB(3)	Magen 1	Unterhalb des Auges, auf dem Jochbein, direkt unter der Pupillen-mitte.
UN(4)	Gouverneurs-gefäß 26	Zwischen Nase und Oberlippe, im oberen Drittel der Nasenlip-penfurche.
UL(5)	Zentral-gefäß 24	In der Vertiefung zwischen Unter-lippe und Kinn.
SB(6)	Niere 27	In dem Winkel zwischen Schlüssel- und Brustbein.
UA(7)	Milz-Pankreas 21	Etwa 15 cm senkrecht unter-halb der Mitte der Achselhöhle.
RP(8)	Leber 14	Am unteren Brustansatz senkrecht unter der Brustwarze.
DP(9)	Lunge 11	An der Außenseite des Daumens, im außenseitigen Nagelfalzwinkel.
ZF(10)	Dickdarm 1	Im daumenseitigen Nagelfalzwinkel des Zeigefingers.
MF(11)	Kreislauf-Sexus 9	Im daumenseitigen Nagelfalzwin-kel des Mittelfingers.
KF(12)	Herz 9	Am daumenseitigen Nagelfalzwinkel des kleinen Fingers.
HP(13)	Dünndarm 3	Bei geschlossener Faust in der Quer-falte der Handkante unterhalb des kleinen Fingers, etwa in Höhe der Lebenslinie.
GP(14)	Dreifacher Erwärmer 3 (Gamutpunkt)	Auf dem Handrücken, etwa 2,5 cm über den Knöcheln von Ringfinger und kleinem Finger (in Richtung Handgelenk).

Kapitel 2: Emotional Freedom Techniques

»Ein Mensch kann bei fast allem erfolgreich sein,
wenn er unbegrenzte Begeisterung mitbringt.«
Charles Schwab

Historischer Hintergrund

In den folgenden Abschnitten möchte ich Ihnen einen kurzen Überblick über die Ursprünge des EFT geben, die in der Traditionellen Chinesischen Medizin (TCM) und der Kinesiologie liegen, bevor ich Ihnen die Basismethode ausführlich erläutere.

Das Meridiansystem

Vor etwa fünftausend Jahren entdeckte man in China, dass der Mensch ein Energiesystem besitzt, durch welches die Lebensenergie fließt, das so genannte Qi. Es ist bis heute ein Geheimnis, wie diese Energiebahnen (Meridiane) entdeckt wurden; und hier soll auch nur eine mögliche Theorie erwähnt werden.

Zu dieser Zeit gab es sehr viele Kriege, und chinesische Ärzte machten die Erfahrung, dass Verletzungen an bestimmten Punkten des Körpers scheinbar unabhängige Erkrankungen auslösten bzw. diese heilten. So kam es z. B. vor, dass ein Patient, der durch einen Pfeil oder Speer in der Nähe der Schulter verletzt wurde, Lungenprobleme (etwa Asthma) bekam oder dass vorhandene

Atembeschwerden sich besserten. Dies führte zu der Vermutung und schließlich zu der Erkenntnis, dass es durch Stimulation von spezifischen Körperpunkten möglich ist, Beschwerden zu lindern und Krankheiten zu heilen.

Es entstand nach und nach eine Karte, die in einer Übersicht alle diese Energiepunkte darstellte, und durch deren Verbindung ein angenommenes Energiefeld mit verschiedenen Leitbahnen, den so genannten Meridianen.

Das chinesische System arbeitet mit zwölf Hauptmeridianen, von denen jeder ein bestimmtes Organ passiert, wie etwa Lunge, Herz oder Leber, und deshalb diesem zugeordnet wurde.

Des Weiteren beschreibt es zwei übergeordnete Meridiane, die als Energiespeicher fungieren und an der Vorder- und Rückseite des Körpers verlaufen: das Gouverneurs- und das Zentralgefäß.

Die Hauptmeridiane

Es gibt noch weitere Zusatzmeridiane, für unsere Arbeit mit EFT sind diese jedoch nicht von Belang.

Aus all diesen Erkenntnissen der TCM entwickelten sich nach und nach Verfahren wie die Akupunktur oder die Akupressur, die heute weltweit anerkannt sind.

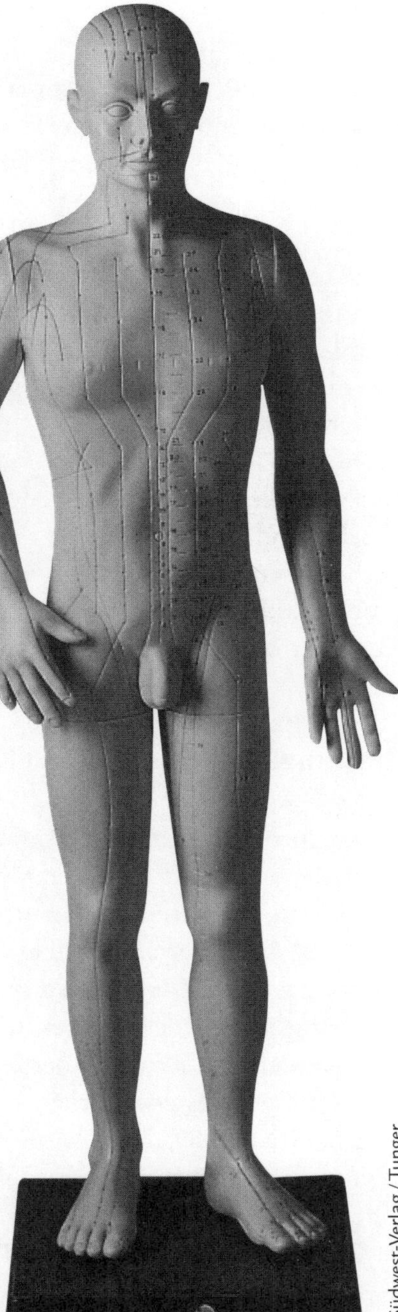

Alles ist Energie

In der ersten Hälfte des 20. Jahrhunderts machte Albert Einstein die Entdeckung, dass Energie und Materie Aspekte der gleichen Realität sind. Daraus folgt, dass buchstäblich alles Energie ist:

- unser Körper,
- unsere Gedanken,
- unsere Träume,
- unsere Gefühle,
- physische Symptome,
- psychische Symptome usw.

Wenn somit alles auf die Energieebene »reduziert« werden kann, so muss diese sehr fundamental sein und die Therapie auf ebendieser Ebene sehr tief greifend und effektiv. Genau dies bewirken wir mit EFT, und dadurch lassen sich auch diese schnellen und oft unglaublichen Erfolge erklären.

Angewandte Kinesiologie (Applied Kinesiology)

In den 60er Jahren entdeckte Dr. George Goodheart[5], Chiropraktiker aus Detroit, die Beziehung zwischen Meridianen und Muskulatur. Er entwickelte daraufhin einen neuen diagnostisch-therapeutischen Ansatz, die Angewandte Kinesiologie.

Als Diagnosewerkzeug wird hier der so genannte kinesiologische Muskeltest eingesetzt. Jeder Muskel steht in Beziehung zu einem spezifischen Meridian. Wird bei der Diagnose ein Muskel gefunden, »der ›schwach‹ testet«, stärkt man diesen durch Stimulation des zugehörigen Meridians.

Goodheart entwickelte hierfür mehrere Verfahren, etwa das Entlangstreichen am jeweiligen Meridian und das Halten, Drücken oder *Klopfen* von Akupunkturpunkten. Dies könnte eine Er-

5 George Goodheart, www.appliedkinesiology.com.

klärung dafür sein, dass wir mit EFT auch gute Erfolge bei der Schmerzbehandlung haben. Schmerz ist meist eine Folge von Verspannungen der Muskulatur. Durch das Klopfen der Akupunkturpunkte bringen wir Energie in die Schmerzstelle und somit den betroffenen Muskel. Dies führt zu dessen Stärkung und Entkrampfung und damit auch zur Linderung oder gar vollständigen Auflösung des Schmerzes.

Die Arbeit mit dem Meridiansystem ist nur ein kleiner Teil der Angewandten Kinesiologie. Goodheart erforschte auch weitere Systeme, z. B. das lymphatische und das vaskuläre System und die zugehörigen Reflexpunkte. Er fand heraus, dass auch diese in Verbindung mit der Muskulatur stehen, und setzte sie daraufhin ebenfalls zur Muskelstärkung ein.

Das Lymphsystem ist der Entgiftungsapparat des Körpers. Das Massieren von neurolymphatischen Reflexpunkten fördert die Entgiftung und hat somit einen positiven Einfluss auf die mit ihnen in Verbindung stehenden Muskeln.

Auch im EFT wird einer dieser Punkte bei der Einstimmung in Verbindung mit einer Affirmation verwendet. Wir kommen später noch darauf zu sprechen.

Das Halten von vaskulären Reflexpunkten hingegen verbessert die Durchblutung und damit die Sauerstoffzufuhr zu den Muskeln. Dies fördert wiederum Entspannung und Heilung.

In der Kinesiologie werden insbesondere die Punkte auf der Stirn zur Stressminderung eingesetzt. Man nennt sie hier auch »Stirnhöckerpunkte«.

Übung: Denken Sie jetzt an etwas Alltägliches, was Sie belastet. Sind Sie auf jemanden oder irgendetwas wütend oder verärgert? Ist heute etwas passiert, was anders gelaufen ist, als Sie es sich erwünscht hatten? Haben Sie morgen etwas vor, was Ihnen heute schon Kopfzerbrechen bereitet?

Nehmen Sie nun Verbindung zu dem Problem auf, indem Sie einfach daran denken. Legen Sie jetzt die Handinnenfläche der rechten Hand leicht auf die Stirn, sodass sie die beiden markierten Punkte (s. Abb.) bedeckt. Sie können den Prozess noch unterstützen, indem Sie die linke Hand an den Hinterkopf legen.

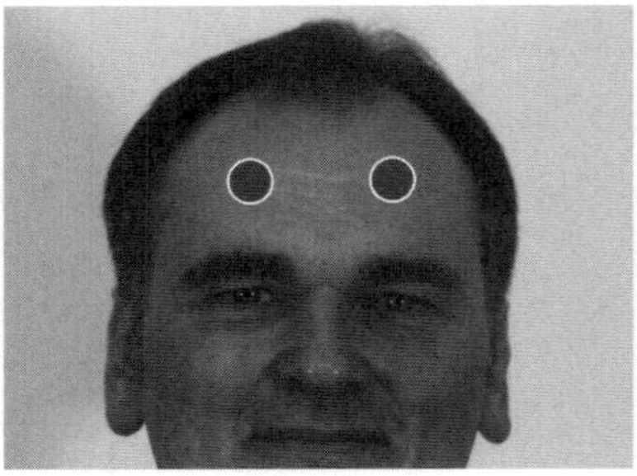

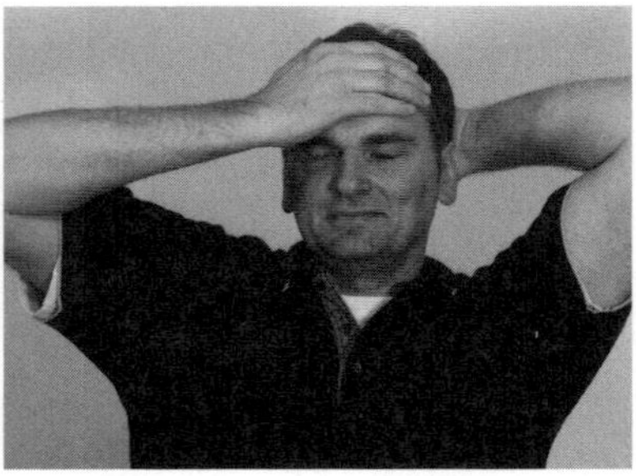

Atmen Sie tief durch die Nase ein und durch den Mund aus und bleiben Sie bei Ihrem Thema. Tun Sie dies so lange, bis das Problem sich aufgelöst hat und Sie sich neutral oder gut bei dem Gedanken daran fühlen.

Legen Sie dann die linke Hand auf die Stirn bzw. wechseln Sie die Handpositionen. Stellen Sie sich nun vor, wie Sie sich in einer zukünftigen ähnlichen Situation verhalten und fühlen möchten.

Atmen Sie wiederum tief durch die Nase ein und durch den Mund aus und bleiben Sie bei dieser Vorstellung, bis Sie zu 100 % damit zufrieden sind und sich das erwünschte Gefühl eingestellt hat.

Sie können dieses Stirn- und Stirn-Hinterkopf-Halten immer anwenden, wenn Sie sich verängstigt, wütend, verärgert, gestresst oder überfordert fühlen. In der Kinesiologiemethode »Three In One Concepts« wird es auch zur Linderung und Auflösung von Traumata eingesetzt.

Die Verhaltenskinesiologie (Behavioral Kinesiology)

Der australische Psychiater Dr. John Diamond[6] war in den 70er Jahren der Erste, der die Angewandte Kinesiologie im Bereich Psychotherapie einsetzte. Sein Ansatz, die Verhaltenskinesiolo-

6 John Diamond, www.diamondcenter.net.

gie, hat u. a. das Klopfen der Thymusdrüse, den Einsatz von Musik, Poesie und vor allem das Aussprechen von Affirmationen zur Balancierung des Energiesystems zum Inhalt.

Er entdeckte auch die Beziehung zwischen Emotionen und Meridianen. Bei der Anwendung des Muskeltests fand er heraus, dass bei bestimmten Emotionen meist eine Störung auf einem spezifischen Meridian vorlag. So ist z. B. bei Ärger fast immer der Herzmeridian betroffen, hingegen bei Wut der Gallenmeridian.

Diese Störung ließ Diamond nun mithilfe des wiederholten Aussprechens von Affirmationen beheben. Für den Herzmeridian lautet diese: »Mein Herz ist voller Vergebung!«, für den Gallenmeridian: »Ich wende mich anderen voller Liebe zu!«

Unten finden Sie eine Übersicht über die Meridiane und ihre zugeordneten Emotionen und Affirmationen. Sie können diese Tabelle auch bei Ihrer Arbeit mit EFT verwenden.

Sollte bei Ihrem Thema z. B. Schuld die Hauptemotion sein, so würde es Sinn machen, den Zeigefingerpunkt (ZF) länger zu klopfen. Dies ist der Anfangspunkt des Dickdarmmeridians, und dieser weist oft eine Störung auf, wenn es sich um negative Gefühle wie Schuld oder Mangel an Initiative und Offenheit handelt.

Sollte es bei der primären Emotion um Angst gehen, so ist es empfehlenswert, den Magen-(JB-), Nieren-(SB-) und Milz-Pankreas-(UA-)Meridian länger oder auch häufiger zu stimulieren.

Eventuell ist es auch so, dass Sie nur die dem Gefühl zugeordneten Punkte klopfen müssen, um das Problem aufzulösen. Dies wäre dann sozusagen eine Kurzform der Sequenz. Denken Sie dabei aber immer an die Einstimmung und die 9-Gamut-Folge.

Als Erinnerungssatz können Sie in diesem Fall auch die passende(n) Meridian-Affirmation(en) verwenden. Tun Sie dies aber erst, wenn die Intensität einen Wert von 0 bis 3 erreicht hat.

Übung: Die folgende Übung wird in EFT-Kreisen sehr geschätzt und eignet sich hervorragend dazu, den Tag zu beginnen und sich auch während des Tages in einen guten Zustand zu bringen:

- Setzen Sie sich bequem hin und atmen Sie während der gesamten Übung ganz normal.
- Beginnen Sie mit den Augenbrauenpunkten (AB). Klopfen Sie diese und sagen Sie dabei dreimal laut die zugehörende Affirmation: »Ich bin ausgeglichen und friedlich!«
- Gehen Sie nun weiter zu den Punkten Seitlich des Auges (SA) und sagen Sie, während Sie diese klopfen, dreimal: »Ich wende mich anderen voller Liebe zu!«
- Verfahren Sie in dieser Art und Weise mit den restlichen zwölf Klopfpunkten und Affirmationen.
- Atmen Sie anschließend einmal tief durch die Nase ein und durch den Mund aus.
- Trinken Sie zum Abschluss ein Glas Wasser.

Meridian (Klopfpunkt)	**Meridianemotionen nach Gallo und Diamond**	**Affirmation nach Diamond**
Blase (AB)	Traumata, Frustrationen, Ruhelosigkeit, Ungeduld	»Ich bin ausgeglichen und friedlich.«
Gallenblase (SA)	Wut, Zorn, Jähzorn	»Ich wende mich anderen voller Liebe zu.«
Magen (JB)	Ängste, Hunger, Leere, Gier, Verzweiflung, Ekel, Übelkeit	»Ich bin zufrieden und ruhig.«
Gouverneursgefäß (UN)	Verlegenheit	»Ich bin ruhig und gelassen.«
Zentralgefäß (UL)	Scham	»Ich bin wertvoll.«
Niere (SB)	Angst, sexuelle Unschlüssigkeit, Paranoia, Sorge	»Meine sexuellen Energien sind ausgewogen.«
Milz-Pankreas (UA)	Zukunftsängste, Besessenheit und übermäßiges Grübeln, Selbstwert	»Ich glaube und vertraue auf meine Zukunft.«

Leber (RP)	Ärger, Frustration, Unglücklichsein, ausgeprägtes Sichbeklagen	»Ich bin fröhlich.«
Lunge (DP)	Intoleranz, Hochmut, Vorurteil, Geringschätzung, Verachtung	»Ich bin demütig, tolerant und bescheiden.«
Dickdarm (ZF)	Schuld, Mangel an Initiative und Offenheit	»Ich bin von Grund auf rein und gut.«
Kreislauf-Sexus (MF)	Eifersucht, Reue, Bedauern, sexuelle Spannung, Dickköpfigkeit	»Ich bin großzügig und entspannt.«
Herz (KF)	Ärger, übermäßige Erregung, übermäßiges Sichbemühen	»Mein Herz ist voller Vergebung.«
Dünndarm (HP)	Traurigkeit, Kummer, Sorge, Besessenheit, Zwanghaftigkeit	»Ich bin voller Freude.«
Dreifacher Erwärmer (GP)	Depression, Verzweiflung und Kummer, Einsamkeit	»Ich bin leicht und beschwingt.«

Gedankenfeld-Therapie (Thought Field Therapy)

In den 80er Jahren entwickelte der amerikanische Psychologe Roger J. Callahan[7] einen neuen Ansatz zur Behandlung emotionaler Beschwerden und nannte ihn erst »Callahan Techniques« und später »Thought Field Therapie (TFT)«. Callahan studierte die Angewandte Kinesiologie und stand auch kurze Zeit mit John Diamond in Kontakt.

Fallbeispiel: Die Mary-Geschichte ist wohl das am meisten erzählte Fallbeispiel in der Energetischen Psychologie. Sie ist

7 Roger Callahan, www.tftrx.com.

jedoch nicht nur die Geburtsstunde von TFT und damit aller heutigen Meridianklopfverfahren, sondern illustriert auch hervorragend, wie schnell und effektiv diese Methoden sein können.

Mary war eine Patientin Callahans, die damals unter einer schweren Wasserphobie litt, welche sie schon seit ihrer frühen Kindheit hatte. Callahan schaffte es innerhalb von achtzehn Monaten mithilfe von zahlreichen psychotherapeutischen Methoden wie systematische Desensibilisierung und Hypnose, dass Mary am flachen Ende des Swimmingpools sitzen und ihre Füße im Wasser baumeln lassen konnte. Selbst dies nahm sie so sehr mit, dass sie nach jeder Sitzung über Kopfschmerzen klagte. Sie hatte große Probleme, auf Wasser zu schauen, konnte bei Regen nicht das Haus verlassen und verwendete selbst beim Baden nur eine geringe Menge Wasser.

Callahan entschloss sich, Mary mit diagnostischen Methoden aus der Angewandten Kinesiologie zu testen, und stellte fest, dass nur der Magenmeridian aus dem Gleichgewicht war. Er ließ sie daraufhin einfach an Wasser denken und klopfte gleichzeitig die Anfangspunkte des Magenmeridians unter Marys Augen.

Schon nach einer Minute sagte sie ihm, dass das Problem verschwunden sei und damit auch das flaue Gefühl im Magen, welches sie immer hatte, wenn sie an Wasser dachte.

Callahan beschloss nun, das Ergebnis in vivo zu testen, und ging mit ihr hinaus zum Swimmingpool. Normalerweise sträubte sich Mary vor diesem Gang; doch diesmal hatte *er* Mühe, ihr zu folgen. Sie lief freudestrahlend zum Pool, tauchte ihre Hände ins Wasser und bespritzte sich gar damit. Danach lief sie kurzerhand zum tiefen Ende des Beckens, wobei es Callahan selbst etwas mulmig wurde, denn er hatte Angst, sie könnte ins Wasser springen. Doch Mary beruhigte ihn sofort und rief ihm zu: »Keine Angst, Dr. Callahan, ich weiß, dass ich nicht schwimmen kann!«

Das alles liegt nun schon mehr als zwanzig Jahre zurück, und Mary ist seitdem geheilt von ihrer Angst vor Wasser. Sie macht sogar Kreuzfahrten.

Dieses Fallbeispiel zeigt uns Folgendes:

- Durch das Klopfen von Meridianpunkten können Veränderungen in Minuten geschehen, selbst bei langjährigen Problemen.
- Man verliert dabei *nicht* den gesunden Menschenverstand.
- Die Resultate sind meist dauerhaft.

Callahan bemerkte schnell, dass das Klopfen des Magenmeridians nur bei einer kleinen Zahl seiner Phobiepatienten Erfolg zeigte, und zog die Stimulation des Milz-Pankreas- und Nierenmeridians mit in die Behandlung ein. Er entwickelte nun weitere Klopfsequenzen für die Therapie der unterschiedlichsten emotionalen Themen und hatte damit in gut der Hälfte seiner Fälle Erfolg.

Die Psychologische Umkehrung (PU)

Callahan fragte sich, warum seine neue Methode bei etwa 50 % seiner Patienten gute Resultate zeigte, jedoch bei den anderen 50 % nicht, und machte eine interessante Entdeckung.

Eine Patientin mit starkem Übergewicht sollte sich vorstellen, ihr Wunschgewicht erreicht zu haben, und er untersuchte sie gleichzeitig mithilfe des kinesiologischen Muskeltests. Zu seiner Verblüffung fiel der Test »schwach« aus.

Jetzt sollte sich die Frau so vorstellen, wie sie war, mit all dem Übergewicht und noch ein paar Pfund mehr. Wieder wurde getestet, und das Ergebnis war »stark«!

Callahan hatte genau das Gegenteil erwartet, denn ein positiver Gedanke, wie schlank zu sein, sollte eigentlich den Muskel stärken, während eine negative Vorstellung, wie übergewichtig bzw. noch schwerer zu sein, den Muskel schwächen müsste. Er machte daraufhin ähnliche Tests bei seinen anderen Patienten mit Übergewicht und erhielt in den meisten Fällen das gleiche Resultat. Dieses Phänomen nannte er »Psychologische Umkehrung (PU)«.

Er begann daraufhin, auch andere psychische Probleme auf eine PU hin zu untersuchen, und fand heraus, dass diese hier ebenfalls zu gut einem Drittel vorlag.

Was genau ist nun eine Psychologische Umkehr? Callahan beschreibt eine PU als den Unterschied zwischen dem, was wir wollen, und dem, was wir dann tatsächlich tun. Wir alle kennen dieses Problem: Wir wissen genau, dass der Kuchen im Kühlschrank, das Bier, die Zigarette, die Wette usw. uns nicht gut tun, ja sogar finanziell oder körperlich schädigen, und trotzdem essen wir Süßigkeiten, trinken Alkohol, rauchen und geben viel Geld für Spiele und Wetten aus. Wie oft haben wir schon gesagt: »Ich möchte, will, sollte oder muss damit aufhören!« Und trotzdem ...

In der Energetischen Psychologie und damit auch im EFT ist man der Auffassung, dass bei einer PU das Energiesystem blockiert ist, die Energie läuft sozusagen in die falsche Richtung. Dieses hindert den betroffenen Menschen daran, seine Probleme zu überwinden und seine Ziele zu erreichen.

Craig verwendet für das Phänomen der PU gern die Metapher der falsch eingelegten Batterien in einem Elektrogerät. Die Energie ist blockiert und kann nicht fließen. Es wird davon ausgegangen, dass der Prozentsatz von PU bei »einfachen« Fällen wie Ängsten, Phobien, Traumata, negativen Gefühlen usw. 30 bis 40 %, bei chronischen Erkrankungen, Süchten und Depressionen sogar 100 % beträgt.

Callahan entwickelte nun Methoden, um Psychologische Umkehrungen zu korrigieren. Dazu ließ er den betroffenen Patienten dreimal eine Aussage machen, in der dieser sich trotz des Problems so akzeptiert, wie er ist. Er verband dies mit dem Klopfen des Handkantenpunktes (HP) bzw. mit dem Massieren eines neurolymphatischen Punkts einige Zentimeter unter der Mitte des Schlüsselbeins. (Im EFT nennen wir dies »die Einstimmung«!) Damit konnte er eine PU, wenn auch vielleicht nur für die Dauer der Behandlung, auflösen, und alle weiteren Interventionen, etwa das Klopfen der Meridianpunkte, zeigten Wirkung.

Für die Arbeit mit EFT ist es wichtig, noch eine spezifische Art von PU kennen zu lernen, die meist dann auftritt, wenn das Problem kurz vor der endgültigen Auflösung steht.

Callahan machte bei vielen seiner Patienten die Erfahrung, dass er die Beschwerden zwar bis zu einem bestimmten Punkt reduzieren konnte, dann jedoch der Prozess ins Stocken geriet. Auch ein wiederholtes Korrigieren einer möglicherweise wiederkehrenden PU brachte oft keinen Erfolg. In einem solchen Fall modifizierte er dann die Aussage und bezog sich dabei auf das »restliche« Problem. Damit konnte er es vollständig auflösen. Diese Art von PU bezeichnete er dann als »Mini-PU«, die wir im EFT mithilfe der modifizierten Einstimmung (»Auch wenn ich *noch ein wenig* …«) korrigieren.

Im Laufe der Zeit entdeckte Callahan noch weitere Typen von PU, wie die massive PU und die tief sitzende PU (PU2). Darauf komme ich dann im Abschnitt »Wenn es nicht so funktioniert« in diesem Kapitel zu sprechen.

Im weiteren Verlauf dieses Buches werde ich auch den Begriff »Psycho*energetische* Umkehrung« verwenden, da dieser das Phänomen besser beschreibt. Die Kurzform bleibt natürlich PU (s. a. S. 130–136).

Das Wichtigste, was Sie zum Thema PU behalten sollten, lässt sich in einem Satz zusammenfassen:

Damit eine (EFT-)Behandlung wirken kann, muss eine vorhandene Psychoenergetische Umkehrung (PU) erfolgreich korrigiert sein.

Callahan entwickelte im Laufe der Zeit noch weitere Verfahren, die er in sein TFT integrierte. Relevant für die Arbeit mit EFT sind dabei die 9-Gamut-Folge, das Augenrollen und die Schlüsselbeinatmung.

Die 9-Gamut-Folge

Die 9-Gamut-Folge (9G) ist ein Verfahren zur Aktivierung verschiedener Gehirnbereiche, um die Wirkung der Hauptbehandlung (das Klopfen der Meridianpunkte) noch zu verstärken. Die drei letzten Schritte der Methode (das Summen einer Melodie, das Zählen von 5 nach 1 und das wiederholte Summen einer Melodie) dienen der Verschaltung und Balancierung von rechter und linker Gehirnhälfte.

Gary H. Craig hat die 9G in EFT eingebunden, sie ist Bestandteil des EFT-Grundrezepts.

Das Augenrollen

Das Augenrollen ist ein schnelles Entspannungsverfahren und wird im TFT wie auch EFT meist dann eingesetzt, wenn die Intensität des Problems auf einen Wert zwischen 2 und 0 gefallen ist.

Übung:

1. Halten Sie bitte Oberkörper und Kopf gerade.
2. Drehen Sie jetzt Ihren Kopf so weit wie möglich nach rechts zu Ihrer Schulter, aber nur *bis* zur Schmerzgrenze.
3. Merken Sie sich diese Stellung.
4. Drehen Sie den Kopf wieder in die Ausgangsstellung zurück.
5. Das Augenrollen (Schritte 5 bis 7): Halten Sie Ihren Kopf gerade und beginnen Sie nun damit, fortwährend den Gamutpunkt (GP) auf Ihrem Handrücken zu klopfen.
6. Rollen Sie jetzt langsam die Augen von unten (Boden) nach oben (Decke). Weiterklopfen und Kopf gerade halten!
7. Atmen Sie »dort« tief durch die Nase ein, beenden Sie das Klopfen und lassen Sie die Augen, mit dem Ausatmen durch den Mund, wieder entspannt in die Normalposition zurückrollen.
8. Wiederholen Sie Schritt 2 und 3.

Wie Sie jetzt vielleicht feststellen, konnten Sie Ihren Kopf nun weiter nach rechts drehen als zuvor.

Sie können die muskelentspannende Wirkung dieser Übung auch testen, indem Sie Ihren Oberkörper nach links oder rechts drehen oder ihn nach vorn beugen, um Ihre Füße mit den Fingerspitzen zu berühren. Vergleichen Sie dann die Positionen vor und nach dem Augenrollen.

Tipp: Beenden Sie jede EFT-Behandlung mit ein bis zwei Augenrollen.

Eine kleine Anmerkung: Die Augen nach oben zu rollen (ohne das Klopfen des GP), um einen entspannten Zustand zu erreichen bzw. das Einschlafen zu fördern, war bereits vor Callahan bekannt. Und Karl May beschreibt dies schon in einem seiner Winnetou-Bücher ...

Die Schlüsselbeinatmung

Die Schlüsselbeinatmung (SBA) ist Callahans Antwort auf das Phänomen der Neurologischen Desorganisation (ND), welches in der Kinesiologie auch unter der Bezeichnung »Switching« bekannt wurde. ND ist, wie der Name schon sagt, eine Störung im Nervensystem.

Mit der Schlüsselbeinatmung hat Callahan nun eine Methode entwickelt, ND zu korrigieren. Dieses Verfahren ist sehr komplex und wird, obgleich es nur wenige Minuten in Anspruch nimmt, in EFT-Kreisen selten angewendet.

Sollten Sie bei Ihrer Arbeit mit EFT keinen oder nur wenig Erfolg haben, kann es sein, dass auch bei Ihnen eine Neurologische Desorganisation vorliegt. Man geht jedoch davon aus, dass nur bei wenigen der Fälle dies den Behandlungserfolg verhindert oder einschränkt.

Im Abschnitt »Wenn es nicht so funktioniert« werden die Schlüsselbeinatmung (s. S. 143) und weitere Methoden zur Korrektur von ND beschrieben. Setzen die SBA dann ein, wenn sonst keine der Techniken den gewünschten Effekt bringen – und dies am besten täglich über einen längeren Zeitraum (bis zu drei Wochen).

EFT

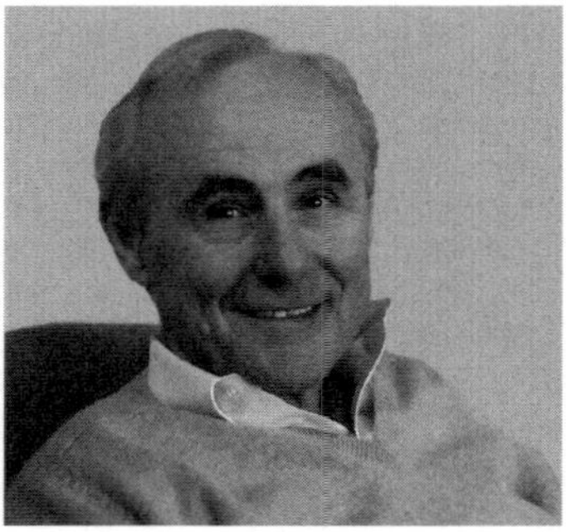

Anfang der 90er Jahre erfuhr Gary H. Craig, Stanford-Ingenieur, Personal Coach und NLP-Master aus Kalifornien, von Callahans Arbeit und entschloss sich, sich von ihm in TFT ausbilden zu lassen. Craig hatte viele Jahre als Versicherungsagent gearbeitet und interessierte sich schon seit Jahrzehnten für das Thema persönliche Entwicklung und Erfolgsstrategien. In diesem Bereich gab er auch Seminare, wobei er überwiegend Methoden aus dem Neurolinguistischen Programmieren (NLP) einsetzte.

Craig investierte also die 10 000 Dollar für die TFT-Ausbildung und war begeistert von der Effektivität dieser Methode, erkannte jedoch auch, dass sie für den Selbstanwender nur bedingt geeignet war.

Seine weitere Arbeit bestand nun darin, aus TFT ein Verfahren zu entwickeln, welches einfach, für jedes Problem anwendbar, effektiv und leicht erlernbar für jedermann sein sollte. Er nannte es eben »Emotional Freedom Techniques« oder kurz »EFT«. Seine Vereinfachungen des TFT waren die folgenden:

- die generelle Korrektur der Psychoenergetischen Umkehrung (PU), die im TFT nur bei Bedarf oder vorherigen Austesten eingesetzt wird,

- das Klopfen aller Hauptmeridiane anstatt der Sequenzen (Algorithmen) für die verschiedenen Symptome oder der »schwach« getesteten Meridiane,
- die generelle Anwendung der 9-Gamut-Folge statt nur im Bedarfsfall bzw. nach Austesten.

Hieraus entstand das EFT-Grundrezept mit folgenden Zutaten:

- Einstimmung,
- Sequenz (1),
- 9-Gamut-Folge,
- Sequenz (2).

Craig nennt dies auch gern »das Generalüberholungsprinzip«. – Stellen Sie sich vor, Ihr Fernsehgerät läuft nicht mehr. Sie rufen einen Mechaniker an, der auch erscheint, jedoch alle seine Diagnosewerkzeuge vergessen hat und darum nicht herauszufinden vermag, wo der Fehler liegt. Was kann er jetzt tun, damit der Fernseher wieder funktioniert?

Er könnte nun jedes einzelne Bauteil, jede Platine, jeden Widerstand und jedes Kabel, auswechseln, also eine Generalüberholung durchführen. Wird das Gerät dann wieder laufen? Wenn es eingesteckt ist, mit großer Wahrscheinlichkeit ja! Vergleichbar ist es (abgesehen vom Kostenaufwand ...) auch mit EFT. Wir tun hier ebenso oft mehr als notwendig, doch dieses Mehr, wie vielleicht die Einstimmung, das Klopfen *aller* Behandlungspunkte oder die 9-Gamut-Folge, schadet nicht und nimmt auch nur Sekunden in Anspruch.

Craig arbeitete nun mit einer Vielzahl von Klienten mit den unterschiedlichsten Beschwerden. So setzte er beispielsweise EFT sehr erfolgreich zur Behandlung von Ängsten, Phobien, Traumata und Süchten bei Vietnamveteranen ein, und selbst bei der Behandlung der unterschiedlichsten körperlichen Probleme erzielte er erstaunliche Resultate.

Craigs Vision war und ist es auch heute noch, dass jeder EFT erlernen kann. Auf seiner Internetseite www.emofree.com kann man sich nicht nur über diese wundervolle Technik informieren und seinen gebührenfreien Newsletter bestellen, sondern auch sein EFT-Handbuch[8] *(The Manual)* kostenfrei herunterladen. Außerdem bietet er hier hervorragende Videos (in englischer Sprache) zu einem geringen Preis an, mit deren Hilfe jeder EFT erlernen kann. Auch seine Seminare sind bezahlbar; und jeder, der die Möglichkeit hat, eins zu besuchen, sollte diese Gelegenheit nutzen.

Seinem Engagement ist es zu verdanken, dass EFT heute nicht nur in den USA zu einem der populärsten Verfahren zur Auflösung von emotionalen Beschwerden geworden ist.

Seit November 2004 gibt es nun auch Richtlinien für anerkannte EFT-Trainings und Fortbildungen in EFT, eine Qualitätssicherung ist somit gegeben. Jeder Trainer, der EFT nach Gary H. Craig unterrichtet, verpflichtet sich, diese so genannten Guidelines einzuhalten. EFT ist trotz alledem ein offenes System. Es gibt wahrscheinlich fast so viele Modifikationen dieses Verfahrens, wie es Anwender gibt.

In diesem Buch werde ich Ihnen einige dieser Abwandlungen noch vorstellen, die sich in den verschiedensten Bereichen bewährt haben, und auch Craigs neueste Entwicklung, das Borrowing Benefits (Geborgter Nutzen).

Dies war in Kürze die Geschichte der Emotional Freedom Techniques. Mehr Hintergrundmaterial über EFT und die Energetische Psychologie finden Sie in Fred P. Gallos Buch *Energetische Psychologie* (s. »Quellen«).

8 Deutsche Übersetzung als kostenloses Download unter www.eft-info.com.

Vor ca. 5000 Jahren in China:
Entdeckung eines Energiefelds, das in Bahnen verläuft **(Meridiane)** durch Ärzte

In den 20er Jahren:
Albert Einstein
$E = mc^2$

In den 60er Jahren in Detroit:
George Goodheart
Applied Kinesiology (AK)
Meridiane–Muskel
Neurolymphatische Reflexpunkte
Neurovaskuläre Reflexpunkte

In den 70er Jahren in Australien:
John Diamond
Behavioral Kinesiology (BK)
Meridiane–Emotionen
Thymusdrüse, Affirmationen, Musik ...

In den 80er Jahren in Kalifornien:
Roger J. Callahan
Thought Field Therapy (TFT)
Meridiane–Psyche
»Mary«, Psychologische Umkehrung (PU), 9-Gamut-Folge, Algorithmen

In den 90er Jahren:
Gary H. Craig
Emotional Freedom Techniques (EFT)
Generalüberholungsprinzip

Berührungen beruhigen

Jeder Mensch hat seine Strategien, um in einer Stresssituation wieder zur Ruhe zu kommen. Der eine versucht es, indem er tief durchatmet, der andere berührt bestimmte Körperpunkte oder massiert sie sanft. Diese Berührungen geschehen meist unwillkürlich und sind uns oft nicht bewusst.

Häufig ist es auch so, dass die Art und der Ort des Körperkontakts von der jeweiligen Emotion abhängen. Bei Stress halten wir vielleicht unsere Stirn, wenn wir traurig oder gerührt sind, legen wir die Hand auf die Brust, oder wenn wir uns schämen, reiben wir unser Kinn. Wir massieren die Schläfen oder den Nacken bei Kopfschmerzen, reiben unsere Hände, wenn wir unschlüssig sind, oder unsere Augen bei Müdigkeit.

Auch andere Menschen versuchen wir mit Berührungen zu beruhigen bzw. in einen besseren Zustand zu versetzen. Wir legen bei Kindern unsere Hand auf eine schmerzhafte Stelle, streicheln den Partner oder klopfen dem Freund unterstützend auf die Schulter. Das Interessante dabei ist, dass wir uns alle in dieser Hinsicht sehr ähnlich verhalten.

Schauen wir nun einmal genauer hin, so entdecken wir, dass wir damit auch meist bestimmte Energie- bzw. Meridianpunkte unseres Körpers aktivieren. Wir wissen scheinbar instinktiv, dass es bestimmte Punkte gibt, deren Stimulation uns in den verschiedensten Situationen gut tut.

Mit EFT haben Sie nun die Möglichkeit, gezielt und effektiv Emotionen aufzulösen, die Sie stören, einschränken oder gar blockieren. Jedes Ihrer Probleme hat wiederum mit jenen Emotionen zu tun, und deren Auflösung folgt gleichermaßen auch die Lösung Ihres Themas.

Wie Emotionen entstehen – die Schlüsselerkenntnis

In der konventionellen Psychologie geht man davon aus, dass Emotionen Reaktionen auf innere oder äußere Reize sind. Man nennt dies auch das »Reiz-Reaktions-Prinzip«. Innere Stimuli können Gedanken, Bilder, Erinnerungen oder Körpergefühle sein. Beispiele für äußere Reize wären z. B. der Anblick einer Spinne oder Maus, eines Unfalls oder eines Sonnenuntergangs usw., Allergene, Gerüche, Berührungen, Geräusche, Stimmen und Musik oder bestimmte Geschmacksrichtungen.

In der Energetischen Psychologie und damit auch bei den EFT geht man davon aus, dass der Reiz nicht die direkte Ursache der Reaktion ist, sondern es sozusagen noch einen Zwischenschritt gibt – und das ist die Störung im Energiesystem. Diese Annahme hat Craig in einem Satz zusammengefasst und »Discovery Statement« (frei übersetzt: »Schlüsselerkenntnis«) genannt:

> »Die Ursache *aller* negativen Emotionen ist eine Störung im körpereigenen Energiesystem!«

Ein Mensch sieht z. B. eine Spinne und bricht in Panik aus. Nach der konventionellen Betrachtungsweise wäre diese Angstreaktion eine direkte Folge des Anblicks der Spinne.

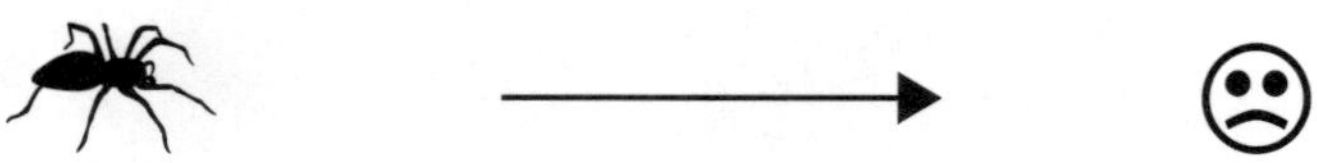

Reiz (Spinne) Reaktion (Panik)

Nach der Schlüsselerkenntnis sieht das Prinzip jedoch folgendermaßen aus:

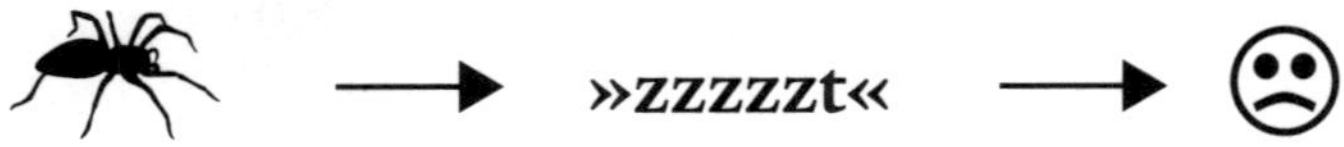

Reiz (Spinne) Störung im Energiesystem Reaktion (Panik)

Mit EFT beseitigen wir nun diese Störung und damit auch die *Ursache* der Reaktion, in diesem Fall der Panik.

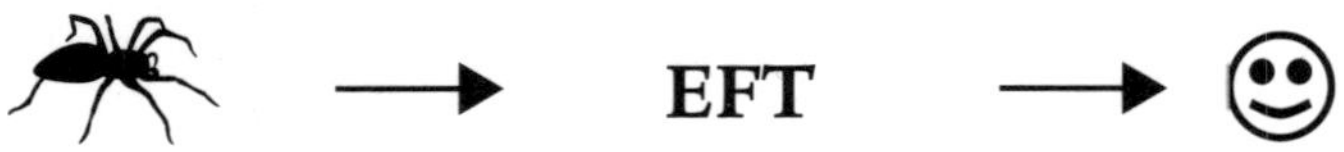

EFT in Bild und Wort

Bevor ich Ihnen nun die EFT-Basismethode ausführlich erkläre, möchte ich Sie bitten, einige Beschwerden, Probleme und Themen zu notieren, die Sie beschäftigen. Diese werden Sie dann mithilfe von Übungen bearbeiten, lindern oder gar vollständig auflösen. Sollte Ihnen das nicht gelingen, so lesen Sie bitte den Abschnitt »Wenn es nicht so funktioniert« in diesem Kapitel. Dort finden Sie Methoden und Anregungen, die Ihnen helfen, auch in einem solchen Fall erfolgreich zu sein.

Auf der folgenden Seite haben Sie nun die Möglichkeit, Ihre Themen zu notieren. Dies können sein:

- negative Emotionen (Wut, Ärger, Trauer, Schuld ...) gegenüber Personen oder Situationen,
- Ängste oder Phobien,
- belastende vergangene Ereignisse,
- körperliche Beschwerden wie Schmerzen, Verspannungen, Unwohlsein, Brennen, Jucken ...,
- Allergien und Unverträglichkeiten,
- suchtartiges Verlangen nach Kaffee, Nikotin, Schokolade, Cola, Chips, dem SMS-Schreiben, Telefonieren, Spielen (z. B. im Internet), Chatten ...,

- chronische/ernsthafte Erkrankungen wie Rückenschmerzen, Übergewicht, Tinnitus, Angst, Schlafstörungen, depressive Verstimmungen, Darmprobleme, Asthma, Krebs ...,
- Lern-, Leistungs- und Erfolgsblockaden in Schule, Beruf, Sport, Kunst oder
- allgemeine Themen wie Gesundheit, Beziehung oder Geld.

Nehmen Sie sich nun 10 bis 15 Minuten Zeit und schreiben Sie alles auf, was Ihnen einfällt. Ein bis zwei Sätze pro Problem genügen vollkommen.

Negative Emotionen:

Ängste und Phobien:

Belastende vergangene Ereignisse:

Körperliche Beschwerden:

Allergien und Unverträglichkeiten:

Suchtartiges Verlangen:

Chronische/ernsthafte Erkrankungen:

Lern-, Leistungs- und Erfolgsblockaden:

Allgemeine Themen:

Sollten Ihnen später noch weitere Themen einfallen, so notieren Sie auch diese.

Wählen Sie nun ein Problem aus der Sparte »Negative Emotionen« oder »Ängste und Phobien«, mit dem Sie beginnen möchten.

Lesen Sie sich bitte die Schritte 1–8 erst einmal durch, formulieren Sie Ihre Sätze und machen Sie sich mit den Klopfpunkten vertraut, bevor Sie mit der Behandlung beginnen.

Schritt 1: Die Eröffnungsfrage

Bevor Sie mit der Bearbeitung eines Problems mit EFT beginnen, sollten Sie sich *immer* die folgende Frage stellen:

»Ist es o. k., *jetzt* mit diesem Problem zu arbeiten, und bin ich bereit, es *jetzt* (komplett) loszulassen?«

Viele EFT-Neulinge machen folgenden Fehler: Sie wählen ein Problem, fangen an, es zu bearbeiten, und haben keinen oder wenig Erfolg. Im Nachhinein stellen Sie dann fest, dass es noch nicht die Zeit war oder ein anderes Thema hätte zuvor in Angriff genommen werden müssen.

Sollte also auf die obige Frage ein »Nein«, ein »Vielleicht« oder ein ungutes Gefühl in Ihrem Inneren aufsteigen, so haben Sie mehrere Möglichkeiten:

- Sie wählen ein anderes Thema.
- Sie behandeln die Einwände mit EFT.
- Sie stellen sich weitere Fragen wie:
  - »Gibt es ein Problem, das zuvor bearbeitet werden muss?«
  - »Bringt mir die schwierige Situation vielleicht auch Vorteile und hat ihre Lösung negative Auswirkungen auf mein Leben - und wenn, welche?«
  - »Kann ich mit diesen Auswirkungen umgehen?«

Auch hier wird Ihnen EFT helfen, etwaige Befürchtungen und Ängste zu überwinden.

Jedes Problem hat nämlich ebenso seine guten Seiten. Man nennt dies auch das »Gute im Schlechten« oder gar den »primären« oder »sekundären Krankheitsgewinn«. So könnte die Lösung des Themas dazu führen, weniger Aufmerksamkeit oder Liebe zu erhalten; oder plötzlich müsste man Dinge tun, die einem unangenehm sind oder die man gar fürchtet ...

Ein Lastwagenfahrer z. B., der seinen Beruf hasst, weil er ihn oft und für längere Zeit von seiner Familie trennt, entwickelt eine Panikstörung mit Schwindel. Dies hindert ihn natürlich daran, weiterhin seinen Beruf auszuüben.

Die Lösung des Problems hätte die Auswirkung, dass er wieder in seinen alten Job zurückmüsste, was er unter keinen Umständen möchte. Das »kleinere« Übel sind für ihn so gesehen also die Panikattacken und der Schwindel.

> Jedes Problem, das wir heute haben, war irgendwann einmal die Lösung für ein anderes Problem.

Lautet Ihre Antwort auf die Frage »Ist es o.k., *jetzt* mit diesem Problem zu arbeiten, und bin ich bereit, es *jetzt* loszulassen?« nun zu 100 % »Ja«, so gehen Sie weiter zu Schritt 2.

Schritt 2: Die Problemaussage

EFT-Anfänger machen sehr häufig den Fehler, dass sie ihr Thema zu »global« formulieren. Sie reduzieren damit ihre Erfolgsquote. Beschreiben Sie deshalb Ihr Problem so genau wie möglich. Je spezifischer Sie formulieren, desto besser funktioniert EFT.

Globale, ungenaue Problembeschreibungen wären z. B. allgemein gehaltene Beschwerden wie die folgenden:

- »Ich bin depressiv!«
- »Ich habe Kopfschmerzen!«
- »Ich habe Angst vor Spinnen!«

Bessere, weil spezifischere Problemdefinitionen für diese Beispiele sind etwa jene Formulierungen:

- »Ich bin so traurig, weil ich *keine Arbeit* finde!«
- »Ich habe *ein schmerzhaftes Ziehen im Hinter*kopf!«
- »Ich habe *panische* Angst vor diesen *großen* Spinnen mit diesen *haarigen Beinen*!«

Auch die Wortwahl spielt eine große Rolle. Verwenden Sie Ihr gewohntes Vokabular und beschönigen Sie nichts. Für unsere Beispiele mag dies etwa so aussehen:

- »Ich bin so *wahnsinnig* traurig, weil ich keine Arbeit finde!«
- »Ich habe ein *verdammtes* schmerzhaftes Ziehen im Hinterkopf!«
- »Ich habe eine *Todes*angst vor diesen großen Spinnen mit haarigen Beinen!«

Formulieren Sie die Problembeschreibung auch immer in der ersten Person, in der Gegenwartsform, und achten Sie darauf, dass sie kurz und prägnant ist. Sie sollten sie später flüssig aussprechen können.

Achten Sie ebenso darauf, dass die Aussage immer eine Emotion beschreibt, und zwar genau die »richtige«: Bei meiner ersten Patientin mit einer Spinnenphobie klopften wir z. B. recht erfolglos ihre Angst vor den Tieren, bis sie schließlich sagte, es sei gar keine *Angst*, sondern primär der *Ekel* vor diesen Geschöpfen.

Die Kriterien für eine gut formulierte Problemaussage sind also die folgenden:

- erste Person,
- Gegenwartsform,
- so spezifisch wie möglich,
- die richtige, *primäre* Emotion,
- eigenes Vokabular,
- kurz, prägnant und leicht aussprechbar.

Sie werden überrascht sein, wie gut und schnell EFT funktioniert, wenn Sie das beherzigen.

Nehmen Sie nun Ihr gewähltes Thema und formulieren Sie eine Aussage nach diesen Kriterien:

Schritt 3: Die Bewertung der Intensität

Um einen Anhaltspunkt über den Verlauf der EFT-Behandlung zu haben, bewerten Sie vor der ersten EFT-Runde und dann jeweils nach jedem Durchgang die Intensität, die das Problem *jetzt, in diesem Moment, wenn Sie daran denken*, für Sie hat. Also weder den Wert, den es irgendwann einmal hatte, noch denjenigen, von dem Sie glauben, dass er ihn in einer zukünftigen Situation vielleicht haben könnte.

Benutzen Sie dazu eine Skala, die von 0 bis 10 reicht. 0 bedeutet »keine Intensität« (z. B. Schmerz, Traurigkeit, Angst) – 10 bedeutet »die größte Intensität, die Sie sich vorstellen können«. Man nennt diesen Wert auch kurz »SUD« – nach dem englischen *subjective units of distress* (subjektive Stresseinheiten).

Sollte Ihnen die Bewertung schwer fallen, so können Sie den Ausgangswert auch einfach mit 10 festlegen. Jede weitere Einstufung bezieht sich dann auf diesen Ausgangswert. Das bedeutet, dass bei Zunahme der Intensität die Zahl auch die 10 überschreiten kann.

Sollten Sie, wenn Sie an das Problem denken, keine Intensität wie z. B. Angst, Wut oder Ärger empfinden, so verzichten Sie auf die Bewertung. Machen Sie einfach zehn Runden EFT (eine Runde dauert etwa 90 Sekunden) und lassen Sie sich überraschen.

Bewerten Sie nun die Intensität, die das Problem jetzt, in diesem Moment, für Sie hat, auf einer Skala von 0 bis 10, wobei wie gesagt 10 der höchste Grad ist, den Sie sich vorstellen können. 0 bedeutet absolute Freiheit von dem Symptom.

Machen Sie jetzt ein X an der Stelle, an der Sie sich gerade befinden:

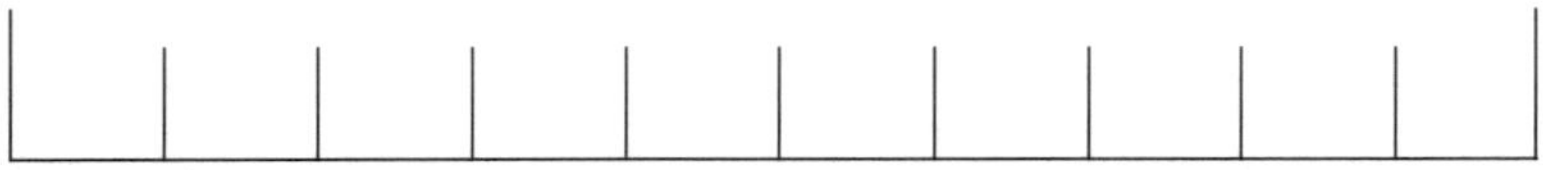

0 1 2 3 4 5 6 7 8 9 10

Schritt 4: (Die Zielaussage)

»Wer das Ziel nicht kennt,
wird den Weg nicht finden.«
Christian Morgenstern

Dieser Schritt gehört *nicht* zur EFT-Basismethode. Es ist jedoch immer sinnvoll, ein Ziel zu formulieren, damit man der Behandlung eine Richtung vorgibt. Eine Zielaussage oder Affirmation sollte folgenden Kriterien entsprechen:

- Formulieren Sie die Affirmation in der ersten Person und in der Gegenwartsform. Also etwa: »Ich bin kerngesund«, nicht: »Ich werde bald gesund sein.«
- Benennen Sie das, was Sie möchten, und *auf keinen Fall* das, was Sie nicht wollen, etwa: »Ich bin schlank«, nicht: »Ich bin nicht dick.«
- Affirmieren Sie *nicht* das Verhalten anderer Leute. Sagen Sie z. B.: »Ich ziehe andere Menschen an, weil ich eine warmherzige, liebevolle Person bin« – und nicht: »Thomas liebt mich.«
- Sie müssen das, was Sie bekräftigen, wirklich wollen. Manchmal ist unser »Ich will« nur ein »Ich sollte«. Wenn Ihnen auffällt, dass Sie Ihre Affirmation nicht mit Begeisterung aussprechen, könnte genau dies der Fall sein. Prüfen Sie dann, was Sie in Ihrem tiefsten Herzen wollen. Was ist Ihr *wahres* Ziel?

- Sie müssen glauben, dass die Erfüllung Ihrer Affirmation wirklich möglich ist.
- Ihr Ziel sollte groß genug sein, um Sie zu begeistern, aber klein genug, um noch in Ihr Glaubenssystem zu passen.
- Ihre Affirmation sollte kurz, prägnant und leicht auszusprechen sein.

Affirmationen für unsere Beispiele wären etwa die folgenden Aussagen:

- »Ich finde mit Leichtigkeit den Arbeitsplatz meiner Träume!«
- »Mein Kopf ist klar und frei!«
- »Ich fühle mich sicher und ruhig in Anwesenheit von Spinnen!«

Fragen Sie sich jetzt, was Sie anstatt des Problems wollen, und formulieren Sie eine Affirmation nach den oben beschriebenen Kriterien:

Schritt 5: Die Einstimmung

Die so genannte Einstimmung ist notwendig, um eine möglicherweise vorhandene Psychoenergetische Umkehrung (PU) zu korrigieren. Im Abschnitt über Roger Callahans TFT wurde schon auf dieses Phänomen eingegangen. Hier zur Wiederholung noch einmal in Kürze Folgendes:

Eine PU ist eine Blockierung innerhalb des Meridiansystems, die eine erfolgreiche Behandlung des Problems verhindert. Die Energie läuft sozusagen in die falsche Richtung. Eine PU könnte man auch bezeichnen als den Unterschied zwischen dem, was wir wollen, und dem, was wir dann tatsächlich tun. Man geht davon aus, dass bei mindestens 30 bis 40% der Probleme eine PU vorliegt. Bei chronischen Erkrankungen, Süchten und Depressionen sind es fast 100%.

> Damit eine (EFT-)Behandlung wirken kann, muss eine vorhandene Psychoenergetische Umkehrung (PU) erfolgreich korrigiert sein.

Die Einstimmung besteht aus dem dreimaligen Aussprechen des Einstimmungssatzes und dem gleichzeitigen Klopfen des Handkantenpunktes (HP) oder dem Reiben eines Neurolymphatischen Punktes, auch Empfindlicher Punkt (EP; druckempfindlich!) genannt (s. u.).

Der Einstimmungssatz besteht aus der Problemaussage, die auf die Wörter »Auch wenn ...« folgt, verbunden mit der Affirmation »... liebe und akzeptiere ich mich so, wie ich bin«. Für unsere Beispiele wäre dies:

- »*Auch wenn* ich so furchtbar traurig bin, weil ich keine Arbeit finde, *liebe und akzeptiere ich mich so, wie ich bin.*«
- »*Auch wenn* ich ein verdammtes schmerzhaftes Ziehen im Hinterkopf habe, *liebe und akzeptiere ich mich so, wie ich bin.*«
- »*Auch wenn* ich eine Todesangst vor diesen großen Spinnen mit den haarigen Beinen habe, *liebe und akzeptiere ich mich so, wie ich bin.*«

In der Praxis hat sich gezeigt, dass manche Klienten mit dem Halbsatz »... liebe und akzeptiere ich mich so, wie ich bin« Schwierigkeiten haben. Sollte es Ihnen ähnlich gehen, können Sie Folgendes tun:

- Modifizieren Sie die Aussage, beispielsweise in dieser Weise:
  - »... akzeptiere ich mich so, wie ich bin«,
  - »... bin ich o. k. so, wie ich bin«,
  - »... sehe ich die Möglichkeit, mich irgendwann zu akzeptieren« oder
  - »... bin ich ein guter Mensch«.
- Steigern Sie die Aussage. Beginnen Sie mit einer Akzeptanzformel, die Sie bejahen, z. B. »... sehe ich die Möglichkeit, mich irgendwann zu akzeptieren«. In Runde zwei könnten Sie dann »... bin ich ein guter Mensch« verwenden usw., bis es Ihnen später leicht fällt, »... liebe und akzeptiere ich mich so, wie ich bin« auszusprechen.
- Nehmen Sie dies zum Thema und bearbeiten Sie es mit EFT. Machen Sie eine Liste mit den Dingen, die Sie an sich *nicht* lieben und/oder akzeptieren können, wie z. B. eine zu lange Nase, einen dicken Bauch, eine schlechte Angewohnheit, Verhaltensweise oder etwas, was Sie einmal getan haben, für das Sie sich heute noch schämen oder dessentwegen Sie sich schuldig fühlen.
- Stellen Sie sich (nackt) vor einen Spiegel und bearbeiten Sie jeden Punkt auf der Liste mit EFT, bis Sie sich so annehmen können, wie Sie sind. Sie können dazu gern die oben beschriebenen Formulierungen verwenden.
  Sie müssen den Einstimmungssatz *nicht* zu 100 % bejahen, um Erfolg mit EFT zu haben, Sie müssen ihn nur aussprechen.
- Machen Sie einige Runden EFT (am besten vor einem Spiegel) mit dem Einstimmungssatz: »Auch wenn ich mich *nicht* so liebe und akzeptiere, wie ich bin, liebe und akzeptiere ich mich so, wie ich bin.« Dies klingt zwar etwas seltsam und paradox, hat jedoch meist eine positive Wirkung.

Formulieren Sie jetzt den Einstimmungssatz für Ihr gewähltes Problem:

Welchen Punkt Sie nun gleich zur Einstimmung verwenden, ist Geschmackssache. Sie haben dafür zwei zur Auswahl. Den Handkantenpunkt (HP) oder den so genannten Empfindlichen Punkt (EP). Der Erste befindet sich am Ende der obersten Handfalte auf der Handkante. Klopfen Sie ihn am besten mit den vier Fingerspitzen der dominanten Hand.

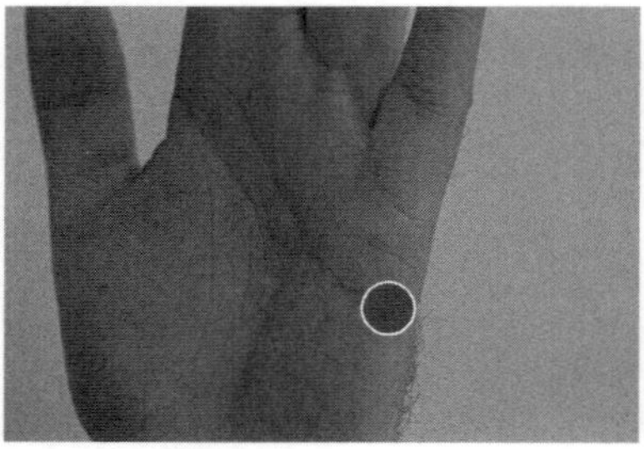

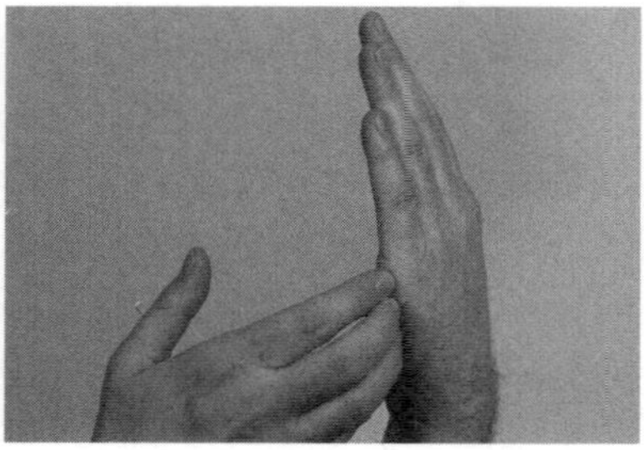

Der Empfindliche Punkt liegt zirka 10 cm unter der Mitte des linken Schlüsselbeins zwischen der zweiten und dritten Rippe. Es ist mehr eine Stelle, die sich bei Druck schmerzhaft anfühlen kann. Diese Stelle reiben Sie während der Einstimmung im Uhrzeigersinn mit den Fingerspitzen der dominanten Hand so, als ob Sie hier Öl einmassieren wollten.

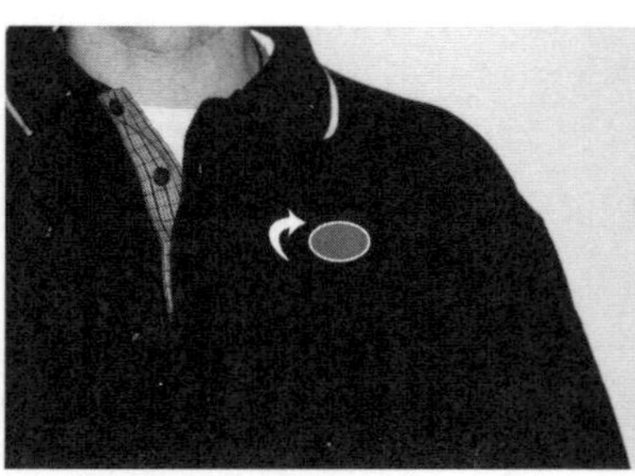

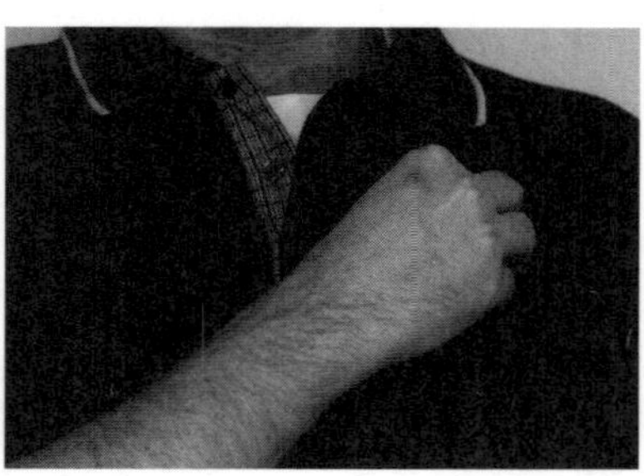

Sollten Sie Schwierigkeiten mit dem Finden dieses Punktes haben, so legen Sie einfach Ihre Handfläche auf die angegebene Stelle, warten Sie, bis Sie deren Wärme spüren, und bewegen Sie sie mit etwas Druck im Uhrzeigersinn.
Welchen Punkt Sie zur Einstimmung nehmen, ist Ihnen überlassen. Craig sagt, dass die Wirkung gleich sei. Er verwendet meist den Handkantenpunkt, weil dieser leichter zu lokalisieren ist. Viele meiner Patienten, Seminarteilnehmer und auch ich ziehen den Empfindlichen Punkt vor. Probieren Sie es einfach aus. Sollte sich bei der einen Variante kein Erfolg einstellen, so nehmen Sie die andere.

Die Einstimmung korrigiert eine eventuelle Psychoenergetische Umkehrung (PU), die das Problem betrifft, für eine gewisse Zeitspanne, die Stunden, aber auch nur Minuten betragen kann. Für eine EFT-Runde, d. h. »Einstimmung – Sequenz – 9-Gamut-Folge – Sequenz« ist dies jedoch meist ausreichend.

Schritt 6: Die Sequenz (1)

Als »Sequenz« bezeichnet man das Klopfen der vierzehn Meridianpunkte. Dabei ist die Reihenfolge ohne Belang. Es bringt jedoch einen Vorteil, die hier beschriebene Abfolge einzuhalten, da man sie sich einfach merken kann.

An jedem Punkt wird einmal der so genannte Erinnerungssatz ausgesprochen. Dieser ist eine Kurzform der Problemaussage.

Klopfen Sie die Punkte mit zwei oder mehreren Fingern so, dass Sie es hören können. Das sollte aber auf *keinen* Fall Schmerzen bereiten.

Jeder Punkt sollte mindestens siebenmal in einem Rhythmus von drei »Schlägen« pro Sekunde stimuliert werden. Zählen Sie dabei *nicht* mit. Gehen Sie einfach nach dem einmaligen Aussprechen des Erinnerungssatzes zum nächsten Punkt.

Bis auf die Punkte Unter der Nase (UN) und Unter der Lippe (UL) liegen alle Punkte auf beiden Körperhälften. Es steht Ihnen frei, ob Sie sie auf der linken oder der rechten Seite verwenden oder gar dazwischen wechseln. Ich möchte Ihnen jedoch empfehlen, beide Hälften (bis auf die Handpunkte, UN und UL) gleichzeitig zu stimulieren, wo dies möglich ist. Dies sorgt für ein besseres Gleichgewicht im Energiekörper.

Atmen Sie während der Sequenz ganz normal.

Die folgenden Abbildungen und ebenso Kapitel 2 der beiliegenden DVD zeigen Ihnen neben der genauen Lage der Punkte auch, wie Sie diese klopfen sollten.

Machen Sie sich jetzt erst einmal damit vertraut.

Augenbraue (AB) – Blase 2

Am inneren Ende der Augenbraue

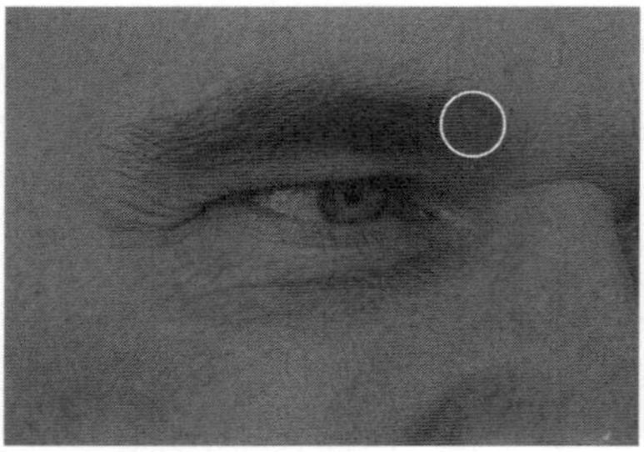
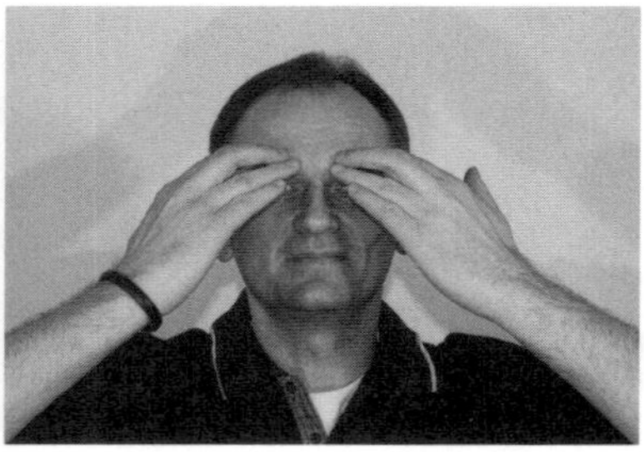

Seitlich des Auges (SA) – Gallenblase 1:

Auf dem knöchernen Rand der Augenhöhle, an der Schläfe

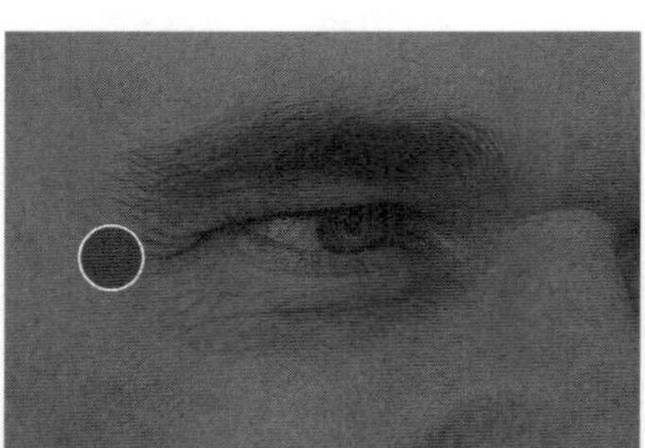
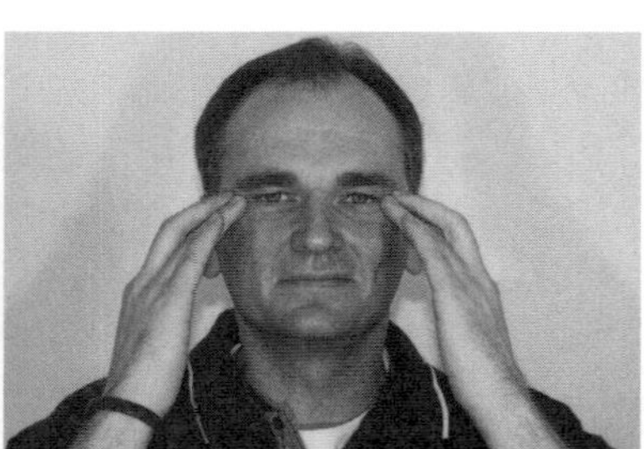

Jochbein (JB) – Magen 1:

Unterhalb des Auges, auf dem Jochbein, direkt unter der Pupillenmitte

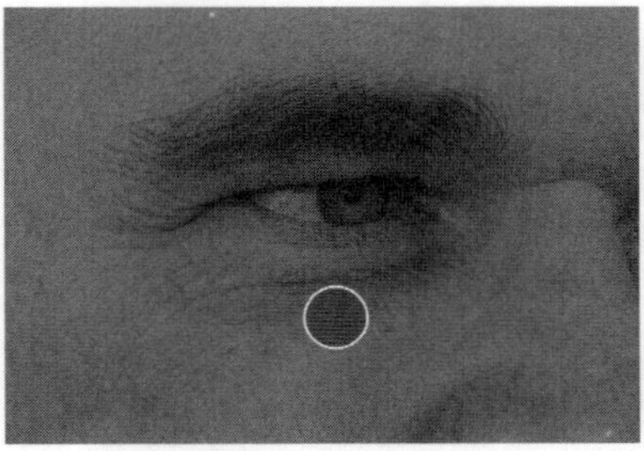
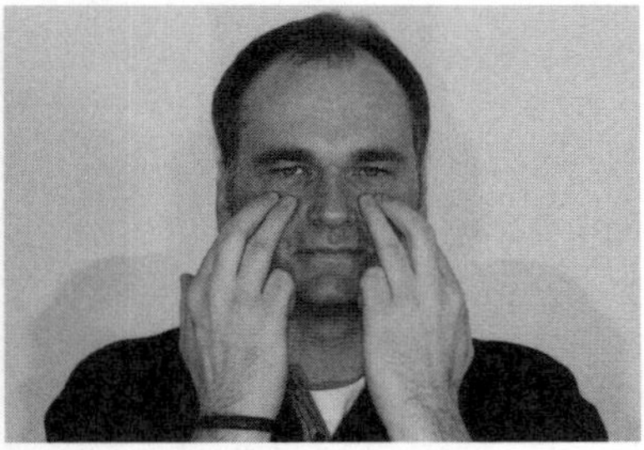

Unter der Nase (UN) – Gouverneursgefäß 26

Zwischen Nase und Oberlippe, im oberen Drittel der Nasenfurche

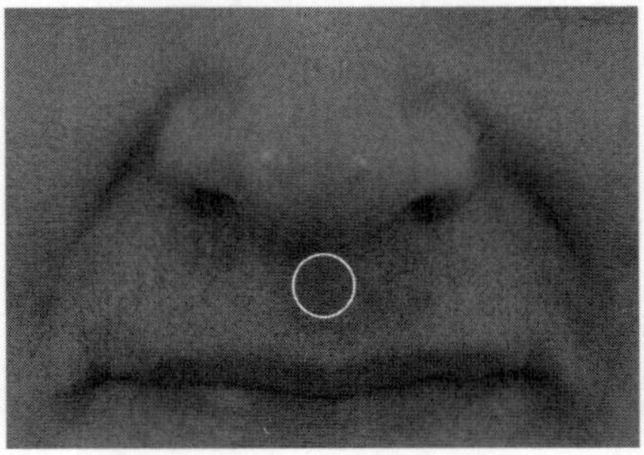
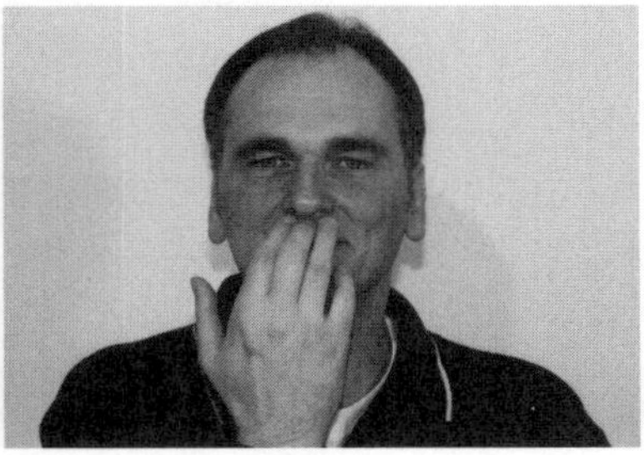

Unter der Lippe (UL) – Zentralgefäß 24

In der Vertiefung zwischen Unterlippe und Kinn

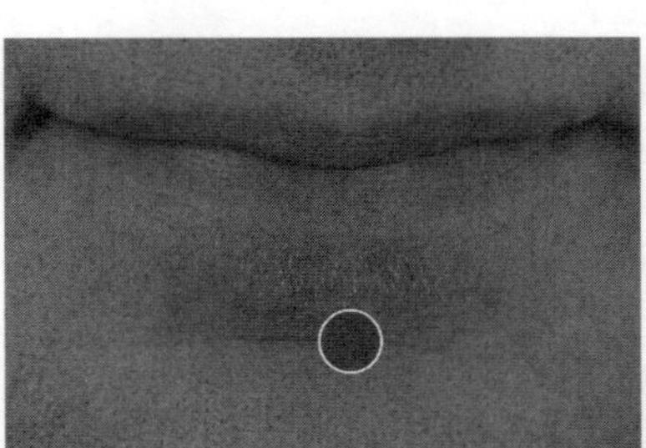
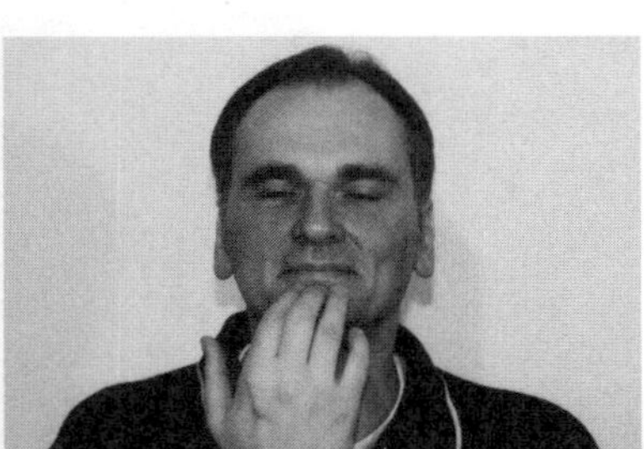

Schlüsselbein (SB) - Niere 27

In einer Vertiefung im Winkel zwischen Schlüssel- und Brustbein. Gehen Sie mit dem Finger von der Drosselgrube aus 2 bis 3 cm auf dem Brustbein nach unten und dann 2 bis 3 cm nach links oder rechts.

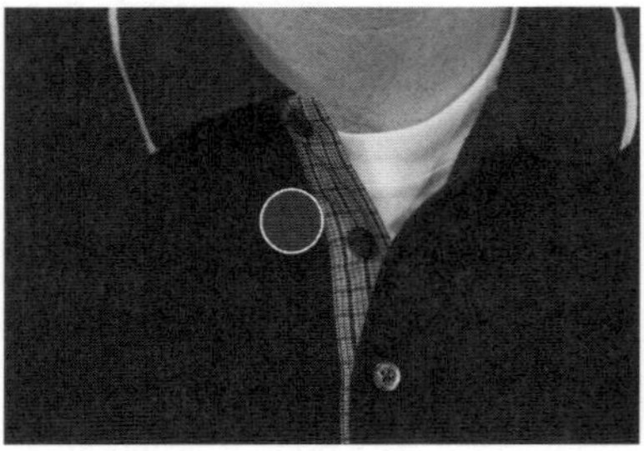

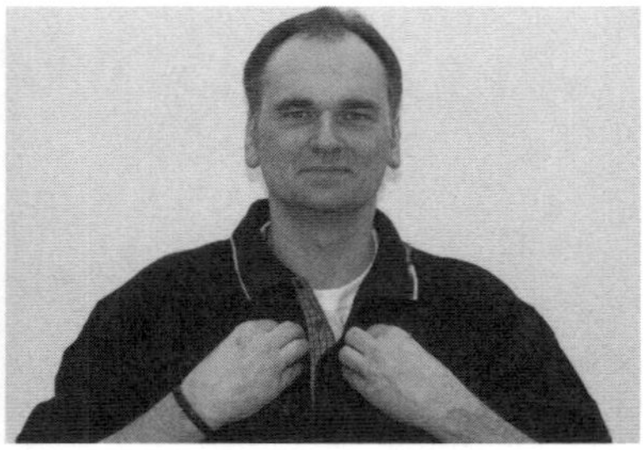

Sie können die Punkte aber auch ganz einfach mit der flachen Hand klopfen. So ersparen Sie sich ein langes Suchen und stimulieren gleichzeitig noch Ihre Thymusdrüse.

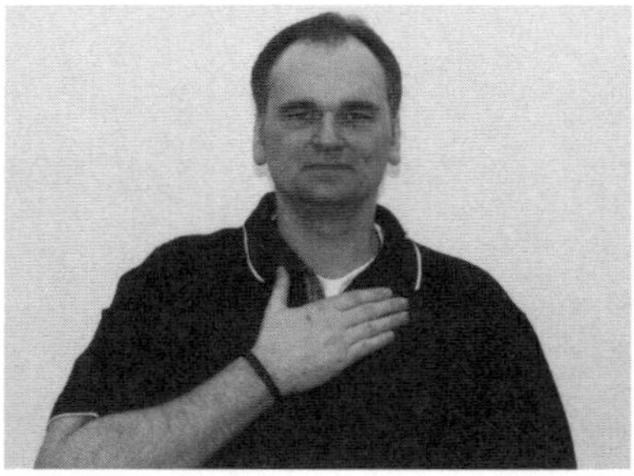

Unter dem Arm (UA) - Milz-Pankreas 21

Etwa 15 cm unterhalb der Mitte der Achselhöhle. Bei Männern in Höhe der Brustwarze, bei Frauen auf der Höhe des BH-Trägers.

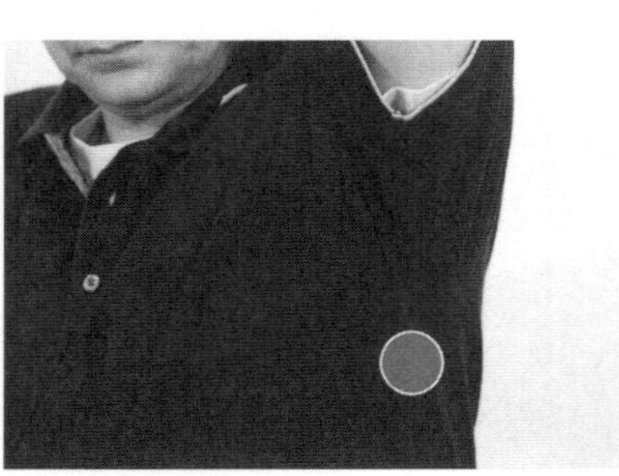

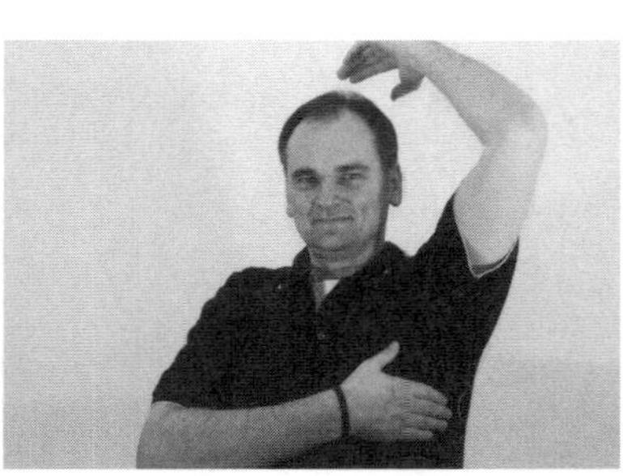

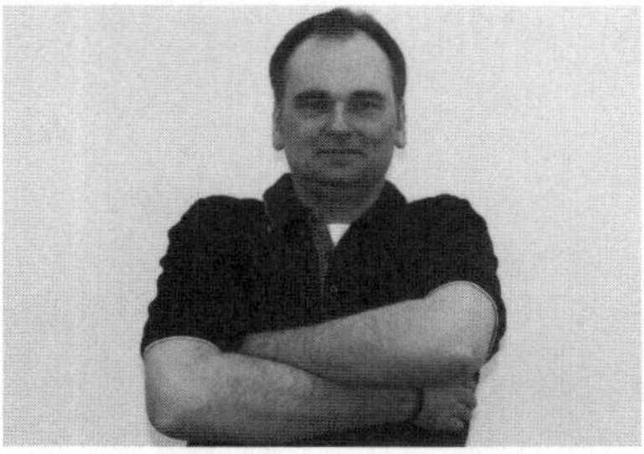

Sie können auch diesen Punkt beidseitig klopfen.

Rippenpunkt (RP) – Leber 14

Am unteren Brustansatz senkrecht unter der Brustwarze

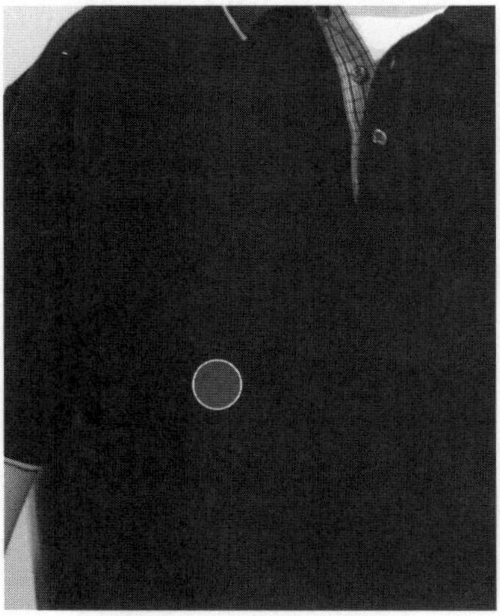

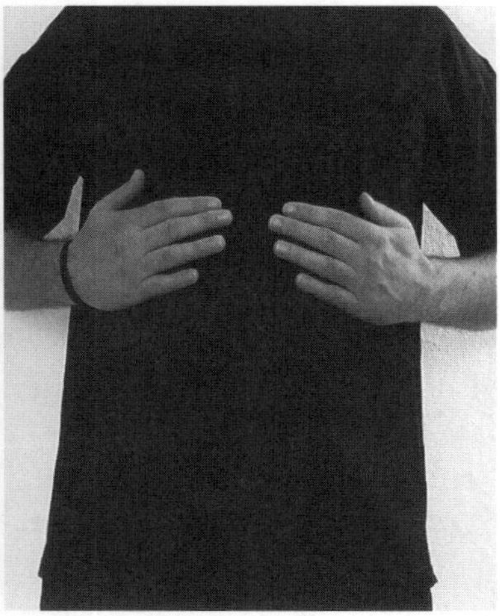

Viele Frauen empfinden es jedoch häufig als unangenehm, diesen Punkt zu klopfen. Als Ersatzpunkt empfehle ich den folgenden Punkt an der Innenseite des Knies. Ich bezeichne diesen auch gerne als »Gutelaunepunkt«.

Ersatzpunkt für Rippenpunkt: Innenseite Knie (IK) – Leber 8

Bei gebeugtem Knie am Ende der Kniegelenksfalte

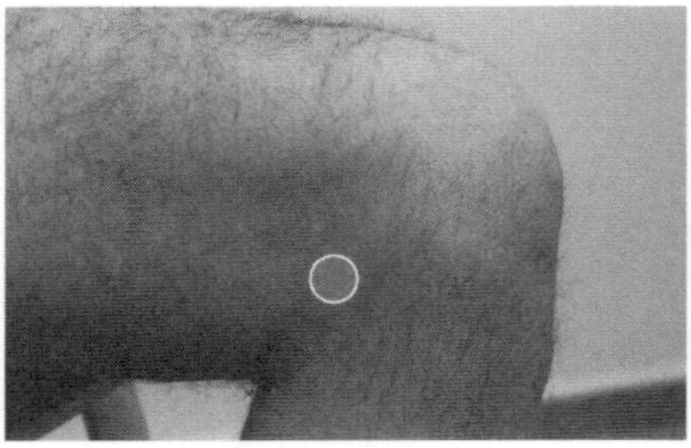
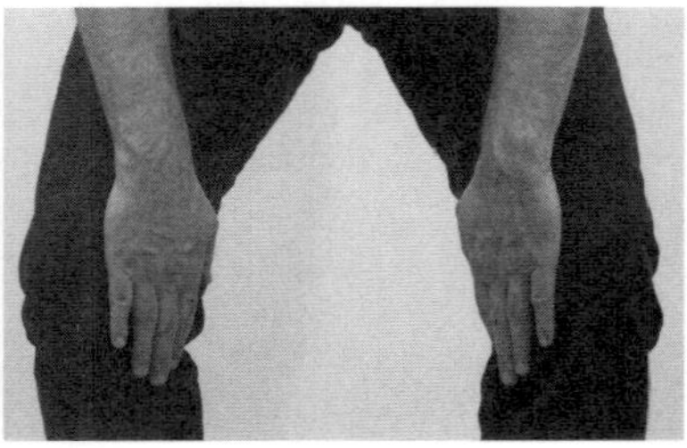

Daumenpunkt (DP) – Lunge 11

An der Außenseite des Daumens am außenseitigen Nagelfalzwinkel

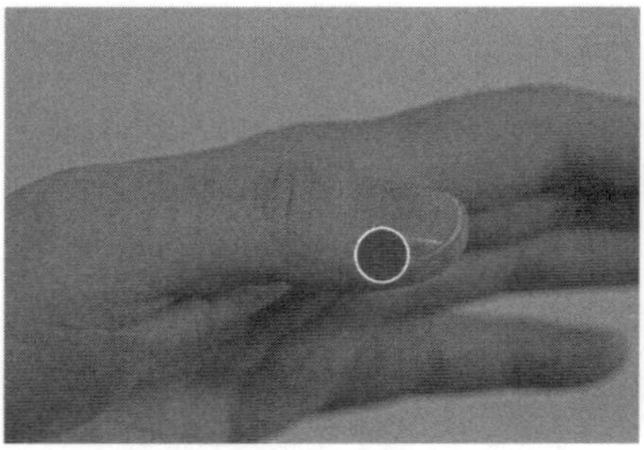
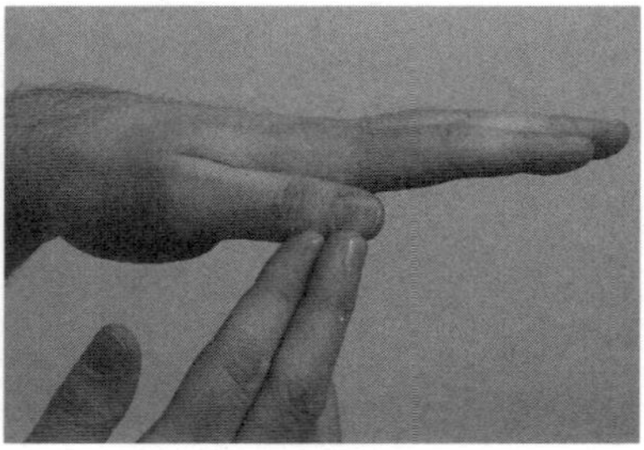

Zeigefinger (ZF) – Dickdarm 1

Am daumenseitigen Nagelfalzwinkel des Zeigefingers

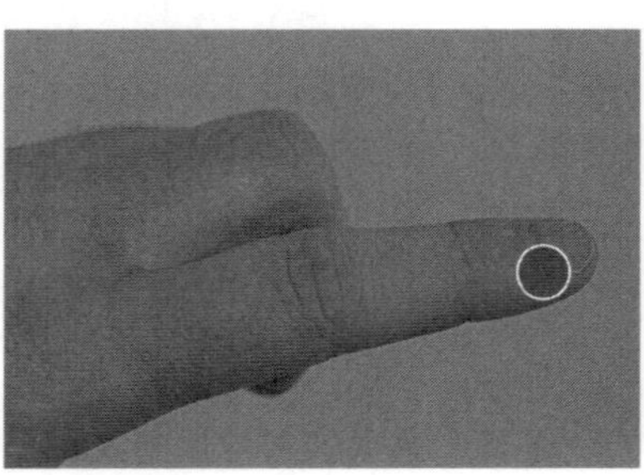
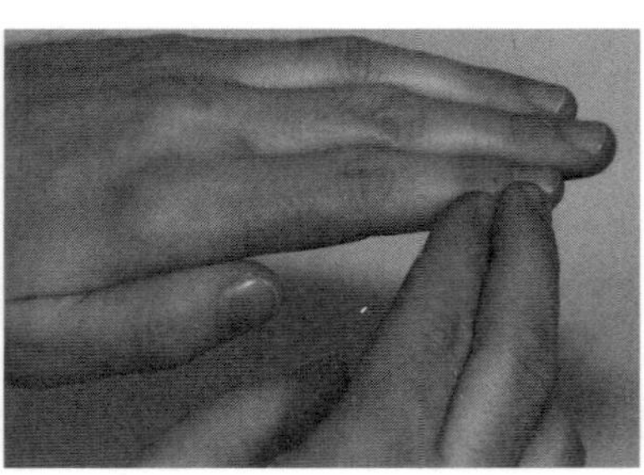

Mittelfinger (MF) – Kreislauf-Sexus 9

Am daumenseitigen Nagelfalzwinkel des Mittelfingers

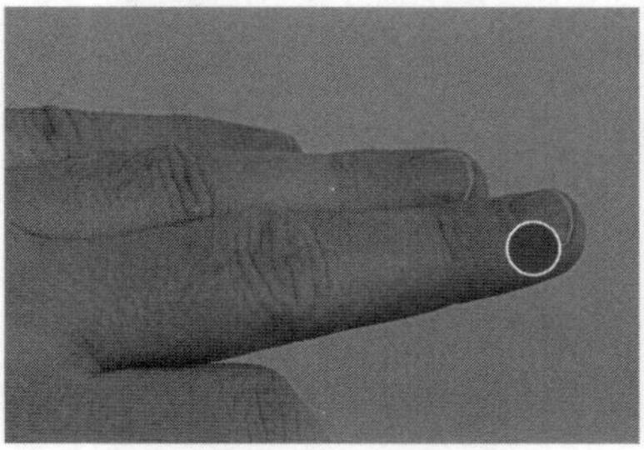
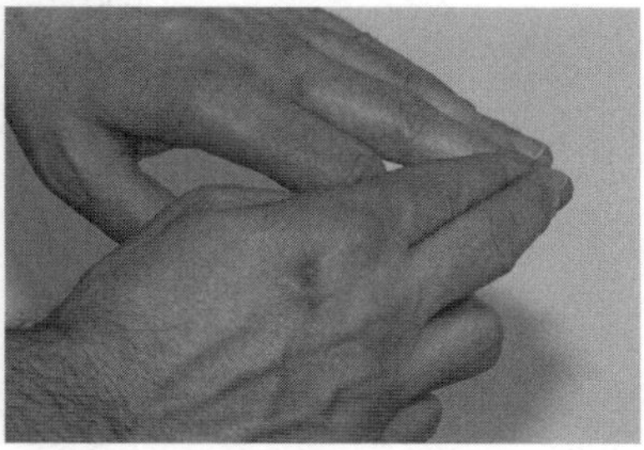

Kleiner Finger (KF) – Herz 9

Am daumenseitigen Nagelfalzwinkel des kleinen Fingers

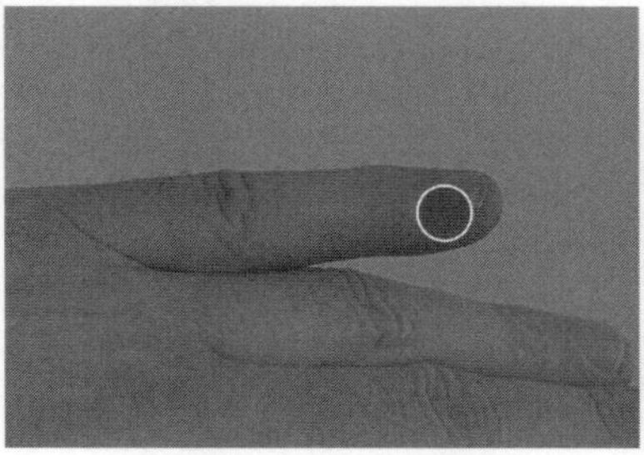
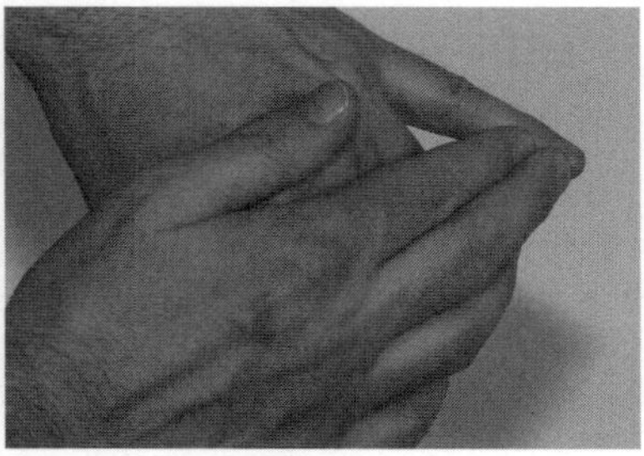

Handkantenpunkt (HP) – Dünndarm 3

Am Ende der obersten Querfalte der Hand auf der Handkante

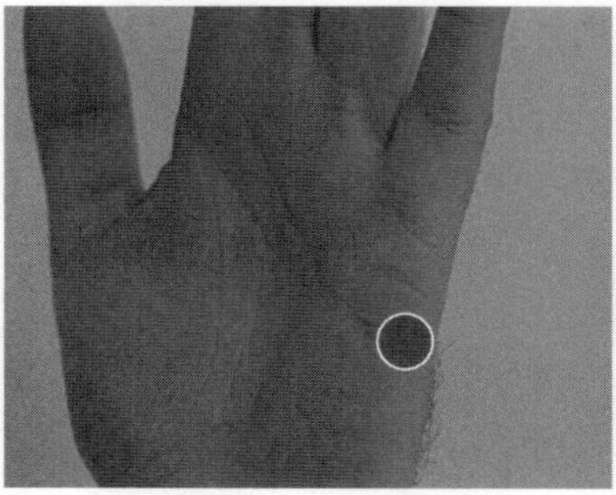
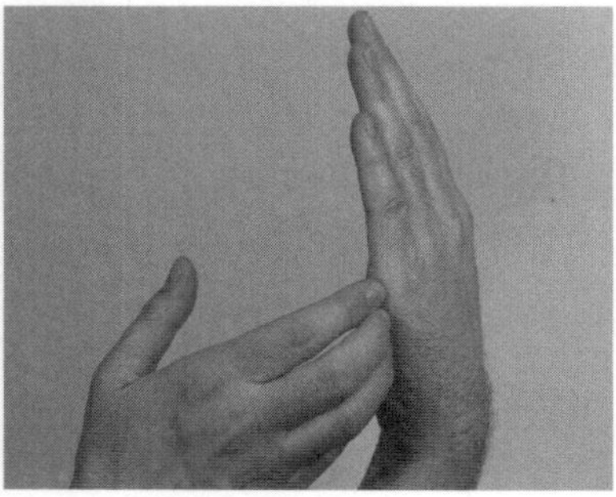

Gamutpunkt (GP) – Dreifacher Erwärmer 3

Auf dem Handrücken, etwa 2,5 cm über den Knöcheln von Ring- und kleinem Finger in Richtung Handgelenk. Stellen Sie sich vor, dass die Knöchel dieser Finger die Basis eines gleichseitigen Dreiecks bilden. Der Gamutpunkt würde nun dieses vervollständigen.

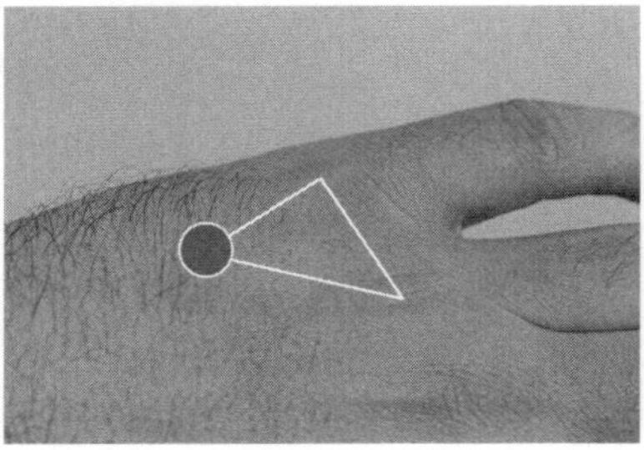

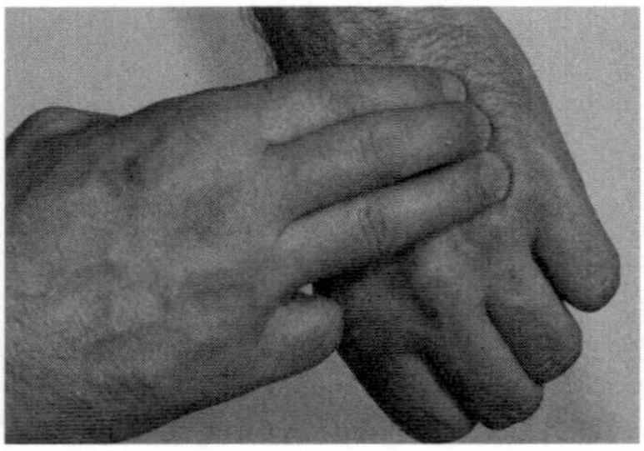

Hinweis: Beim Klopfen ist es *nicht* notwendig, den betreffenden Punkt auf den Millimeter genau zu treffen, wie dies bei der Akupunktur erforderlich ist. Da wir mit zwei oder mehr Fingerspitzen klopfen, treffen wir diesen mit hoher Wahrscheinlichkeit.

Der Erinnerungssatz

Der Erinnerungssatz ist, wie schon beschrieben, die Kurzform der Problemaussage. Er wird Ihnen helfen, während des Klopfens in Verbindung mit dem Problem zu bleiben. Dies ist essenziell, da wir, um die Störung zu beheben, diese erst einmal herstellen müssen.

Wir alle kennen den so genannten Vorführeffekt. Irgendetwas an unserem Auto klappert, pfeift oder quietscht; doch kaum sind wir in der Werkstatt, ist das Geräusch verschwunden. Der Mechaniker hat nun keine Möglichkeit, das Problem zu beheben, da es ja im Moment nicht erkennbar ist. Kaum sind wir jedoch auf dem Weg nach Hause, taucht es wieder auf.

Um in Verbindung mit dem Problem zu kommen und diese aufrechtzuerhalten, gibt es viele Möglichkeiten. Die gebräuchlichste ist wohl, dass man einfach daran denkt. Es kann jedoch passieren, dass während des Klopfens die Gedanken abschweifen. Um das zu verhindern, verwenden wir im EFT den Erinnerungssatz, der in wenigen Worten das Problem beschreiben sollte. Erinnerungssätze für unsere Beispiele wären:

- »Diese Traurigkeit, keine Arbeit zu finden!«
- »Dieses schmerzhafte Stechen im Hinterkopf!«
- »Diese Panik vor großen, haarigen Spinnen!«

Formulieren Sie jetzt einen Erinnerungssatz, der Ihr Problem betrifft:

Um eine energetische Störung zu beheben, muss diese hergestellt und aufrechterhalten werden. Wir tun dies im EFT mithilfe des Erinnerungssatzes.

Schritt 7: Die 9-Gamut-Folge

Die 9-Gamut-Folge (9G) wurde entwickelt, um weitere Gehirnbereiche in die Behandlung mit einzubeziehen und beide Hemisphären zu balancieren. Durch die unterschiedlichen Augenstellungen bekommen wir Zugang zu Gebieten in unserem Gehirn, die eventuell durch das Problem aktiviert sind. Diese werden dann durch das gleichzeitige Klopfen des Gamutpunkts (GP) beruhigt. Des Weiteren sorgt das »Summen – Zählen – Summen«

für eine bessere Verschaltung zwischen linker und rechter Gehirnhälfte.

Summen ist ein kreativer Vorgang und stimuliert die rechte Hemisphäre, Zählen hingegen ein logischer, der die linke anregt. Der Wechsel zwischen beiden führt schließlich zu einer besseren Balance.

Wählen Sie zum Summen ein Lied, das angenehme Gefühle bei Ihnen weckt, vielleicht »Happy Birthday«, »You are the Sunshine of my Life« oder »komponieren« Sie ein eigenes.

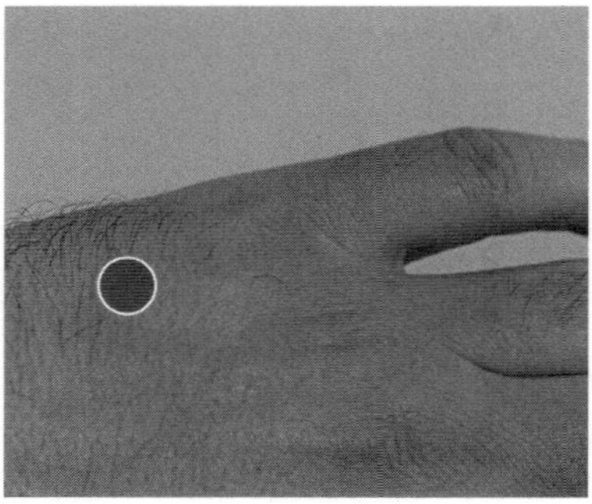

Wie der Name schon sagt, besteht die 9-Gamut-Folge aus neun Teilen. Bleiben Sie während der gesamten Übung bei Ihrem Problem (*ohne* Erinnerungssatz), halten Sie den Kopf gerade und atmen Sie ganz normal. Klopfen Sie fortwährend den Gamutpunkt, *während* Sie:

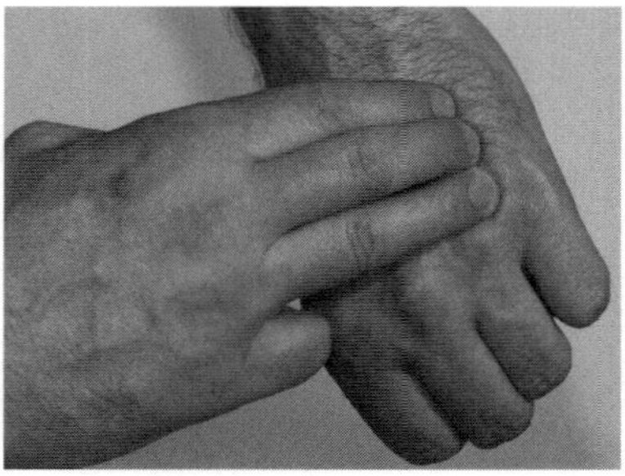

1. die Augen schließen,
2. die Augen öffnen,
3. nach rechts unten blicken,
4. nach links unten blicken,
5. die Augen einmal im Uhrzeigersinn kreisen,
6. die Augen einmal gegen den Uhrzeigersinn kreisen,
7. einige Takte eines Liedes summen,
8. von 5 rückwärts bis 1 zählen und
9. noch einmal einige Takte eines Liedes summen.

Die 9G führt meist zu einer Verminderung des Intensitätswertes. Es können dabei aber auch weitere Aspekte des Problems an die Oberfläche kommen, die dann Thema folgender EFT-Runden sein sollten.

Schritt 8: Die Sequenz (2)

Zum Abschluss der EFT-Runde werden noch einmal alle vierzehn Meridianpunkte in der beschriebenen Reihenfolge geklopft. An jedem einzelnen sprechen Sie einmal, wenn möglich laut, den Erinnerungssatz aus.

Machen Sie mit

Notieren Sie jetzt hier noch einmal Ihren Einstimmungs- und Erinnerungssatz und den momentanen Intensitätswert. Vielleicht möchten Sie die Sätze auch noch etwas verändern, oder der Wert hat sich in den letzten Minuten verändert!?

Einstimmungssatz:

Erinnerungssatz:

Intensität (SUD): Markieren Sie den momentanen Wert mit einem X:

0 1 2 3 4 5 6 7 8 9 10

Trinken Sie jetzt, bevor Sie mit der Behandlung beginnen, ein Glas Wasser (am besten Quellwasser ohne Kohlensäure).

Seien Sie neugierig und zuversichtlich.

Energetisieren Sie Ihre Hände, indem Sie die Handflächen fest gegeneinander reiben, während Sie dreimal tief durch die Nase ein- und durch den Mund ausatmen.

Schütteln Sie danach einmal die Hände aus, so als ob Sie Wassertropfen von den Fingern entfernen wollten.

Einstimmung

Klopfen Sie nun den Handkantenpunkt (HP) »hörbar« oder reiben Sie den Empfindlichen Punkt (EP) und sagen Sie (wenn möglich laut) gleichzeitig dreimal den von Ihnen formulierten Einstimmungssatz. Atmen Sie danach einmal tief durch die Nase ein und durch den Mund aus.

Die Sequenz

Klopfen Sie nun wie beschrieben die abgebildeten Akupunkturpunkte und sagen Sie an jedem der Punkte einmal Ihren Erinnerungssatz.

Atmen Sie nun einmal tief durch die Nase ein und durch den Mund aus.

Die 9-Gamut-Folge

Klopfen Sie nun fortwährend den Gamutpunkt (GP), denken Sie an Ihr Problem und halten Sie den Kopf gerade, während Sie:

1. die Augen schließen,
2. die Augen öffnen,
3. nach rechts unten blicken,

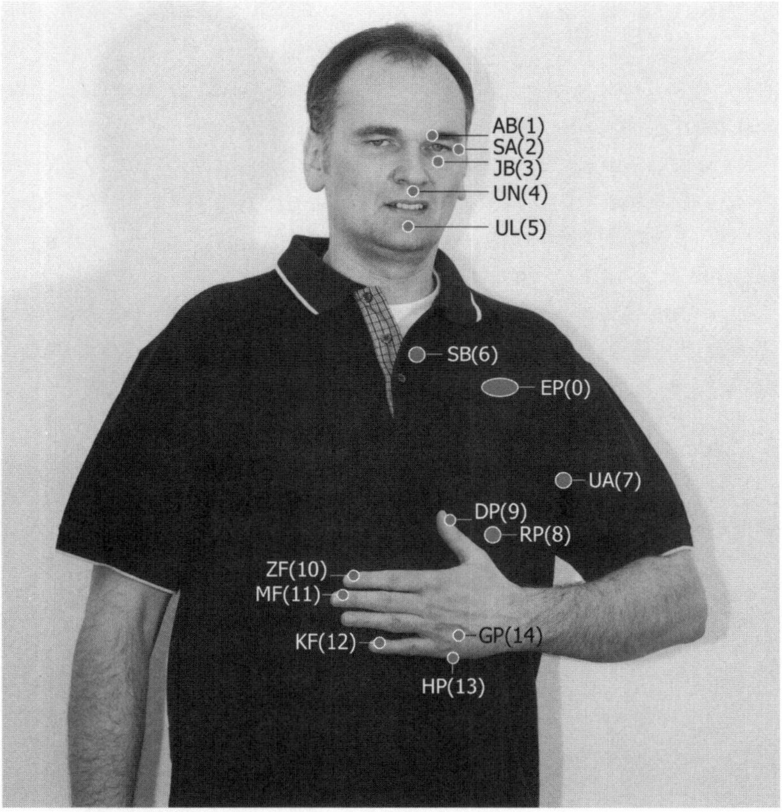

4. nach links unten blicken,
5. die Augen einmal im Uhrzeigersinn kreisen,
6. die Augen einmal gegen den Uhrzeigersinn kreisen,
7. einige Takte eines Liedes summen,
8. von 5 rückwärts bis 1 zählen und
9. noch einmal einige Takte eines Liedes summen.

Atmen Sie nun wiederum einmal tief durch die Nase ein und durch den Mund aus.

Die Sequenz (2)

Wiederholen Sie das Klopfen der vierzehn Akupunkturpunke mit dem gleichzeitigen Aussprechen Ihres Erinnerungssatzes.

Atmen Sie zum Abschluss noch einmal tief durch die Nase ein, durch den Mund aus und beenden Sie die Runde mit dem Ausschütteln der Hände (dreimal). Damit entladen Sie die Energie, die sich an den Enden der Finger sammelt.

Das Energetisieren, das Entladen und das tiefe Atmen ist *nicht* Bestandteil der EFT-Basismethode, hat sich jedoch in der Praxis als sehr nützlich erwiesen!

Tipp: Sie können das tiefe Atmen beim Energetisieren, nach Einstimmung, Sequenz, 9G und Sequenz noch weiter optimieren, indem Sie »in das Problem (z. B. Angst, Wut, Schmerz) hineinatmen« und sich beim Ausatmen vorstellen, wie es den Körper verlässt.

Bewerten Sie nun erneut den SUD für Ihr Problem. Machen Sie ein X an die betreffende Stelle:

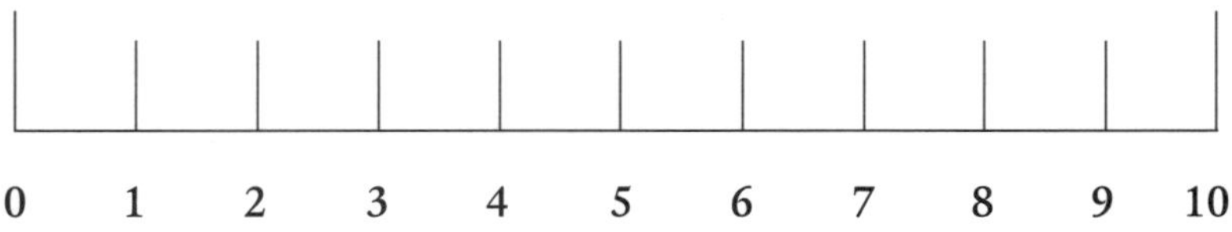

Folgende Ergebnisse sind nun möglich:

- Ihr Wert ist gleich geblieben.
- Ihr Wert ist gestiegen.
- Ihr Wert ist bei 0.
- Ihr Wert ist gesunken.

Ihr Wert ist gleich geblieben

Sollte sich die Intensität, die das Problem für Sie hat, nach einer EFT-Runde *nicht* ändern, so liegt dies meist daran, dass die PU nicht zur Genüge korrigiert wurde. Sie können dies in den meisten Fällen beheben, indem Sie die Affirmation »... liebe und akzeptiere ich mich so, wie ich bin« mit mehr Leidenschaft und auch größerer Lautstärke aussprechen oder sogar schreien. Auch die Verwendung des Empfindlichen Punkts anstatt des Handkantenpunkts oder umgekehrt kann hier möglicherweise Abhilfe schaffen.

Es mag auch sein, dass die Worte, die Sie gewählt haben, nicht genügend ausdrucksstark sind oder das Problem zu global beschrieben ist. Korrigieren Sie in diesen Fällen die Wortwahl bzw. spezifizieren Sie das Problem.

Ein weiterer Grund dafür, dass der Wert nicht gefallen ist, könnte sein, dass ein neuer Aspekt des Problems während des Klopfens aufgetaucht ist und dieser die gleiche Intensität besitzt wie der Ausgangsaspekt.

Sagen wir mal, Sie haben in Ihrer ersten Runde »Ihre *Traurigkeit* wegen der Trennung von Ihrem Freund oder Ihrer Freundin geklopft«, und der Ausgangswert betrug 8. Nach der ersten Runde sind Sie zwar immer noch bei 8, doch ist es nun nicht mehr die Traurigkeit, sondern die *Wut* auf ihn oder sie.

Es könnte auch sein, dass während des Klopfens ein Erlebnis an die Oberfläche kam, das etwas mit dem Thema zu tun hat. Auch wenn der Wert gleich geblieben ist, sollten Sie jetzt erst diese Erfahrung mit EFT bearbeiten, die im Vordergrund steht.

Tut sich auch nach diesen Interventionen nichts, so machen Sie einfach drei bis vier weitere EFT-Runden. Eventuell sinkt die Intensität erst nach Runde drei oder vier. Denn häufig ist es auch so, dass es einige Zeit (Minuten, Stunden, Tage) dauert, bis eine Veränderung eintritt. Geben Sie EFT eine Chance und vertrauen Sie darauf, dass sich etwas zum Positiven ändern wird.

Fallbeispiel:[9] »Ich vermittle den Klienten und Teilnehmern meiner EFT-Seminare grundsätzlich, dass in Einzelfällen eine erstmalige Wirkung des Klopfens manchmal auch erst Tage oder sogar Wochen später auftreten kann, selbst wenn die Klopfakupressur häufig rasch oder sogar unmittelbar wirkt. In diesem Zusammenhang erzähle ich dann folgende kleine Geschichte, die ich selbst erlebt habe.

In den letzten fünfzehn Jahren hatte sich bei mir ein unangenehmes Gefühl beim Hinunterschauen in die Tiefe aus größeren Höhen eingeschlichen (z. B. in Hochhäusern, auf Türmen, manchmal auch im Flugzeug). Nachdem sich die Callahan-Techniken und EFT vor allem bei einigen der spezifischen Phobien (z. B. Höhenphobie) als sehr erfolgreich herausgestellt hatten, wollte ich es genau wissen: Bei einem der letzten EFT-Workshops mit Gary H. Craig in den USA führte ich im zwölften Stockwerk unseres Hotels eine gute Viertelstunde lang EFT durch, während ich mich an die Brüstung lehnte und nach unten in die Hotellobby schaute. Zum allerersten Mal überhaupt musste ich leider erfahren, dass sich diesmal keinerlei Wirkung zeigte, und ich brach den Versuch schließlich äußerst frustriert ab. Als ich Wochen später bei uns in Stuttgart dann mit einer höhenängstlichen Patientin auf einem 40 Meter hohen Turm übte und mich kurze Zeit später auch noch auf einem der höchsten Gebäude der Welt befand (553 m, CN Tower in Toronto), zeigte mein Körper jedoch überhaupt keine negative Reaktion, und ich konnte ohne Probleme in die Tiefe schauen. Meine Höhenunbehaglichkeit war wie weggeblasen. Dies ist übrigens bis heute so geblieben, achtzehn Monate später.

Ich vermute, dass mein minutenlanges Klopfen bei Gary H. Craigs Workshop die Beschwerden eben doch aufgelöst hatte, sich die Wirkung aber erst später zeigte.

Es scheint also durchaus Fälle zu geben, in denen die Wirkung von Techniken wie EFT erst Tage oder Wochen verzögert auftritt.

9 Von Dipl.-Psych. Hartmut Gerber aus Stuttgart (www.hartmutgerber.com).

Dies sollten alle Menschen wissen, die rasch wirkende Klopftechniken lernen. Übrigens, auch aus meiner langjährigen Psychotherapieerfahrung mit Klienten kann ich darüber hinaus sagen, dass es nicht untypisch ist, dass sich manchmal auch noch Monate nach einer abgeschlossenen Therapie positive Wirkungen in Form wichtiger Einsichten und Verhaltensänderungen weiter einstellen können.

Im Abschnitt »Wenn es nicht so funktioniert« finden Sie weitere Möglichkeiten, mit stagnierenden Werten erfolgreich umzugehen.

Lesen Sie, nachdem die Intensität unter den Ausgangswert gesunken oder gar 0 ist, den Abschnitt »Ihr Wert ist gesunken« bzw. »Ihr Wert ist bei 0«.

Ihr Wert ist gestiegen

Sollte die Intensität, die das Problem für Sie hat, nach einer EFT-Runde steigen, so nehmen Sie dies als ein gutes Zeichen. EFT hat etwas bewirkt! Eine »Erstverschlimmerung« ist immer ein Hinweis darauf, dass ein Prozess in Gang gesetzt wurde. In diesem Fall: *Klopfen Sie weiter!* Vielleicht haben Sie ja jetzt erst wirklich Kontakt mit dem Problem aufgenommen!? Vertrauen Sie darauf, dass die Intensität genauso schnell wieder sinken wird, wie sie angestiegen ist.

Bevor Sie jedoch weiterklopfen, hinterfragen Sie: »Bin ich noch beim Ausgangsproblem bzw. Ausgangsaspekt? Ist es noch die gleiche Emotion?«

Ihr Ausgangsproblem war beispielsweise die Angst vor Schlangen. Während der EFT-Runde kommt eine Erinnerung an die Oberfläche, wie Ihr Bruder, als Sie fünf Jahre alt waren, eine harmlose Schlange in Ihrem Bett versteckt und Sie damit zu Tode erschreckt hat.

Nun haben Sie einen neuen Aspekt Ihrer Schlangenphobie, nämlich diese Kindheitserinnerung. Die Intensität dafür ist höher als die des Ausgangsproblems. Vielleicht ist jetzt auch die Wut auf Ihren Bruder das intensivste Gefühl.

Formulieren Sie den Einstimmungs- und Erinnerungssatz neu und beziehen Sie sich dabei auf die Erinnerung oder die Wut auf Ihren Bruder, also auf das, was gerade am intensivsten ist.

Lesen Sie, nachdem die Intensität unter den Ausgangswert gesunken oder gar gleich 0 ist, den Abschnitt »Der Wert ist gesunken« bzw. »Der Wert ist bei 0«.

Ihr Wert ist bei 0

Nicht selten kommt es vor, dass schon nach der ersten Runde der SUD bei 0 ist. In einem solchen Fall sollten Sie Folgendes tun:

- Überprüfen Sie, ist es wirklich 0 oder doch eher 1 oder 0,5?
- Testen Sie das Ergebnis in Ihrer Vorstellung. Versuchen Sie mit allen möglichen Mitteln, das Problem oder das Symptom wieder zu holen; dabei können Sie gern übertreiben.
- Sollte die 0 alle diese Tests »bestehen«, so gehen Sie weiter zu Schritt 10, »Positive Affirmationen mit EFT installieren«.
- Falls nach den Überprüfungen noch ein Restwert besteht, gehen Sie weiter zum folgenden Abschnitt.
- Es ist nicht wichtig, wie schnell, sondern *dass* Sie »auf 0« kommen; dann ist die Chance für eine dauerhafte Lösung des Problems am größten.

Ihr Wert ist gesunken

Dies ist der Normalfall. Wahrscheinlich liegt Ihr Wert jetzt unter demjenigen zu Beginn der Behandlung, meist zwei oder mehr Punkte. Beträgt die Differenz lediglich einen Punkt, so überprüfen Sie, ob hier nicht nur der Wunsch Vater des Gedankens ist. Sollte dies der Fall sein, so gehen Sie zurück zum Abschnitt »Ihr Wert ist gleich geblieben«.

Ist Ihr SUD gesunken, werden jetzt Einstimmungs- und Erinnerungssatz modifiziert und damit Bezug auf das restliche Problem genommen. Dies ist Schritt 9.

Schritt 9: Die modifizierte EFT-Runde

Ändern Sie Einstimmungs- und Erinnerungssatz ab, indem Sie die Wörter »noch ein wenig« oder »noch ein restliches« (Einstimmungssatz) und »restliche« (Erinnerungssatz) der Aussage hinzufügen. Modifizierte Einstimmungssätze für unsere Beispiele wären:

- »Auch wenn ich *noch ein wenig* traurig bin, weil ich keine Arbeit finde, liebe und akzeptiere ich mich so, wie ich bin.«
- »Auch wenn ich *noch ein restliches* schmerzhaftes Ziehen im Hinterkopf habe, liebe ...«
- »Auch wenn ich *noch ein wenig* Angst vor diesen großen Spinnen mit diesen haarigen Beinen habe, liebe ...«

Modifizierte Erinnerungssätze für unsere Beispiele wären:

- »Diese *restliche* Traurigkeit, keine Arbeit zu finden!«
- »Dieses *restliche* schmerzhafte Stechen im Hinterkopf!«
- »Diese *restliche* Angst vor großen, haarigen Spinnen!«

Verändern Sie nun Ihre Aussagen in der beschriebenen Art und Weise.

Modifizierter Einstimmungssatz:

Modifizierter Erinnerungssatz:

Modifizierte Einstimmung

Klopfen Sie nun den Handkantenpunkt (HP) »hörbar« oder reiben Sie den Empfindlichen Punkt (EP) und sagen Sie (wenn möglich laut) gleichzeitig dreimal den abgewandelten Einstimmungssatz. Atmen Sie danach einmal tief durch die Nase ein und durch den Mund aus.

Sequenz (1)

Klopfen Sie nun, wie beschrieben, die abgebildeten Akupunkturpunkte und sagen Sie an jedem der Punkte einmal Ihren abgewandelten Erinnerungssatz.

Atmen Sie dann einmal tief durch die Nase ein und durch den Mund aus.

Die 9-Gamut-Folge

Klopfen Sie nun fortwährend den Gamutpunkt (GP), denken Sie an das verbliebene Problem und halten Sie den Kopf gerade, während Sie:

1. die Augen schließen,
2. die Augen öffnen,
3. nach rechts unten blicken,
4. nach links unten blicken,

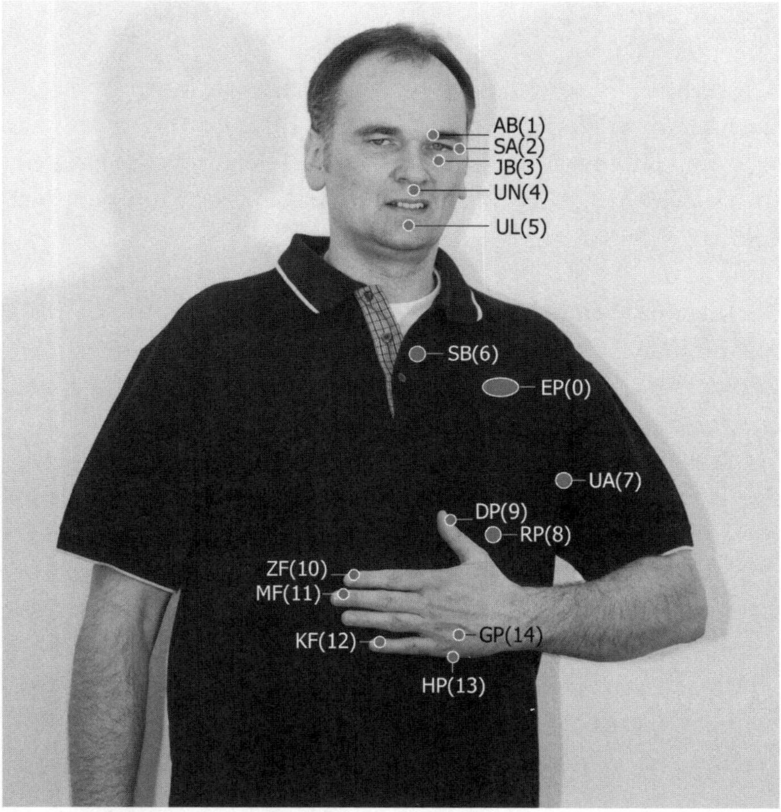

5. die Augen einmal im Uhrzeigersinn kreisen,
6. die Augen einmal gegen den Uhrzeigersinn kreisen,
7. einige Takte eines Liedes summen,
8. von 5 rückwärts bis 1 zählen und
9. noch einmal einige Takte eines Liedes summen.

Atmen Sie nun wiederum einmal tief durch die Nase ein und durch den Mund aus.

Die Sequenz (2)

Wiederholen Sie nun das Klopfen der vierzehn Akupunkturpunke mit dem gleichzeitigen Aussprechen Ihres Erinnerungssatzes.

Atmen Sie zum Abschluss noch einmal tief durch die Nase ein, durch den Mund aus und beenden Sie die Runde mit dem Ausschütteln der Hände.

Machen Sie weitere Runden mit den modifizierten Aussagen, bis Sie mit dem Problem auf 0 sind. Dies ist nicht immer in einer Sitzung möglich und auch sinnvoll. Nehmen Sie sich Zeit, schlafen Sie darüber und machen Sie am folgenden Tag weiter.

Bei meiner Patientin mit der Spinnenphobie dauerte es z. B. drei Sitzungen, bis das Thema vollständig gelöst war. In der ersten kamen wir von 9 auf 6, in der zweiten von 6 auf 2 und »erst« in der dritten von 2 auf 0. Dies lag aber im Wesentlichen an ihrer Erwartungshaltung. Auf meine Frage, warum wohl drei Termine für ihre Phobie nötig waren, antwortete sie: »Ich konnte mir vorstellen, dass wir es in drei Sitzungen schaffen könnten.« Diese Erwartung hatte bei ihr eine Psychoenergetische Umkehrung (PU) erzeugt, die verhinderte, dass wir schneller zum Ziel kamen.

> Mit EFT arbeiten wir auf der energetischen Ebene. Hier können Veränderungen in Minuten geschehen. Seien Sie neugierig und zuversichtlich, alles ist möglich!

Wenn Ihr SUD auch jetzt nach weiteren Runden mit den modifizierten Aussagen bei 0 ist, so testen Sie das Ergebnis wie im Abschnitt »Ihr Wert ist bei 0« beschrieben. Sollte daraufhin doch noch ein Restwert vorhanden sein, machen Sie weitere EFT-Runden, bis auch Ihre Überprüfungen »die 0« bestätigen.

Sie können, wenn nur noch eine geringe Intensität besteht (größer als 0 und kleiner als 2), Einstimmungs- und Erinnerungssatz ein weiteres Mal abändern.

Einstimmungssatz:

- »Auch wenn ich noch einen kleinen Rest …«
- »Auch wenn ich noch ein ganz klein wenig …«
- »Auch wenn ich noch einen letzten kleinen Rest von …«

Erinnerungssatz:

- »Dieser kleine Rest …«
- »Dieser letzte kleine Rest …«

Sollte Ihr Ergebnis (die 0) allen Überprüfungen standgehalten haben, gehen Sie jetzt gleich weiter zu Schritt 10, »Positive Affirmationen mit EFT installieren«.

Die EFT-Basismethode, noch einmal zusammengefasst

- Eine EFT-Runde (= Grundrezept) besteht aus »Einstimmung – Sequenz – 9G – Sequenz«.
- Trinken Sie vor und nach einer EFT-Behandlung ein Glas Wasser.
- Seien Sie neugierig und zuversichtlich.
- Energetisieren Sie Ihre Hände vor dem Klopfen.
- Atmen Sie nach jedem Schritt des Grundrezepts einmal tief durch die Nase ein und durch den Mund aus.
- Schütteln Sie zusätzlich nach jeder EFT-Runde die Hände aus.
- Spüren Sie nach *jeder* EFT-Runde in sich hinein und fragen Sie sich: »Bin ich noch beim Ausgangsthema oder -aspekt?«, »Bin ich noch beim Ausgangsgefühl?« oder »Ist etwas Neues aufgetaucht?«. Formulieren Sie gegebenenfalls Einstimmungs- und Erinnerungssatz neu und beziehen Sie sich dabei auf das, was gerade am intensivsten ist, also im Vordergrund steht.
- Bewerten Sie nach jeder Runde die Intensität neu und notieren Sie diese.

- Klopfen Sie jedes Problem bis auf 0.
- Manchmal treten Veränderungen verspätet ein.
- Gehen Sie, »wenn es nicht so funktioniert«, zum gleichnamigen Abschnitt.

Schritt 10: (Positive Affirmationen installieren)

»Die Menschen sind nicht faul!
Sie haben nur keine Ziele,
die es sich zu verfolgen lohnt.«
Anthony Robbins

Dieser, wie auch Schritt 4 (»Die Zielaussage«), gehört normalerweise nicht zur EFT-Basismethode. Einige EFT-Anwender berichten jedoch, dass sie nach einer Behandlung manchmal ein Gefühl der Leere verspüren. Dies liegt oft daran, dass das jetzt vergangene Problem einen gewissen Platz in ihrem Inneren eingenommen hatte und jetzt ein Vakuum entstanden ist. Dieses gilt es nun zu füllen, und zwar mit etwas Positivem. Wir verwenden dazu die Zielaussage bzw. Affirmation!

Ein weiterer Grund, eine positive Affirmation zu installieren, ist, dass Sie in Zukunft dem Problem nicht nur neutral gegenüberstehen sollten, sondern mit einem guten Gefühl.

Sie haben z. B. Ihre Angst vorm öffentlichen Reden auf 0 reduziert, d. h., Sie stehen etwa einem zukünftigen Vortrag neutral gegenüber. Wäre es nicht schön, diesen sogar zu genießen? Eine Affirmation in diesem Fall könnte lauten:

- »Ich genieße es, vor einem Publikum zu stehen und Vorträge zu halten!« oder
- »Es macht mir wahnsinnigen Spaß, mein Wissen mit anderen Menschen zu teilen!«

Bauen Sie deshalb positive Zustände in Ihre Zielaussage ein wie:

- »Ich genieße es ...«,
- »Es macht mir großen Spaß ...«,
- »Ich fühle mich glücklich ...«,
- »Mit Leichtigkeit ...«,
- »Ich fühle mich sicher ...«,
- »Es ist toll ...« usw.

Überprüfen Sie Ihre gewählte Affirmation aus Schritt 4 auf ihre Stimmigkeit. Sollte sie jetzt, nachdem Sie Ihr Problem mit EFT aufgelöst haben, nicht mehr passen, so formulieren Sie sie neu – nach den beschriebenen Kriterien:

Bewerten Sie, wie sehr Sie glauben, dass diese Zielaussage für Sie jetzt gültig ist, auf einer Skala von 0 bis 10 (0 = keine Gültigkeit, 10 = absolute Gültigkeit) und markieren Sie die betreffende Stelle mit einem X:

0 1 2 3 4 5 6 7 8 9 10

Auch bei der Arbeit mit Zielaussagen können Psychoenergetische Umkehrungen (PU) auftreten, die den Prozess möglicherweise erschweren. Aus diesem Grund kann hier ebenfalls die Einstimmung, d. h. die Korrektur einer möglichen PU, notwendig sein. Dies geschieht wie bei der Problembehandlung mit dem Reiben des Empfindlichen Punktes (EP) bzw. dem Klopfen des Handkantenpunktes (HP) und dem dreimaligen Aussprechen des Einstimmungssatzes. Dieser sieht folgendermaßen aus: »... (Zielaussage), und ich liebe und akzeptiere mich so, wie ich bin.« Für unsere Beispiele wäre dies:

- »Ich finde mit Leichtigkeit den Arbeitsplatz meiner Träume, und ich liebe und akzeptiere mich so, wie ich bin.«
- »Mein Kopf ist klar und frei, und ich liebe ...«
- »Ich fühle mich sicher und ruhig in Anwesenheit von Spinnen, und ich liebe ...«

Formulieren Sie jetzt bitte Ihren Einstimmungssatz für Ihre Affirmation:

Erinnerungssatz

Der Erinnerungssatz ist identisch mit der Zielaussage. Aus diesem Grund sollte er kurz und prägnant sein. Notieren Sie ihn bitte noch einmal hier.

> Sprechen Sie Einstimmungs- und Erinnerungssatz mit Leidenschaft und dem Gefühl aus, das Sie erreichen wollen!

Einstimmung

Klopfen Sie nun den Handkantenpunkt »hörbar« oder reiben Sie den Empfindlichen Punkt und sagen Sie (wenn möglich laut) gleichzeitig dreimal den von Ihnen formulierten Einstimmungssatz. Atmen Sie danach einmal tief durch die Nase ein und durch den Mund aus.

Sequenz (1)

Klopfen Sie nun, wie beschrieben, die abgebildeten Akupunkturpunkte und sagen Sie an jedem der Punkte einmal Ihren Erinnerungssatz.

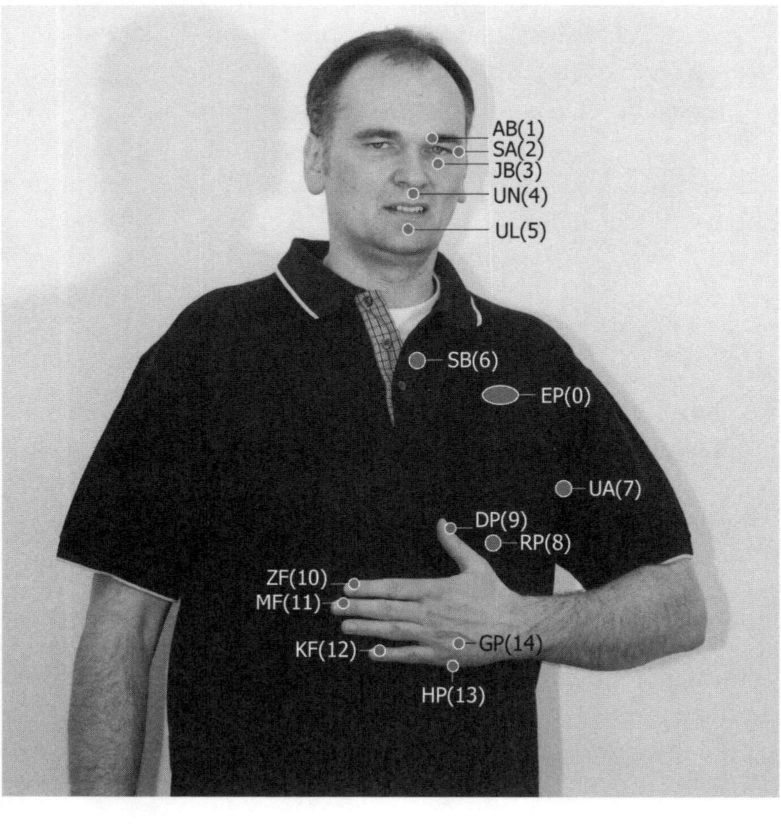

Atmen Sie nun einmal tief durch die Nase ein und durch den Mund aus.

Die 9-Gamut-Folge

Klopfen Sie nun fortwährend den Gamutpunkt (GP), *denken Sie an Ihr Ziel* und halten Sie den Kopf gerade, *während* Sie:

1. die Augen schließen,
2. die Augen öffnen,
3. nach rechts unten blicken,
4. nach links unten blicken,
5. die Augen einmal im Uhrzeigersinn kreisen,
6. die Augen einmal gegen den Uhrzeigersinn kreisen,
7. einige Takte eines Liedes summen,
8. von 5 rückwärts bis 1 zählen und
9. noch einmal einige Takte eines Liedes summen.

Atmen Sie nun wiederum einmal tief durch die Nase ein und durch den Mund aus.

Die Sequenz (2)

Wiederholen Sie nun das Klopfen der vierzehn Akupunkturpunke mit dem gleichzeitigen Aussprechen Ihres Erinnerungssatzes.

Atmen Sie zum Abschluss noch einmal tief durch die Nase ein, durch den Mund aus und beenden Sie die Runde mit dem Ausschütteln Ihrer Hände.

Bewerten Sie erneut, wie sehr Sie glauben, dass diese Affirmation für Sie jetzt gültig ist, auf einer Skala von 0 bis 10 (0 = keine Gültigkeit, 10 = absolute Gültigkeit) und markieren Sie die betreffende Stelle mit einem X:

0 1 2 3 4 5 6 7 8 9 10

Machen Sie so viele Runden EFT mit Ihrer Zielaussage, bis Sie einen Wert von mindestens 8 erreicht haben. Selbst wenn der Wert nach der Problembehandlung schon 8 oder mehr betragen hat, so machen Sie wenigstens eine EFT-Runde mit Ihrer Affirmation.

In den folgenden Tagen sollten Sie diese weiter verankern, indem Sie sie mehrmals täglich mit Leidenschaft und Gefühl aussprechen. Klopfen Sie dazu den Handkantenpunkt und sagen Sie dabei Ihren Satz dreimal hintereinander. Tun Sie dies fünf- bis siebenmal am Tag, vor allem nach dem Aufwachen und vor dem Einschlafen, für etwa drei Wochen, und genießen Sie Ihren Erfolg.

> Installieren Sie erst eine positive Affirmation, wenn die Intensität Ihres Problems auf 0 gesunken ist.

Schritt 11: (Das Resultat testen)

Wir kommen jetzt zum letzten Schritt der Basismethode. Unter dem Abschnitt »Der Wert ist bei 0« bin ich bereits kurz auf das Testen des Ergebnisses eingegangen.

Sie haben Ihr Problem auf 0 und Ihre positive Affirmation auf mindestens 8 geklopft. Dies sollte immer das Ziel jeder EFT-Behandlung sein. Denken Sie nun an Ihr Problem und prüfen Sie, wie Sie sich dabei fühlen. Sollte das Gefühl noch nicht der Zielvorstellung entsprechen, so machen Sie weitere Runden mit Ihrer Affirmation, wie im letzten Abschnitt beschrieben.

Wählen Sie anschließend drei zukünftige Ereignisse, in denen Ihr Problem wieder auftauchen könnte. Gehen Sie diese im Geiste durch, wobei Sie gern übertreiben können. Sollte es z. B. Ihr Ziel sein, sich beim Fliegen ruhig und entspannt zu fühlen, so stellen Sie sich vor, wie Sie im Flugzeug sitzen und in Turbulenzen geraten. Oder dass der Kapitän über den Lautsprecher mitteilt, er müsse wegen technischer Probleme den nächsten Flughafen ansteuern.

Spielen Sie die zukünftigen Situationen in allen Einzelheiten durch und gehen Sie dabei auf all das ein, was passieren könnte. Sollte sich bei einem Aspekt dieser Vorstellung ein Unwohlsein einstellen, so notieren Sie diesen und bearbeiten Sie ihn mit EFT. Tun Sie dies so lange, bis sich das gewünschte Gefühl bei der inneren Betrachtung aller Situationen eingestellt hat.

Wenn möglich, sollten Sie jetzt das Ergebnis in der Realität, also in vivo, testen. Suchen Sie hierfür Situationen auf, in denen das bearbeitete Problem normalerweise auftauchen würde.

Sollte bei diesen Tests trotz allem noch ein Missbehagen auftauchen, behandeln Sie es mit EFT an Ort und Stelle. Ist dies nicht möglich, so notieren Sie den Aspekt, der das Missempfinden ausgelöst hat, und führen Sie die Behandlung später zu Hause durch.

Ihr Thema war z. B. die Angst vor dem Fahren mit Fahrstühlen. In Ihrer Vorstellung ist dies für Sie kein Problem mehr, Sie fühlen sich dabei sicher und entspannt.

Wählen Sie nun einen Fahrstuhl, von dem Sie wissen, dass er nur selten frequentiert wird. (Beim ersten Testen können Sie gern als Stütze einen vertrauten Menschen dazu einladen.) Gehen Sie langsam auf den Fahrstuhl zu. Sollte dabei nur das geringste Zeichen von Unwohlsein, in welcher Form auch immer, auftreten, so stoppen Sie an diesem Punkt und behandeln dieses sofort mit EFT. Tun Sie das Gleiche bei den folgenden Schritten wie:

- den Fahrstuhlknopf drücken,
- auf den Fahrstuhl warten,
- einsteigen,
- das Stockwerk wählen,
- das Schließen der Tür,

- die Bewegung des Fahrstuhls,
- das Anhalten des Fahrstuhls, wenn Sie warten, dass die Tür sich öffnet,
- beim Alleinfahren,
- in einem stark frequentierten Fahrstuhl,
- in einem Fahrstuhl in einem Hochhaus und
- in einem außen liegenden Fahrstuhl.

Klopfen Sie auch während der Fahrt, wenn dies notwendig ist, und steigen Sie möglichst erst aus dem Fahrstuhl, wenn Sie sich in ihm sicher und entspannt fühlen!

Verzeihen und Dankbarkeit

Wenn Sie jetzt ein Problem weniger haben, so freuen Sie sich darüber. Verzeihen Sie sich selbst und auch anderen, die darin involviert waren, und bedanken Sie sich für die Auflösung dieses Themas.

Erwartungsängste

All denjenigen, die jetzt zwar von ihrem Thema befreit sind, jedoch Angst haben, dass es wieder zurückkehrt, empfehle ich, es mit EFT zu bearbeiten: »Auch wenn ich Angst habe, dass dieses ... (hier Problem einsetzen) wieder zurückkehrt, liebe und akzeptiere ich mich so, wie ich bin.« Machen Sie so viele Runden EFT, bis diese Angst auf 0 ist.

Verwenden Sie eine Zielaussage wie: »Dieses Thema ist für alle Zeiten gelöst!« Machen Sie mit dieser Affirmation so viele Runden, bis ihre Gültigkeit bei mindestens 8 liegt.

Um noch mehr Routine in der Methode und Vertrauen zu bekommen, nehmen Sie ein anderes Problem von Ihrer Liste (aus der Sparte »Negative Emotionen« oder »Ängste und Phobien«) und behandeln dieses mit EFT.

Im Folgenden finden Sie die einzelnen Schritte der EFT-Basismethode noch einmal auf einen Blick und ein Flowchart, das den Ablauf verdeutlicht. Die in diesem Kapitel vorgestellten zusätzlichen Schritte stehen in Klammern.

Die EFT-Basismethode

1. Die Eröffnungsfrage
2. Die Problemaussage
3. Die Bewertung der Intensität
4. (Die Zielaussage)
5. Die Einstimmung
6. Die Sequenz (1)
7. Die 9-Gamut-Folge
8. Die Sequenz (2)
9. Die modifizierte EFT-Runde
10. (Positive Affirmationen installieren)
11. Das Resultat testen

EFT-Flowchart

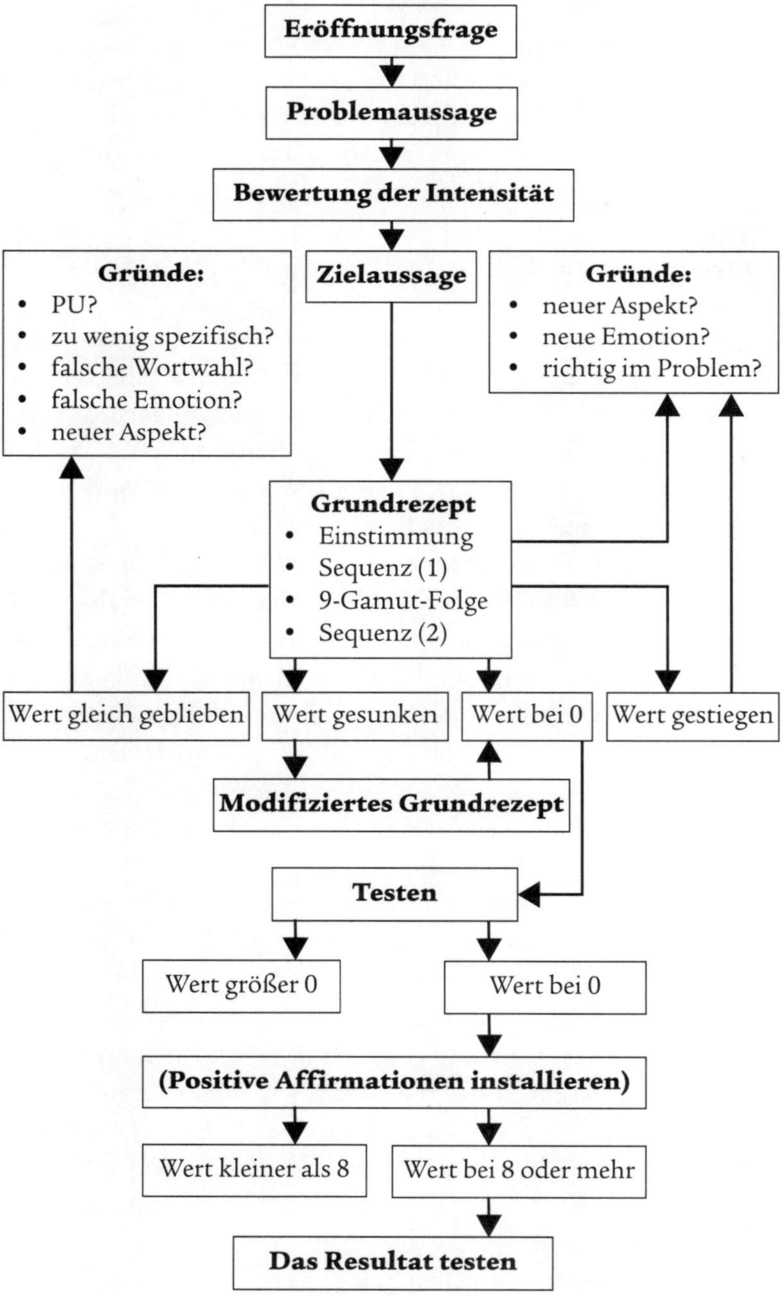

Was kann während und nach einer EFT-Behandlung passieren?

Immer wieder werde ich von Seminarteilnehmern oder auch Patienten gefragt, ob bei oder nach einer Behandlung mit EFT unerwünschte Nebenwirkungen auftreten können. Dies ist bei EFT zwar sehr selten, kann jedoch, wie bei allen wirksamen Methoden, der Fall sein. Oft sind diese Begleiterscheinungen sogar von angenehmer Art, wie das folgende Beispiel illustriert.

Einer überängstlichen Patientin gab ich die Anweisung, täglich an diesem Thema mit EFT zu arbeiten. Sie tat dies sehr gewissenhaft und konnte schon bald eine Reduzierung ihres Angstniveaus feststellen. Gleichzeitig stellte sie fest, dass ihre Angst vor Hunden »plötzlich« verschwunden war, obwohl sie dieses Problem niemals speziell bearbeitet hatte.

Vielleicht machen auch Sie ähnliche Erfahrungen. Beobachten Sie in den nächsten Wochen Ihr Verhalten und Gefühlsleben und notieren Sie alle positiven Veränderungen. Sie werden feststellen, dass diese oft »scheinbar« sehr wenig mit den behandelten Themen zu tun haben. Führen Sie hierfür am besten ein EFT-Tagebuch, worin Sie alle Behandlungen und Fortschritte vermerken.

Was kann nun alles *während* einer Behandlung passieren? Ich möchte im Folgenden auf die Begleiterscheinungen eingehen, die am häufigsten festgestellt wurden und noch nicht in den zurückliegenden Abschnitten angesprochen wurden:

- *Müdigkeit:* Diese kann ein Zeichen dafür sein, dass bereits ein Heilungsprozess in Gang gesetzt wurde, jedoch auch, dass es Widerstände gegen die (vollständige) Auflösung des Problems gibt. Im ersten Fall bearbeiten Sie diese Müdigkeit so lange mit EFT, bis wieder das (restliche) Thema im Vordergrund steht. Bei Widerständen verfahren Sie wie im Abschnitt »Die Eröffnungsfrage« beschrieben.
- *Unlust:* Unlust ist immer ein Zeichen von Widerstand. Verfah-

ren Sie auch hier wie im Abschnitt »Die Eröffnungsfrage« beschrieben.

- *Abschweifen vom Thema:* s. Unlust.
- *Gähnen, Weinen, Seufzen, spontanes tiefes Durchatmen:* Dies sind Zeichen des Loslassens, also positiv zu bewerten.
- *Abreaktionen:* Diese treten bei der Arbeit mit EFT sehr selten auf. Gerade bei der Eigenbehandlung schützt uns unser Unterbewusstsein vor heftigen unangenehmen Reaktionen. Trotzdem sollten Sie sich vor jeder Selbstbehandlung mit EFT fragen, ob es nicht besser wäre, das gewählte Thema zusammen mit einem Therapeuten oder in Anwesenheit einer vertrauten Person anzugehen. Hören Sie auf Ihren gesunden Menschenverstand!
- *Kognitive Umstrukturierung:* Dies ist ein häufiger positiver Nebeneffekt einer EFT-Behandlung. Schon während der Sitzung tritt ein verändertes Denken über das betreffende Problem ein, z. B.: »Ich hab's überlebt«, »Ich lerne daraus «, »Ich habe nach meinen Möglichkeiten gehandelt«, »Das ist die Vergangenheit« oder »Es hatte auch sein Positives«. Mit EFT nehmen wir Abstand vom Problem und sehen es damit von einer anderen Warte aus. Das führt meist zu jenem veränderten Denken.
- *Gefühl von Leere:* Lesen Sie bitte den Abschnitt »Positive Affirmationen mit EFT installieren«.

Einige dieser Nebenwirkungen wie Müdigkeit, kognitive Umstrukturierung oder das Gefühl von Leere können auch nach einer EFT-Behandlung auftreten. Dabei ist eine »Müdigkeit danach« stets positiv zu bewerten. Planen Sie am besten immer noch eine kleine Ruhephase ein, diese unterstützt den Heilungsprozess.

Im Fall eines veränderten Denkens ist es ganz nützlich, diese Gedanken zu notieren, z. B. in dem empfohlenen EFT-Tagebuch.

Eine Leere sollten Sie nach der Installation einer Zielaussage nicht verspüren. Im Bedarfsfall können Sie diese immer noch zum Thema nehmen und ganz normal mit EFT behandeln. Beschreiben Sie dabei die Leere so genau, wie Sie können. Ein möglicher Einstimmungssatz wäre: »Auch wenn ich diese schwarze, Energie aufsaugende Leere in meiner Brust fühle, liebe ...« Denken Sie aber auch hier daran, eine positive Affirmation zu installieren wie: »Ich bin erfüllt mit Energie, Vertrauen und Zuversicht.«

Im Folgenden möchte ich noch auf zwei weitere Phänomene eingehen, die *nach* der Arbeit mit EFT auftreten können:

- *Erstverschlimmerung:* Es kommt selten, jedoch ab und zu vor, dass selbst nach einer erfolgreichen Behandlung das Problem in irgendeiner Form verstärkt wieder zurückkehrt. Man bezeichnet dies auch als »Erstverschlimmerung« oder »Heilkrise«. Nehmen Sie es als gutes Zeichen: EFT wirkt. Meist ist es ein letztes »Aufbäumen« des Themas, oder Ihr Unterbewusstsein gibt Ihnen hiermit die Möglichkeit, an tieferen Schichten der Problematik zu arbeiten. Im Regelfall sind die Symptome einer Erstverschlimmerung innerhalb von wenigen Stunden oder Tagen verschwunden. Sie können diese Zeit verkürzen, indem Sie die Symptome mit EFT bearbeiten. Vielleicht möchten Sie sie aber auch benutzen, um Ursachenforschung zu betreiben, weil Sie nicht nur das Thema, sondern auch seine Wurzeln behandeln wollen. Gehen Sie in diesem Fall zum Abschnitt »Kernthemen« (s. S. 146).

  Fallbeispiel: Eine mir bekannte Architektin und Feng-Shui-Beraterin bearbeitete im Rahmen einer Gruppendemonstration während eines EFT-Vortrags ein Problem, das mit Wut und Ärger zu tun hatte. Am nächsten Morgen erwachte sie mit einem unangenehmen Ausschlag auf dem Oberkörper. Sie rief mich daraufhin an und war *total begeistert* von der schnellen Wirkung, die EFT bei ihr gezeigt hat. Sie kannte das Prinzip der Erstverschlimmerung und buchte gleich ein EFT-Seminar, in dem sie u. a. auch lernte, mit diesem Phänomen umzugehen.

- *Apex-Problem:* Dieser Begriff stammt von Roger Callahan, der in seiner Praxis immer wieder mit folgendem Phänomen konfrontiert wurde: Viele seiner Patienten sahen nach einer erfolgreichen Behandlung *nicht* TFT, also das Klopfen, als Ursache für die Auflösung des Problems, sondern begründeten diese mit Aussagen wie »Es war ja gar nicht so schlimm« oder gar »Es gab ja gar kein Problem«. Dies hängt damit zusammen, dass wir Menschen immer nach Gründen suchen, warum etwas funktioniert hat oder nicht. Viele Patienten mögen sich nicht vorstellen, dass so etwas Einfaches wie das Klopfen einiger Körperpunkte innerhalb von wenigen Minuten oder Sitzungen ein langjähriges Problem auflösen kann. Aus diesem Grund kommt es dann zu solchen oft verblüffenden Aussagen, wie sie hier beschrieben wurden.
  Dem Apex-Problem können Sie wirksam begegnen, indem Sie immer Ihren Intensitätswert vor jeder EFT-Runde notieren. Dies zeigt Ihnen im Nachhinein, dass Sie erstens ein Problem hatten und dass dieses zweitens auch einen gewissen Wert besaß.

Zusatzpunkte

In Gary H. Craigs DVD-Reihe »Steps toward becoming the Ultimate Therapist« stellt der Akupunkteur Michael Gandy einige zusätzliche Meridianpunkte vor, die sich in seiner Arbeit als sehr effektiv erwiesen haben, da jeder einzelne Einfluss auf mehrere Meridiane hat. Mit dem Klopfen von nur drei Punkten, Kopfpunkt (KP), Innenseite Arm (IA), Innenseite Unterschenkel (IUS), stimulieren wir somit dreizehn der vierzehn Energiebahnen.

Im Folgenden finden Sie die Abbildungen und Beschreibungen dieser Punkte. Sie können diese:

- als zusätzliche Punkte in die Sequenz integrieren,
- in Verbindung mit dem Punkt Unter der Lippe (UL) als zusätzliche Runde an das Grundrezept anhängen oder
- in Verbindung mit dem Punkt Unter der Lippe (UL) als Kurzform verwenden.

Im Falle einer Schwangerschaft sollten Sie auf die Stimulation der Punkte IA und IUS verzichten. Diese wirken auf das untere Becken und die darin befindlichen Organe und könnten schlimmstenfalls Wehen auslösen.

Höchster Kopfpunkt (KP) – Gouverneursgefäß 20

Verbindungspunkt mit allen Yang-Meridianen (Blase, Dickdarm, Dünndarm, Dreifacher Erwärmer, Gallenblase, Magen).

Mitte der Strecke von Ohrspitze zu Ohrspitze.

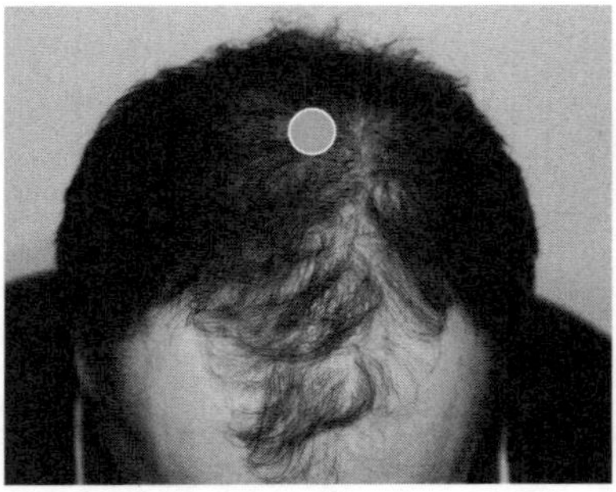

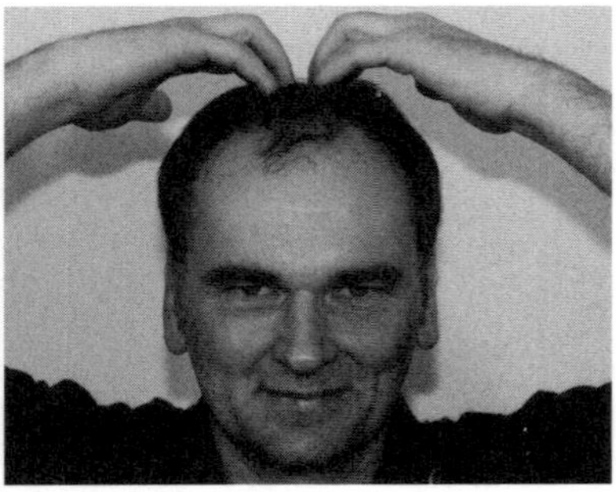

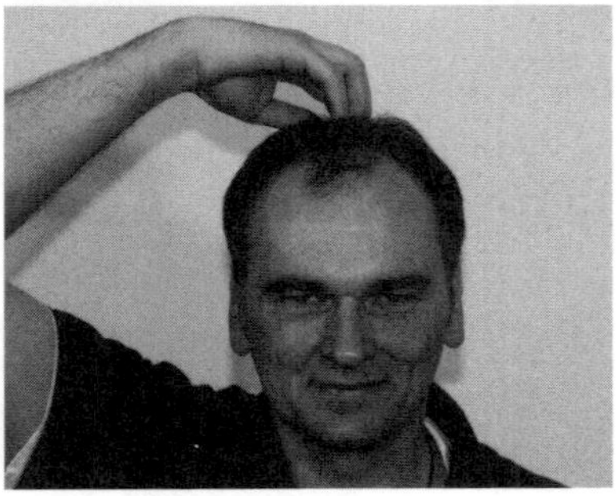

Innenseite Arm (IA) – Kreislauf-Sexus 5

Verknüpfungspunkt der drei Yin-Meridiane der Hand (Lunge, Herz, Kreislauf-Sexus).

Innenseite des Unterarms, vier Finger breit über der Handgelenksfalte in Richtung Ellbogen zwischen den zwei Sehnen in der Armmitte.

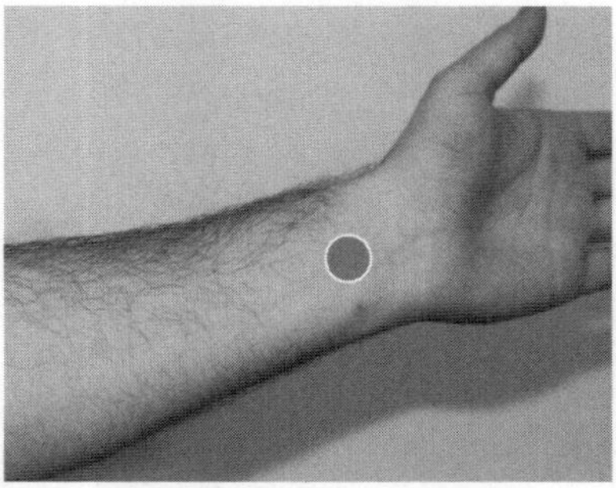

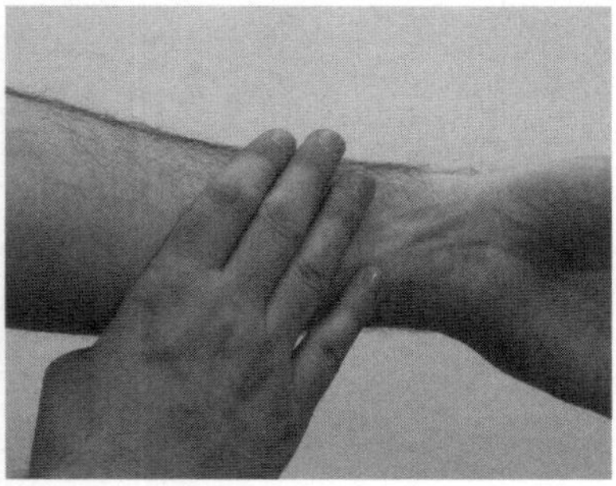

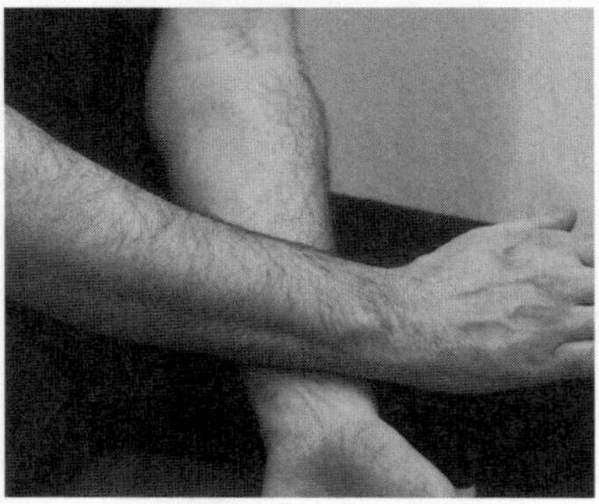

Innenseite Unterschenkel (IUS) – Milz-Pankreas 6

Verknüpfungspunkt der Yin-Meridiane des Fußes (Leber, Niere, Milz-Pankreas).

Innenseite der Unterschenkel, vier Finger breit über der Knöchelspitze Richtung Knie.

Im Falle einer Wirbelsäulenblockierung und einer damit verbundenen Störung im Gouverneursgefäß kann es vorkommen, dass die Stimulierung von Punkt HK wirkungslos ist. Sie können dann auf die Punkte Außenseite Arm (AA) und Außenseite Unterschenkel (AUS) ausweichen, was im Regelfall jedoch nicht notwendig ist.

Gute Erfahrungen haben meine Patienten und auch Seminarteilnehmer mit dem *zusätzlichen* Klopfen von Punkt HK und der

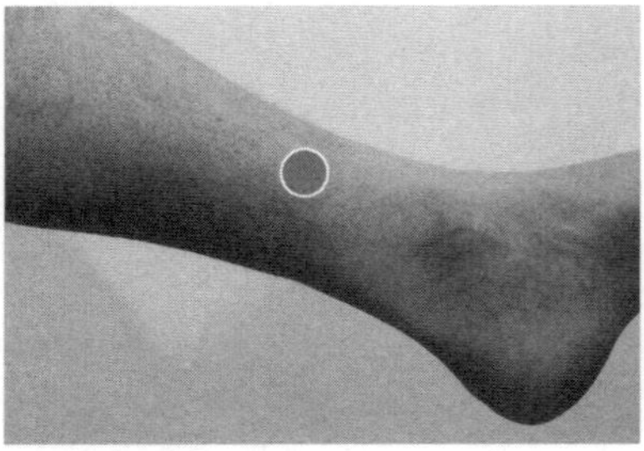

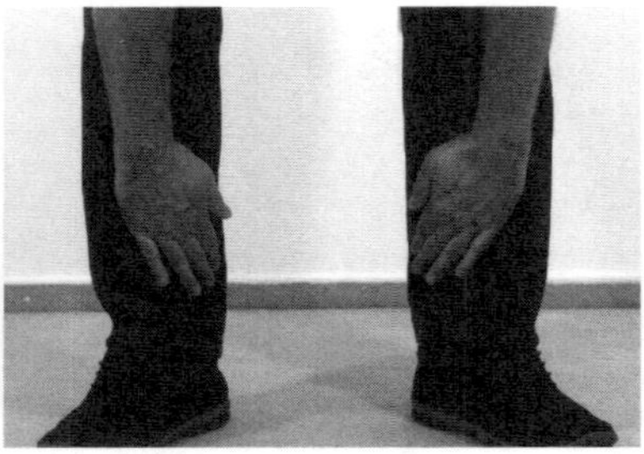

Punkte über den Fußknöcheln (IUS und AUS) gemacht. Probieren Sie es aus!

Außenseite Arm (AA) – Dreifacher Erwärmer 8

Verknüpfungspunkt der drei Yang-Meridiane der Hand (Dreifacher Erwärmer, Dickdarm, Dünndarm).

Außenseite des Unterarms, fünf Finger breit über der Handgelenksfalte in Richtung Ellbogen in der Mitte des Unterarms zwischen Elle und Speiche.

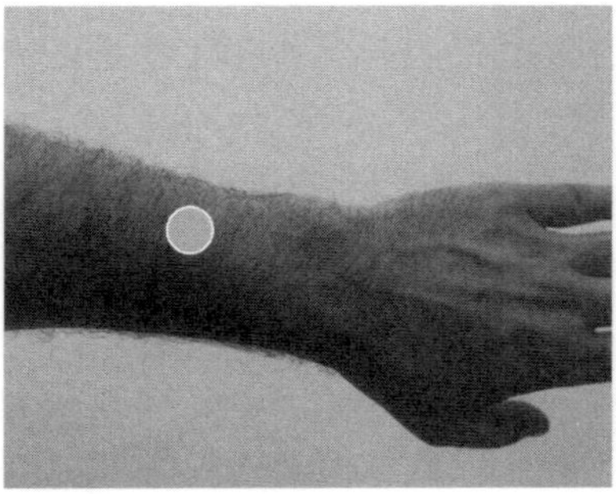

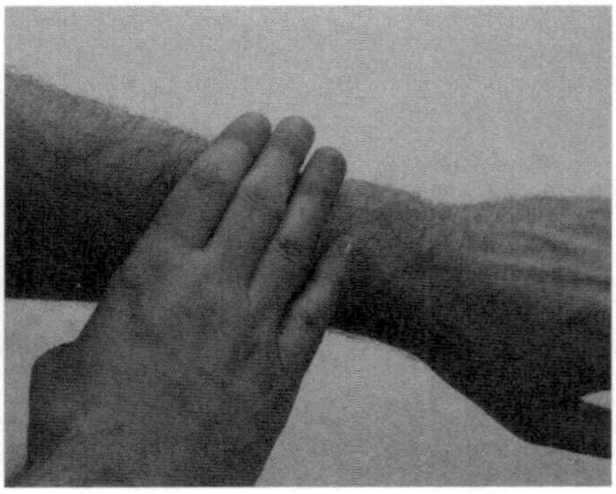

Außenseite Unterschenkel (AUS) - Gallenblase 39

Verknüpfungspunkt der drei Yang-Meridiane des Fußes (Blase, Gallenblase, Magen).

Außenseite der Unterschenkel, vier Finger breit über der Knöchelspitze Richtung Knie.

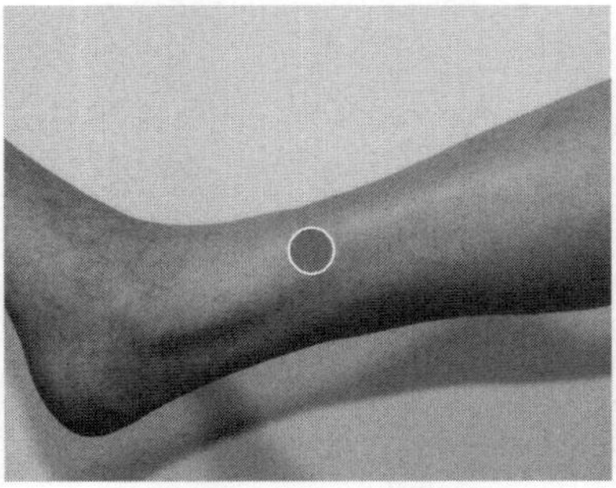

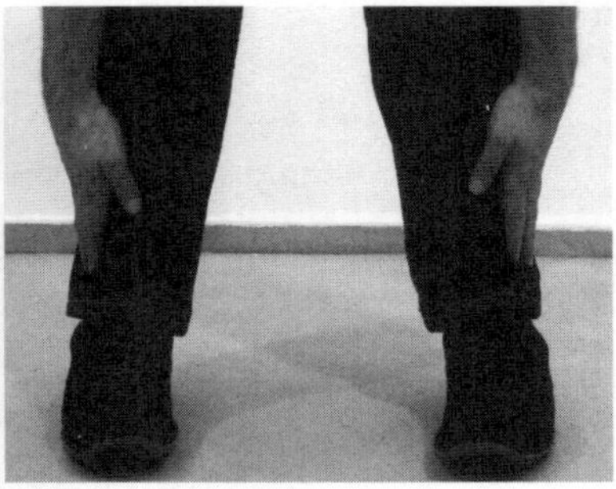

Abkürzungen - Shortcuts

Abkürzungen des Grundrezepts sollten Sie erst dann verwenden, wenn Sie sehr mit ihm vertraut sind. Dies ist meist schon nach wenigen Wochen der Fall. Sie können dann später, wenn Sie mit den Kurzformen arbeiten, bei einem Misserfolg immer wieder schnell auf die ursprüngliche »Langform« zurückkommen.

Da wir beim EFT stets etwas mehr tun, als wir eigentlich bräuchten (Generalüberholungsprinzip), ist es auch möglich, Bestandteile des Grundrezepts zu kürzen oder gar wegzulassen. Dies sind:

- das Kürzen der Sequenz,
- das Weglassen 9-Gamut-Folge,
- das Weglassen der Einstimmung oder
- die Verwendung der Augenrolle bei einem Wert von 0 bis 2.

Diese Abkürzungen können jede für sich oder aber auch in Kombination angewandt werden.

Das Kürzen der Sequenz

In den USA ist es mittlerweile üblich, nur noch die Kopf- und Körperpunkte zu klopfen. Dies macht auch Sinn, da wir dabei die Fingerpunkte, die ja in der Nähe der Fingerspitzen liegen, gleichzeitig mitstimulieren. Sollten Sie also mit dieser Kurzform arbeiten, klopfen Sie insbesondere die Körperpunkte mit allen fünf Fingerspitzen.

Etabliert hat sich zurzeit folgende Abkürzung der Sequenz: Klopfen Sie nacheinander die ersten sieben Punkte (AB bis UA) und beenden Sie die Sequenz mit dem Klopfen des höchsten Kopfpunktes (KP).

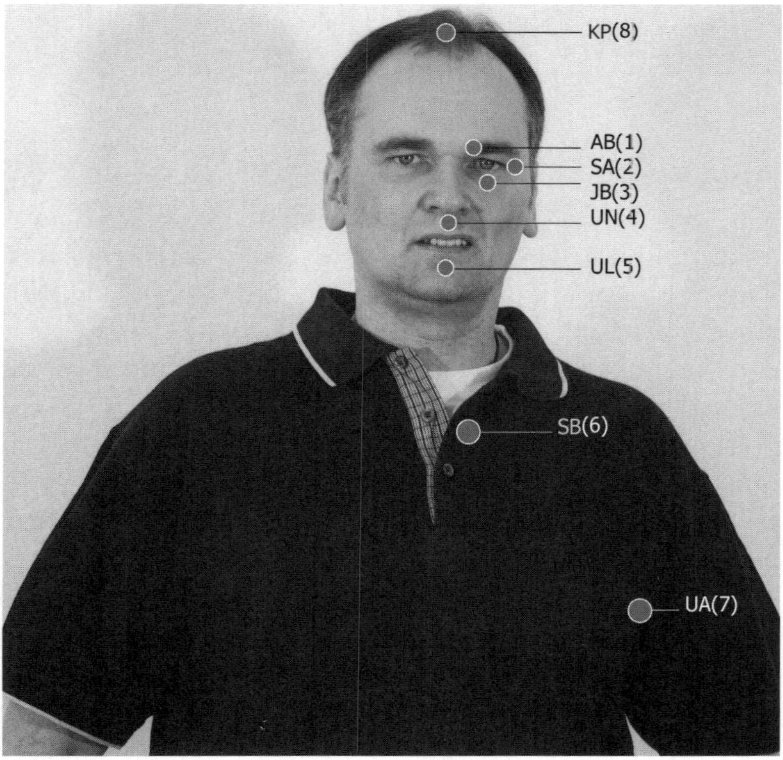

Experimentieren Sie mit anderen Möglichkeiten und beziehen Sie vielleicht die Arm- und Unterschenkelpunkte mit ein.

Das Weglassen der 9-Gamut-Folge

Die 9G ist erfahrungsgemäß nur in etwa 30 % der Fälle notwendig. Sie können also (probehalber) auch auf diese verzichten. Es hat sich ebenso herausgestellt, dass der neurologische Effekt der Übung einige Zeit vorhält. Oft reicht es deshalb aus, die 9G nur in der ersten Runde anzuwenden und später bei Bedarf. Dies kann immer dann der Fall sein, wenn der Wert stagniert.

Sollten Sie die 9G auslassen, können Sie folgerichtig auch auf die Wiederholung der Sequenz verzichten.

Das Weglassen der Einstimmung

Auch die Einstimmung ist nur bei 30 bis 40 % der Behandlungen notwendig; d. h., es liegt lediglich bei zirka einem Drittel der Fälle eine Psychoenergetische Umkehrung (PU) vor. Sie können gegebenenfalls also auch auf die Einstimmung verzichten. Sollte es jedoch nach einer ersten Klopfrunde zu keiner Verbesserung kommen, so können Sie davon ausgehen, dass eine PU vorliegt. Dann sollte die Einstimmung auf jeden Fall angewandt werden.

Es kann ebenso geschehen, dass es, auch ohne Einstimmung, erst zu einem Sinken des SUD kommt, der Wert jedoch gleich bleibt. Dann sollte die modifizierte Version der Einstimmung (»Auch wenn ich *noch immer etwas* von ... habe, liebe und akzeptiere ich mich so, wie ich bin«) eingeschoben werden und eventuell auch noch die 9-Gamut-Folge.

Da man bei Süchten, Depressionen und chronischen Beschwerden stets von einer PU ausgehen kann, empfiehlt es sich, in diesen Fällen immer die Einstimmung anzuwenden!

Die Verwendung der Augenrolle bei einem Wert von 0 bis 2

Diese Übung wurde von Roger Callahan entwickelt und kann dann alternativ zum modifizierten Grundrezept eingesetzt werden, wenn der SUD 2 oder weniger beträgt. Selbst wenn der Wert schon bei 0 sein sollte, und auch nach der Installation der Zielaussage sind ein bis zwei abschließende Augenrollen immer empfehlenswert!

Die Augenrolle

1. Halten Sie Ihren Kopf gerade und beginnen Sie nun damit, fortwährend den Gamutpunkt (GP) auf Ihrem Handrücken zu klopfen.
2. Richten Sie jetzt die Augen so weit wie nur möglich nach unten (zum Boden) und rollen Sie diese von dort aus dann langsam (in zirka 6 Sekunden) vertikal so weit wie möglich nach oben (zur Decke). Klopfen Sie dabei weiter den Gamutpunkt und halten Sie den Kopf gerade.
3. Atmen Sie »dort« tief durch die Nase ein, beenden Sie das Klopfen und lassen Sie die Augen, mit dem Ausatmen durch den Mund, wieder entspannt in die Normalposition zurückrollen.

Es ist möglich, dass Sie diese Übung mehr als einmal durchführen müssen, um den Wert bis auf 0 zu reduzieren. Sollte Ihnen die Augenrolle nicht den erhofften Erfolg bringen, ist der Einsatz des modifizierten Grundrezepts zu empfehlen.

Experimentieren Sie mit diesen Möglichkeiten, die EFT-Behandlung zu verkürzen; haben Sie damit keinen Erfolg, so gehen Sie zurück zur Basismethode.

Die gebräuchliche Kurzform

Zum Schluss dieses Abschnitts möchte ich Ihnen noch die gebräuchlichste Kurzform des Grundrezepts vorstellen. Diese verzichtet auf die Fingerpunkte, die 9G und die Wiederholung der Sequenz.

Sie besteht demzufolge nur aus Einstimmung und verkürzter Sequenz (Augenbraue bis Unter dem Arm und höchster Kopfpunkt). Verwenden Sie diese auch bei der Installation der positiven Affirmation.

Sollten Sie mittlerweile mit dem Grundrezept vertraut sein, so wählen Sie jetzt wieder ein Problem von Ihrer Liste (aus der Sparte »Negative Emotionen« oder »Ängste und Phobien«) und bearbeiten Sie dieses mit der vorgestellten Kurzform.

Schritt 1: Die Eröffnungsfrage

Schritt 2: Die Problemaussage

Schritt 3: Die Bewertung der Intensität

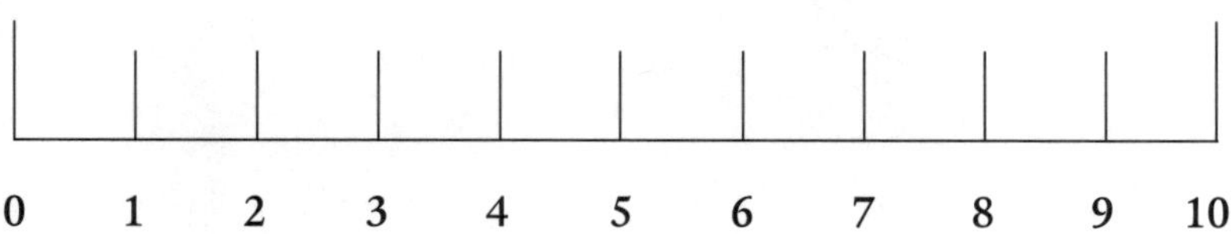

Schritt 4: (Die Zielaussage)

Schritt 5: Die Einstimmung

Einstimmungssatz:

Schritt 6: Die verkürzte Sequenz

Erinnerungssatz:

0 1 2 3 4 5 6 7 8 9 10

Schritt 7: Die modifizierte EFT-Runde

Modifizierter Einstimmungssatz:

Modifizierter Erinnerungssatz:

0 1 2 3 4 5 6 7 8 9 10

Mit dem modifizierten Grundrezept arbeiten, bis der SUD = 0 ist.

Schritt 8: (Positive Affirmationen installieren)

Zielaussage:

Bewerten Sie die Gültigkeit der Zielaussage (10 = absolute Gültigkeit):

0 1 2 3 4 5 6 7 8 9 10

Einstimmung

Einstimmungssatz:

Verkürzte Sequenz

Erinnerungssatz = Zielaussage

Bewerten Sie erneut die Gültigkeit der Zielaussage:

0 1 2 3 4 5 6 7 8 9 10

Wenn nötig, weitere Runden, bis Wert bei mindestens 8.

Schritt 9: Das Resultat testen

Ihr Notfallpunkt

Der Notfallpunkt ist sozusagen eine Ultrakurzform der Sequenz. Ihn können Sie immer dann verwenden, wenn Sie sich in einer Stresssituation befinden oder plötzlich eine unerwünschte Emotion auftaucht. Oft ist es in einer solchen Akutsituation nicht möglich, das gesamte Grundrezept anzuwenden. Dann erweist es sich natürlich als sehr vorteilhaft, *einen* speziellen Punkt zu haben, der Ihnen hilft, wieder zu Ruhe und Ausgeglichenheit zu kommen.

Um herauszufinden, welcher Punkt für Sie in dieser Hinsicht geeignet ist, sollten Sie sich bei Ihrer Arbeit mit EFT speziell dahin gehend beobachten. Jetzt, da Sie das Grundrezept weitgehend beherrschen, ist dies auch eher möglich. Achten Sie auf:

- Klopfpunkte, die sich gut anfühlen,
- spontanes Durchatmen, Gähnen oder Seufzen an speziellen Punkten,
- Punkte, die Sie gern klopfen, und
- solche, die Sie energetisieren.

Notieren Sie diese Punkte und wählen Sie daraus einen, den Sie in zukünftigen Krisensituationen als Notfallpunkt ausprobieren wollen. Klopfen Sie dann nur diesen einen speziellen Punkt, bis das unerwünschte Gefühl sich aufgelöst hat und Sie wieder zur Ruhe gekommen sind. – Bei einem eventuellen Misserfolg nehmen Sie einfach einen anderen Klopfpunkt von Ihrer Liste und versuchen es mit diesem.

Sollten Sie Probleme mit dem Aufspüren eines geeigneten Punkts haben, so testen Sie die folgenden, einen nach dem anderen, in den verschiedensten Situationen, bis Sie *Ihren* gefunden haben, z. B.:

- Schlüsselbeinpunkt,
- Gamutpunkt,
- Handkantenpunkt,

- Augenbrauenpunkt,
- Jochbeinpunkt,
- Rippenpunkt,
- Punkt Unter dem Arm.

Diese haben sich als Notfallpunkte bewährt. Sollte keiner von ihnen den gewünschten Erfolg bringen, testen Sie nacheinander alle weiteren EFT-Behandlungspunkte – und denken Sie dabei auch an die Zusatzpunkte.

Wenn es nicht so funktioniert

»Es gibt mehr Leute, die kapitulieren,
als solche, die scheitern.«
Henry Ford

Mit der beschriebenen EFT-Basismethode und auch deren Kurzform sollte es Ihnen möglich sein, die Mehrzahl Ihrer Probleme in den Griff zu bekommen bzw. aufzulösen. In diesem Abschnitt finden Sie nun weitere Anregungen, Tipps, Variationen und Übungen, die Sie immer dann einsetzen können, wenn das Basisrezept *nicht* den erwünschten Erfolg bringt.

Führen Sie die vorgestellten Übungen bitte gleich durch, damit Sie einen Eindruck von ihnen bekommen und sie später bei der Problembehandlung direkt anwenden und integrieren können.

Am Ende dieses Abschnittes finden Sie zusätzlich eine Übersicht über die einzelnen Elemente und die Reihenfolge ihres Einsatzes.

Spezifisch sein

Auf dieses Thema bin ich schon bei der Formulierung der Problemaussage eingegangen. Wegen seiner Wichtigkeit möchte ich das Wesentliche hier noch einmal wiederholen: Beschreiben Sie das Problem bzw. den jeweiligen Aspekt der Notlage so genau wie nur möglich. Gehen Sie in die Details.

Verwenden Sie Ihr gewohntes Vokabular und achten Sie darauf, dass Sie das wahre Gefühl ansprechen.

Aspekte

Im EFT gibt es keine leichten oder schweren, sondern nur einfache oder komplexe Themen. Dies ist abhängig von der Anzahl der jeweiligen Aspekte. Aus diesem Grund bat ich Sie bei den bisherigen Übungen, möglichst Probleme aus den Sparten »Negative Emotionen« bzw. »Ängste und Phobien« zu nehmen, da man diese eher zu den einfachen Themen rechnen kann. Ein Mangel an Selbstbewusstsein, Leistungsblockaden, chronische oder ernsthafte Erkrankungen, Süchte u. Ä. sind hingegen eher komplex.

Nehmen wir nun mal aus jeder Gruppe ein Beispiel und schauen wir nach möglichen Aspekten:

- einfaches Thema: *Angst vor Hunden* – mögliche Aspekte: Bellen, Knurren, Zähnefletschen, Schnelligkeit, Unberechenbarkeit, Größe, Farbe, Rasse, negative Erlebnisse mit Hunden, Geruch, gebissen werden usw.,
- komplexes Thema: *Krebs* – mögliche Aspekte: körperliche und emotionale Symptome wie Müdigkeit, Schmerzen, Schlafprobleme ... beteiligte Emotionen wie Ängste, Wut, Depression, Sorge, Hilf-, Hoffnungslosigkeit, Abhängigkeit, Scham ... mögliche Traumata und Erlebnisse, die mit der Erkrankung verbunden sind, z. B. die Untersuchung, die Diagnose, die Chemotherapie/Bestrahlung, Tod von Angehörigen mit ähn-

licher Erkrankung, Nebenwirkungen von Therapie und Medikamenten, systemische Aspekte wie die Sorge um die Familie, Freunde, Bekannte, den Arbeitsplatz ... finanzielle Aspekte, globale Glaubenssätze wie »Die Welt ist schlecht« und spezifische Glaubenssätze wie »Krebs ist unheilbar«, »*Nichts* kann mir helfen« usw., Frustration über die scheinbar erfolglose Behandlung und Selbstbehandlung, Aversionen gegenüber gesunden, heilungsfördernden Substanzen wie z. B. Tee, Wasser, Obst, Gemüse ... Angst vor dem Tod, Verlust des Glaubens an eine höhere Macht (Gott), eventuelle »Krankheitsgewinne« – usw.

Wie man hier schon sieht, hat ein komplexes Thema wesentlich mehr mögliche Aspekte. Außerdem sind etwa bei einer Hundephobie meist nur wenige der Gesichtspunkte für den speziellen Fall zutreffend, bei einer ernsthaften Erkrankung wie Krebs allerdings sehr, sehr viele ...

Wählen Sie nun zur weiteren Bearbeitung ein Thema von Ihrer Liste. Stellen Sie sich vor, es wäre eine Mauer und jeder Aspekt ein Mauerstein. Wie viele Steine in etwa hat nun Ihre Mauer?

Notieren Sie jetzt Ihr Problem und seine Aspekte in der folgenden Liste und bewerten Sie die jeweilige momentane Intensität (SUD).

Problem/Thema	**SUD** (gesamt)		

Aspekte	**SUD**		

Aspekte	**SUD**		

Vielleicht haben Sie festgestellt, dass Sie gerade ein Thema mit sehr vielen Aspekten gewählt haben, und befürchten jetzt, jeden einzelnen mit EFT bearbeiten zu müssen. Das ist jedoch meist nicht notwendig.

Der Generalisierungseffekt

Fallbeispiel: Als Craig Anfang der 90er Jahre sechs Tage lang mit Vietnamkriegsveteranen arbeitete, machte er eine erstaunliche Entdeckung. Viele von ihnen litten an einer posttraumatischen Belastungsstörung infolge unzähliger im Krieg erlittener Katastrophen. Die Krankheit äußerte sich in Symptomen wie Flashbacks, Schlafstörungen, Angst, Panik, Süchten sowie Phobien usw. Eigentlich wäre es nun erforderlich gewesen, jeden Aspekt dieser Störung aufzuarbeiten, was bedeuten würde, jede einzelne traumatische Kriegserfahrung mit EFT zu behandeln.

Einer jener Männer hatte davon etwa hundert, und Craig war sehr überrascht, als er herausfand, dass es ausreichte, zirka zehn der schlimmsten von diesen zu neutralisieren, alle anderen wurden gewissermaßen mitbehandelt und aufgelöst.

Kommen wir mit dieser Erkenntnis nun wieder zurück zu unserer Metapher der Mauer. Um sie zum Einsturz zu bringen, ist es nicht nötig, jeden einzelnen Stein aus ihr herauszu»klopfen«. Es reichen meist ein paar gezielte Schläge auf wenige Steine im Fundament, um dies zu erreichen.

Aspekte eines Problems sind immer auch die negativen Ereignisse aus der Vergangenheit, die wir diesbezüglich durchlebt haben. Vergessen Sie also nicht, auch diese auf Ihrer Liste zu notieren. Im Fall einer Phobie, spezifischen Angst, generalisierten Angststörung oder einer anderen negativen Emotion gegenüber einer Person oder Situation können dies natürlich Dutzende oder mehr Erfahrungen sein.

Callahan rät in diesem Fall, sich erst einmal auf das erste, das schlimmste und das letzte dieser Erlebnisse zu konzentrieren.

Diese stehen dann stellvertretend für alle anderen; somit kann also der Generalisierungseffekt eintreten.

Bearbeitung von Negativerfahrungen

> Suchen Sie für die Bearbeitung von schweren Traumata einen erfahrenen EFT-Anwender oder Therapeuten auf.

Negative Ereignisse aus der Vergangenheit werden im EFT wie jedes andere Problem behandelt. Seien Sie auch hier bei der Formulierung so spezifisch wie nur möglich.

Es folgen einige Beispiele für Einstimmungssätze (der mögliche Erinnerungssatz ist jeweils *kursiv* gedruckt):

- »Auch wenn ich *in der vierten Klasse von Klaus verprügelt* worden bin, liebe und akzeptiere ich mich so, wie ich bin.«
- »Auch wenn ich einen *Blackout beim mündlichen Englischabitur* hatte, liebe ...«
- »Auch wenn ich mit vierzehn Jahren eine *schlimme Abfuhr von Birgit* bekommen habe, liebe ...«

Als positive Affirmation könnte dann eine Aussage verwendet werden wie die folgenden:

- »Es ist passiert, es ist vorbei, und ich bin o. k.!«
- »Ich lebe im Hier und Jetzt und fühle mich glücklich!«

Eine weitere effektive EFT-Technik zur Bearbeitung von Negativerfahrungen ist die so genannte Filmtechnik. Diese finden Sie in Kapitel 3.

Gehen Sie nun zurück zu der Liste mit Ihrem gewählten Problem und den zugehörigen Aspekten. Behandeln Sie diese nacheinander mit EFT. Installieren Sie erst eine positive Affirmation, wenn das Gesamtproblem und alle Aspekte auf 0 sind.

Notieren Sie eventuelle neue Aspekte, die während der Behandlung auftauchen:

- Beginnen Sie mit dem Aspekt, der die höchste Intensität hat.
- Bewerten Sie nach dessen Auflösung alle verbleibenden Aspekte neu (Generalisierungseffekt) und schreiben Sie den jeweiligen SUD in die hierfür vorgesehenen Kästchen.
- Behandeln Sie nun wiederum den Aspekt mit dem höchsten Wert und bewerten Sie nach dessen Auflösung alle verbleibenden Aspekte neu.
- Tun Sie dies so lange, bis alle Aspekte auf 0 sind.
- Testen Sie das Problem. Sollte dieses jetzt noch nicht vollständig aufgelöst sein, so machen Sie einige Runden EFT mit ihm, bis auch dieser Gesamtwert bei 0 ist. Eventuell tauchen hierbei ebenfalls noch Aspekte auf, die bearbeitet werden müssen.
- Ist der Wert für das Thema bei 0, installieren Sie eine positive Affirmation.
- Testen Sie das Resultat.

Aspekte tauchen auch immer wieder auf, wenn Sie ganz »normal« mit EFT an einem Thema arbeiten. Es verhält sich dabei manchmal wie beim Zwiebelschälen. Man beginnt mit der äußersten Schicht, und Runde um Runde tauchen tiefere Ebenen (Aspekte) auf, bis wir schließlich zum Kern (Ursprung) der Sache kommen. Dessen Auflösung führt nicht nur zur vollständigen Überwindung des gewählten Problems, sondern wirkt sich oft auch positiv auf andere Bereiche unseres Lebens aus.

Aspekte sind darüber hinaus häufig dafür verantwortlich, wenn ein Problem »scheinbar« wieder zurückkehrt. Nehmen wir z. B. eine Spinnenphobie. Sie haben diese mit EFT bearbeitet. Dabei gingen Sie in Ihrer Vorstellung von einem still sitzenden Tier aus. Einige Tage später sehen Sie wieder eine Spinne, doch diesmal ist sie nicht unbeweglich, sondern läuft in geringer Entfernung innerhalb Ihres Gesichtsfelds. Die Angst ist wieder da.

Ebendiese Bewegung ist nun ein neuer Aspekt, den es zu bearbeiten gilt.

Sollte das Problem also wieder zurückkehren, notieren Sie sich alle neuen Aspekte und behandeln Sie diese mit EFT.

Krankheitsgewinn

In der Psychologie unterscheidet man zwischen dem primären und dem sekundären Krankheitsgewinn. Ersterer ist sozusagen die »Flucht in die Krankheit«, um Konflikten aus dem Weg zu gehen, Letzterer beschreibt die anschließenden Vorteile, die dem Patienten daraus erwachsen, wie z. B. Zuwendung, Liebe, Aufmerksamkeit, Macht usw.

Eine Auflösung des Problems könnte in einem Fall von Krankheitsgewinn für den Betroffenen bedeuten, dass er sich nun seinen Konflikten stellen muss und/oder er etwas für ihn Wichtiges verliert. Das kann die EFT-Behandlung nicht nur erschweren, sondern im schlimmsten Falle blockieren.

Mit der Eröffnungsfrage tragen wir diesem Thema schon großenteils Rechnung. Sollte in Ihrem Fall ein Krankheitsgewinn vorliegen, so werden Sie diese nicht hundertprozentig mit »Ja« beantworten können. Oft sind diese Gewinne jedoch unbewusst, und erst eine oder mehrere erfolglose bzw. nur bedingt erfolgreiche Behandlungen geben Hinweise auf Nachteile, die eine Überwindung zur Folge hätte.

Sollte dies in Ihrem Fall zutreffen, so spielen Sie einmal den Advokaten des Teufels und stellen Sie sich folgende Fragen:

- »Hätte die Überwindung des Problems negative Konsequenzen für mich, bzw. bringt es mir Vorteile?«
- »Müsste ich dann irgendetwas tun, was ich als höchst unangenehm empfinde, hasse oder wovor ich Angst habe?«
- »Würde ich irgendetwas verlieren, was für mich wichtig ist und was mir mein Problem ›geschenkt‹ hat?«
- »Kann ich mit diesen Konsequenzen umgehen?«

Mit EFT haben Sie nun die Möglichkeit, mit diesen Konsequenzen zu arbeiten. Meist handelt es sich dabei um Ängste vor privaten und/oder beruflichen Konflikten und um Verlustängste emotionaler bzw. auch finanzieller Natur. Sie werden überrascht sein, wie gut EFT funktioniert, wenn Ihnen kein Krankheitsgewinn mehr im Wege steht!

Sich mit dem Problem verbinden

Es ist essenziell wichtig für eine erfolgreiche EFT-Behandlung, mit dem Problem in Kontakt zu treten und diesen während der Bearbeitung aufrechtzuerhalten. Im EFT erreichen wir dies durch die Einstimmung und den während der Sequenz ausgesprochenen Erinnerungssatz. Dabei ist es nicht notwendig, sehr tief in das Thema einzutauchen; für die Herstellung der energetischen Störung reicht meist eine leichte Verbindung. Dieses kann ebenfalls erreicht werden, indem man einfach nur während des Klopfens an das Problem denkt.

Sollte Sie das Aufsagen des Erinnerungssatzes eher stören, so versuchen Sie es doch einmal mit dieser Möglichkeit. Ein vergangenes oder zukünftiges problemspezifisches Erlebnis kann Ihnen eventuell auch helfen, besser in Kontakt mit dem Problem zu treten.

Sie möchten beispielsweise Ihre Angst vor Turbulenzen beim Fliegen mit EFT auflösen. Eine Intensitätsbewertung fällt Ihnen schwer, da Sie sich hier am Boden sicher fühlen, was Sie von dem Thema dissoziiert.

Wenn Sie jedoch an einen zukünftigen oder Ihren letzten Flug denken, bei dem es sehr »turbulent« zuging, so verspüren Sie wieder etwas von dieser Angst. Die Verbindung ist hergestellt. Die Bearbeitung dieser Erlebnisse wird sich positiv auf Ihr Thema auswirken.

Craig spricht in dem Fall, dass die zu behandelnde Person keine Intensität beim Denken an das Problem verspürt, auch vom *non feeling client* (dem »nicht fühlenden Klienten«).

Außer den bereits erwähnten gibt es noch weitere Möglichkeiten, eine emotionale Verbindung mit dem Thema herzustellen:

- *Mit allen Sinnen assoziieren* (bei schweren traumatischen Erinnerungen nur im Beisein einer vertrauten und EFT-erfahrenen Person anwenden): Denken Sie an eine Situation, in der Sie das Problem hatten, tauchen Sie darin ein und beschreiben Sie sie:
  - Was sehen Sie, wenn Sie sich jetzt wieder in der Situation befinden?
  - Was hören Sie, gibt es Stimmen oder Geräusche?
  - Was fühlen Sie jetzt an Emotionen oder Körpergefühlen?
  - Gibt es auch etwas, was Sie schmecken oder riechen?
  - Bewerten Sie nun die Erfahrung und denken Sie während der EFT-Runde in der gleichen Art und Weise an diese.
- *So tun, als ob:* Fragen Sie sich vor jeder EFT-Runde: »Wenn ich eine Intensität fühlen *könnte*, wie hoch *wäre* diese jetzt auf einer Skala von 0 bis 10?«
- *»Nicht fühlen können« zum Thema nehmen und mit* EFT *behandeln:* Mögliche Einstimmungssätze wären »Auch wenn mich etwas daran hindert/davor schützt, dieses ... [Problem] zu fühlen, liebe und akzeptiere ich mich so, wie ich bin« oder »Auch wenn ich dieses ... [Problem] einfach nicht fühlen kann, liebe ...«.
- *Verwendung von Hilfsmitteln:* Es gibt viele Arten von Hilfsmitteln, die Ihnen helfen können, in Verbindung mit dem Problem zu treten. Beispiele dafür sind:
  - Berührungen,
  - bestimmte Orte,
  - Bücher,
  - Filme,
  - Fotos,
  - Gerüche,
  - Geschenke,
  - Musik,
  - Speisen/Getränke oder
  - Spiegel.
- *Den Problemteil des Einstimmungssatzes bzw. den Erinnerungssatz mit Gefühl aussprechen:* Dies ist eine einfache, oft jedoch sehr wirkungsvolle Möglichkeit. Ihre Stimme und auch Ihr Kör-

per sollten das negative Gefühl, das Sie ansprechen, widerspiegeln. Wenn es sich beispielsweise um Ärger handelt, so nehmen Sie eine verärgerte Haltung ein und sprechen oder schreien Sie demgemäß. Lassen Sie es raus!

- *Die Behandlung der körperlichen Ebene:* Immer wieder kommt es vor, dass einige meiner Patienten und Patientinnen ein Thema zu analytisch und »verkopft« betrachten. Dies führt sie oft weg von ihren Emotionen – und diese sind es, die wir mit EFT bearbeiten. In einem solchen Fall empfiehlt es sich, die kognitive Ebene zu verlassen und sich der körperlichen zuzuwenden.

Wenn Sie möchten, können Sie dieses Vorgehen jetzt gleich einmal auf eines Ihrer Probleme anwenden. Wählen Sie hierzu ein neues »einfaches« Thema aus der Sparte »Negative Emotionen« oder » Ängste und Phobien« bzw. eines, das Sie bisher nicht oder nur teilweise auflösen konnten.

Stellen Sie nun eine Verbindung mit dem Problem her, indem Sie einfach daran denken oder sich an eine Situation erinnern, in der es auftrat.

Konzentrieren Sie sich dann auf Ihren Körper. Welche unangenehmen Gefühle löst dieses Thema bei Ihnen aus? Ist es ein Druck auf der Brust, ein Ziehen im Magen oder ein Stechen im oberen Rücken?

Notieren Sie das Symptom, das am unangenehmsten ist, und beschreiben Sie es so genau wie möglich. Sie können hierzu auch gern Metaphern benutzen wie z. B. »Messerstich im oberen Rücken«, »Stein im Magen« oder »Felsblock auf der Brust«.

Beispiel: Sie planen einen Urlaub auf den Kanaren, doch wenn Sie an den Flug denken, spüren Sie einen Druck auf der Brust, der Ihnen das Atmen erschwert. Eine mögliche Problemaussage wäre hierfür: »Dieser erstickende Druck auf meiner Brust« oder »Dieser Felsblock auf meiner Brust, der mich fast erstickt«.

Problemaussage:

Bewerten Sie nun die Intensität des Symptoms, formulieren Sie Einstimmungs- und Erinnerungssatz und machen Sie damit eine Runde EFT.

Einstimmungssatz:

Erinnerungssatz:

> **Tipp:** Legen Sie, wenn möglich, während des Klopfens eine Hand auf die betreffende Stelle Ihres Körpers, um eine bessere Verbindung mit dem Symptom herzustellen.

Wenn Sie mit einer Metapher arbeiten, so können Sie sich während des Klopfens, alternativ zum Erinnerungssatz, auch vorstellen, wie beispielsweise ein Wesen mit wundersamen Heilkräften das Messer schmerzlos aus Ihrem Rücken zieht, der Stein im Magen sich auflöst und in heilende Energie verwandelt oder der Felsblock wie ein Eis unter der Sonne schmilzt.

Denken Sie nach der ersten EFT-Runde wieder an Ihr Problem und notieren Sie alle Veränderungen in Intensität, Qualität und Lokalität des primären Körpergefühls.

Dieses hat oft die Angewohnheit zu wandern. Sie haben vielleicht mit einem »Stein im Magen« begonnen. Nach einer oder mehreren Runden steht jedoch ein »Stich im Rücken« und später eventuell ein »Würgegefühl im Hals« im Vordergrund. In einem solchen Fall ist es notwendig, die EFT-Behandlung dahin gehend zu verändern. Craig nennt dieses Vorgehen »Chase the Pain« (»Verfolge den Schmerz«). Es eignet sich auch hervorragend zur Behandlung von körperlichen Beschwerden wie Kopfschmerzen, Magenkrämpfen, Rückenschmerzen usw.

Machen Sie nun weitere Runden EFT mit dem jeweils vordergründigen Körpergefühl, bis Sie völlig frei davon sind und sich neutral oder gar wohl fühlen, wenn Sie an Ihr Thema denken.

Installieren Sie anschließend noch eine positive Affirmation das Problem betreffend und überprüfen Sie das Resultat.

- *Behandlung in vivo:* Es ist immer von Vorteil, EFT dort anzuwenden, wo man den Stress empfindet. Dies ist manchmal nur in der eigentlichen Situation möglich, z. B. im Auto, im Flugzeug, auf einem Turm oder im Fahrstuhl. Beginnen Sie die Selbstbehandlung auf einem »sicheren« Platz und tasten Sie sich langsam an den stressbesetzten Ort heran. Klopfen Sie sofort, wenn das geringste Unbehagen auftaucht. Eine Beschreibung des Vorgehens finden Sie in diesem Kapitel unter Schritt 11 der Basismethode (»Das Resultat testen« [Beispiel: Angst im Fahrstuhl, s. S. 93 f.]).
- *Alles ist Energie:* Unsere Probleme (emotional oder physisch), Gedanken, Vorstellungen, unser Körper und alles, was wir besitzen und was wir nicht besitzen, ja unsere ganze Welt, alles ist Energie. Energie ist neutral, sie ist weder gut noch schlecht, sie will nur fließen. Wenn Sie in Zukunft mit EFT arbeiten, beherzigen Sie diese Grundregeln. Ihr Thema, ob emotionaler oder physischer Natur, ist nur blockierte Energie. Bringen Sie diese mit EFT wieder zum Fließen, lassen Sie los, und das Problem wird sich auflösen.

Klopfvariationen

In diesem Abschnitt werde ich Ihnen verschiedene Möglichkeiten vorstellen, die EFT-Behandlungspunkte zu stimulieren. Nicht für jeden ist das »normale« Klopfen die beste aller Möglichkeiten.

Übung: Wählen Sie ein neues Thema von Ihrer Problemliste oder nehmen Sie eins, das noch nicht vollständig aufgelöst ist bzw. sich bisher erfolgreich der Behandlung widersetzt hat.

Testen Sie die folgenden Variationen, indem Sie die Behandlungspunkte in der folgend beschriebenen Art und Weise stimulieren, während Sie an das Problem denken oder einen kurzen Erinnerungssatz aussprechen. Notieren Sie diesen bitte:

Verzichten Sie auf Einstimmung und 9G. Es geht nur darum, ein Gespür für die diversen Möglichkeiten zu bekommen, um sich später für die eine oder andere zu entscheiden.

Man kann Akupunkturpunkte auf verschiedene Arten stimulieren, um die Energie in den Meridianen zu balancieren. Die bekanntesten Verfahren sind: Nadeln (Akupunktur), Elektrostimulation, kalter Laser, Massieren (Akupressur) und das Klopfen. Beim Klopfen macht es oft einen Unterschied, ob man sich selbst behandelt oder ein Therapeut die Punkte bearbeitet. Er bringt meist eine andere Energie hinein. Außerdem hat er in der Regel einen anderen Rhythmus und klopft die Punkte vielleicht etwas fester oder schwächer als man selbst.

Sollte es bei einer Selbstbehandlung »nicht so funktionieren«, kann es deshalb helfen, den Rhythmus und die Intensität des Klopfens zu verändern:

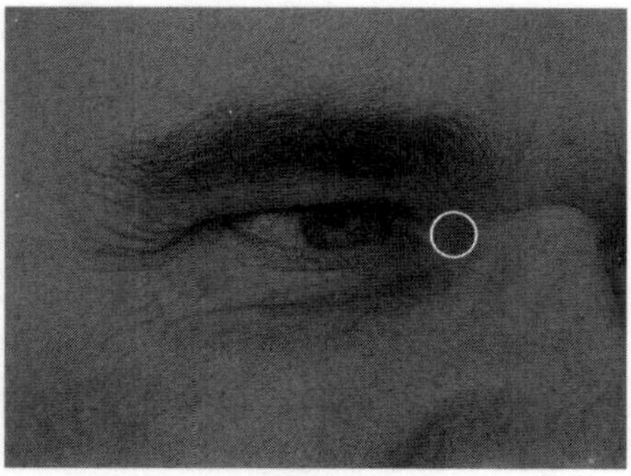

- *Touch and Breathe (*TAB*) – Berühre und atme:* Eine weitere Möglichkeit, Akupunkturpunkte zu stimulieren, ist das so genannte Touch and Breathe von John H. Diepold[10]. Beim TAB wird statt des Klopfens einfach nur der jeweilige Punkt mit zwei oder mehr Fingerspitzen berührt, gehalten; und dabei atmet man einmal tief ein und aus.
  Bei der Einstimmung, sollte sie nicht am Empfindlichen Punkt (s. S. 61 ff.) durchgeführt werden (sonst normal), wird einmal am Korrekturpunkt ein- und ausgeatmet und dann der Einstimmungssatz dreimal ausgesprochen.
  Bei der Stimulation der Behandlungspunkte (Klopfsequenz) empfiehlt es sich, erst den Erinnerungssatz zu sagen und dann den Atemzug durchzuführen. Der jeweilige Behandlungspunkt wird dabei leicht berührt. Im Unterschied zum EFT wird beim TAB nicht der Punkt Augenbraue (AB = Blase 2), sondern der Punkt im inneren Augenwinkel gehalten. Dies ist der Meridianpunkt Blase 1.
  Bei der 9G wird der Gamutpunkt leicht berührt, es folgen ein tiefes Durchatmen und danach die neun Übungen bei normalem Atmen. Das gleiche Muster wird beim Augenrollen angewandt.
- *Tap and Breathe – Klopfe und atme:* Bei dieser Variation wird der Behandlungspunkt nach dem Klopfen jeweils kurz gehalten, und gleichzeitig atmet man einmal tief durch. Diese Technik verbindet EFT mit dem Touch and Breathe (TAB).
- *Klopfen – atmen – klopfen:* Dr. David Feinstein[11], klinischer Psychologe aus den USA, ist der Meinung, dass wir mit dem »normalen« Klopfen nur einen oberflächlichen »Puls« des Energiestroms treffen. Um zu einem tieferen zu gelangen, schlägt

10 John H. Diepold jr., www.tftworldwide.com.
11 David Feinstein, www.innersource.net.

er folgenden Klopfrhythmus für jeden Behandlungspunkt vor: normales Klopfen – einmal tief durchatmen – normales Klopfen
- *Tellington* TT*ouch:* Beim Tellington TTouch wird die Haut über dem jeweiligen Akupunkturpunkt in einem Kreis (»von 12 bis 12« im Uhrzeigersinn) und dann, ohne den Druck zu verändern, zurück in einem Halbkreis bis auf 6 Uhr bewegt.
- *Bilaterales Klopfen:* Das Bilaterale Klopfen hat Ähnlichkeit mit dem Butterfly-Hug aus dem EMDR. Bei diesem werden die Unterarme vor dem Oberkörper gekreuzt, und dann werden mit den Handflächen die Oberarme oder Schultern links und rechts abwechselnd geklopft im Rhythmus von etwa zwei »Klopfern« pro Sekunde.
  Beim EFT verzichten wir auf das Kreuzen der Unterarme und klopfen einfach die Behandlungspunkte abwechselnd auf der linken und rechten Seite von Kopf und Körper. Wir verwenden dabei die EFT-Kurzform von Augenbraue (AB) bis Unter dem Arm (UA). Da die Punkte Unter der Nase (UN) und Unter der Lippe (UL) nur einfach vorkommen, werden diese beiden abwechselnd oben/unten geklopft.
- *Klopfrhythmus und -stärke der Emotion anpassen:* Passen Sie die Geschwindigkeit und die Stärke des Klopfens der jeweiligen Intensität an.

Die Psychoenergetische Umkehrung (PU)

Nach Callahans Entdeckung der Psychologischen bzw. Psychoenergetischen Umkehrung (s. S. 41), fanden er und auch andere Experten auf dem Gebiet wie Fred Gallo oder James Durlacher weitere Erscheinungsformen dieses Phänomens. Gallo unterteilt sie in:

- die massive PU,
- die tief sitzende PU,
- die spezifische PU,
- die wiederkehrende PU,
- die kriterienbezogene PU,
- die Mini-PU.

Mit der Einstimmung und ihrer modifizierten Version gehen wir auf drei dieser Punkte ein, die spezifische, die wiederkehrende und die kriterienbezogene PU.

Bevor Sie sich den weiteren Arten von PU zuwenden, sollten Sie Ihre Erfolgschancen erhöhen, indem Sie die Akzeptanzformel »... liebe und akzeptiere ich mich so, wie ich bin« mit mehr Verve und Lautstärke aussprechen oder sie sogar schreien. Eine weitere Möglichkeit wäre, anstatt des Empfindlichen Punkts den Handkantenpunkt, oder umgekehrt, zu verwenden (s. S. 64). Sollte dies nicht das erwünschte Resultat bringen, so kann es sein, dass eine andere Art von PU vorliegt.

Massive PU

Eine massive PU ist eine Störung, die *nicht* nur das spezifische Problem betrifft, sondern viele Bereiche des täglichen Lebens. Sie ist also mehr allgemeiner Natur. Um herauszufinden, ob dies bei Ihnen der Fall ist, können Sie sich folgende Fragen stellen:

- »War ich während der letzten Jahre eher unglücklich?«
- »Sind zwei oder mehr Bereiche meines Lebens, wie z. B. meine Gesundheit oder meine Beziehungen, für mich eher negativ?«
- »Bin ich ein Pechvogel?«
- »Geht (fast) alles, was ich anfasse, irgendwie schief?«
- »Bin ich chronisch depressiv?«
- »Leide ich unter einem langfristigen Suchtverhalten oder bin ich suchtgefährdet?«
- »Leide ich an schweren und langjährigen chronischen Erkrankungen?«

Wenn die Antwort auf eine oder mehrere dieser Fragen »Ja« lautet, so ist es wahrscheinlich, dass eine massive PU vorliegt. Sie können diese korrigieren, indem Sie den Empfindlichen Punkt (EP) reiben und dazu dreimal laut die folgende Affirmation aussprechen: »Ich liebe und akzeptiere mich mit all meinen Problemen und Unzulänglichkeiten!« Tun Sie dies fünf- bis siebenmal täglich über einen Zeitraum von mindestens drei Wochen – und möglichst vor einem Spiegel.

Schalten Sie in den nächsten Wochen oder auch generell die Korrektur der massiven PU der EFT-Runde vor. Dies wird Ihre Erfolgschancen erhöhen.

Tief sitzende PU

Hier geht es um den Glauben an das Überwinden des spezifischen Problems. Ist dieser nicht gegeben, so hat es jede Art von Behandlung schwer.

Wählen Sie von Ihrer Problemliste ein Thema und sagen Sie einmal laut: »Ich werde dieses ... (Problem) überwinden!« Sie können den Satz auch kinesiologisch austesten oder testen lassen. (Die Beschreibung kinesiologischer Selbsttests finden Sie in Kapitel 4 unter »Allergien«.) Sollte Ihre Reaktion auf die Frage kein klares »Ja« sein, so ist es wahrscheinlich, dass eine tief sitzende PU – das Problem betreffend – vorliegt. In diesem Fall wird der Einstimmungssatz durch folgende Formulierung ersetzt: »Auch wenn ich dieses ... (Problem) niemals überwinden werde, liebe und akzeptiere ich mich so, wie ich bin.«

Alternativ zum Empfindlichen und Handkantenpunkt können Sie auch den Punkt Unter der Nase (UN) zur Korrektur einsetzen. Dieser hat sich im Fall einer tief sitzenden PU schon vielfach bewährt.

Kriterienbezogene PU

Auch diese Art von PU ist problemspezifisch und bezieht sich auf Kriterien wie Möglichkeit, Verdienen, Erlaubnis, Sicherheit, Sicherheit für andere, Nutzen, Nutzen für andere, Motivation, Verlust, Identität, ureigene Blockaden usw. Korrigiert werden kriterienbezogene PUs genauso wie auch alle anderen PU-Formen –

durch das Klopfen eines Punktes und das gleichzeitige Aussprechen eines speziellen Korrektursatzes.

Im Folgenden finden Sie eine Liste mit den am häufigsten vorkommenden kriterienbezogenen PUs. Verfahren Sie hier genauso wie bei der tief sitzenden PU. Sprechen Sie den jeweiligen Satz laut aus und warten Sie auf Ihre Reaktion. Sollte dies kein klares »Ja« sein, so behandeln Sie die PU, indem Sie den Einstimmungssatz durch den betreffenden Korrektursatz ersetzen. Diesen finden Sie auf der zweiten Liste. Sie können die Sätze aus der ersten Liste auch kinesiologisch austesten oder testen lassen. (Die Beschreibung kinesiologischer Selbsttests finden Sie in Kapitel 4 unter »Allergien«.) Hier also zunächst die Einstimmungssätze:

1. »Ich kann dieses ... (Problem) überwinden.«
2. »Ich verdiene es, dieses ... (Problem) zu überwinden.«
3. »Ich darf dieses ... (Problem) überwinden.«
4. »Es ist sicher für mich, dieses ... (Problem) zu überwinden.«
5. »Es ist sicher für andere (z. B. Familie), wenn ich dieses ... (Problem) überwinde.«
6. »Es ist gut für mich, wenn ich dieses ... (Problem) überwinde.«
7. »Es ist gut für andere (z. B. die Familie), wenn ich dieses ... (Problem) überwinde.«
8. »Mir wird *nichts* fehlen, wenn ich dieses ... (Problem) überwinde.«
9. »Ich werde tun, was nötig ist, um dieses ... (Problem) zu überwinden.«
10. »Ich werde meine Identität behalten, wenn ich dieses ... (Problem) überwinde.«
11. »Ich glaube, dass ich mit EFT dieses ... (Problem) überwinden kann.«
12. »Es liegt *keine* ureigene Blockade vor, die mich daran hindert, dieses ... (Problem) zu überwinden.«

Korrigieren Sie eine vorhandene kriterienbezogene PU, indem Sie den Handkantenpunkt (HP) klopfen und dreimal laut den betreffenden Korrektursatz aussprechen:

1. »Auch wenn ich dieses ... (Problem) nicht überwinden kann, liebe und akzeptiere ich mich so, wie ich bin.«
2. »Auch wenn ich es nicht verdiene, dieses ... (Problem) zu überwinden, liebe ...« (Alternativ kann hier der Punkt Unter der Lippe [UL] verwendet werden.)
3. »Auch wenn ich dieses ... (Problem) nicht überwinden darf, liebe ...«
4. »Auch wenn es nicht sicher für mich ist, dieses ... (Problem) zu überwinden, liebe ...« (Alternativ kann hier der Schlüsselbeinpunkt [SB] verwendet werden.)
5. »Auch wenn es nicht sicher für andere (z. B. die Familie) ist, wenn ich dieses ... (Problem) überwinde, liebe ...«
6. »Auch wenn es nicht gut für mich ist, dieses ... (Problem) zu überwinden, liebe ...«
7. »Auch wenn es nicht gut für andere (z. B. die Familie) ist, wenn ich dieses ... (Problem) überwinde, liebe ...«
8. »Auch wenn mir etwas fehlen wird, wenn ich dieses ... (Problem) überwinde, liebe ...«
9. »Auch wenn ich nicht alles tue, was nötig ist, um dieses ... (Problem) zu überwinden, liebe ...«
10. »Auch wenn ich meine Identität verlieren werde, wenn ich dieses ... (Problem) überwinde, liebe ...«
11. »Auch wenn ich nicht glaube, dass ich mit EFT dieses Problem überwinden kann, liebe ...«
12. »Auch wenn mich eine ureigene Blockade daran hindert, dieses ... (Problem) zu überwinden, liebe ...«

Diese Liste erhebt natürlich keinen Anspruch auf Vollständigkeit. Allein in der einschlägigen Literatur findet man auf Anhieb schon weit mehr als zwanzig verschiedene Formen kriterienbezogener PU. Es kann gut sein, dass Ihnen während der Problembearbeitung selbst eigene Versionen einfallen.

Sollte sich eine tief sitzende oder kriterienbezogene PU, welcher Art auch immer, zeigen, so können Sie sie genauso gut als eigenständiges Problem mit EFT bearbeiten. Beispielsweise, wenn Sie auf das Aussprechen der Aussage »Ich verdiene es, dieses ...

(Problem) zu überwinden« *kein* klares »Ja« erhalten bzw. der kinesiologische Test »schwach« ausfällt:

- Die Problemaussage wäre: »Ich verdiene es nicht, dieses ... (Problem) zu überwinden.«
- Bewerten Sie wie gewohnt den Wert dieser Aussage (10 = absolute Gültigkeit).
- Die Zielaussage wäre: »Ich verdiene es, dieses ... (Problem) zu überwinden.«
- Bewerten Sie auch diese Aussage (10 = absolute Gültigkeit).
- Einstimmung mit: »Auch wenn ich es nicht verdiene, dieses ... (Problem) zu überwinden, liebe ...« (Alternativ kann hier statt des Empfindlichen oder Handkantenpunkts der Punkt Unter der Lippe verwendet werden.)
- Sequenz mit: »Ich verdiene es nicht, dieses ... (Problem) zu überwinden.«
- Machen Sie so viele Runden EFT, bis die Gültigkeit dieser Aussage bei 0 ist.
- Bewerten Sie erneut die Zielaussage oder testen Sie sie kinesiologisch. Ist diese noch nicht mindestens bei 8 bzw. testet sie »stark«, so machen Sie weitere EFT-Runden mit ihr, bis dieser Wert erreicht ist.
- Einstimmung mit: »Ich verdiene es, dieses ... (Problem) zu überwinden; und ich liebe und akzeptiere ich mich so, wie ich bin.«
- Sequenz mit: »Ich verdiene es, dieses ... (Problem) zu überwinden.«

Es gibt auch EFT-Anwender, welche die Korrektur der massiven, tief sitzenden und kriterienbezogenen PU generell der EFT-Runde vorschalten. So kommen dann unter Umständen zwanzig oder mehr Umkehrbehandlungen zustande. Sie ersparen sich damit allerdings auch das Testen, das ja ebenso eine gewisse Zeit in Anspruch nimmt.

Ich verwende, insbesondere bei der Arbeit mit Gruppen, gern allgemeine Korrektursätze für die Einstimmung wie die folgenden:

- »Auch wenn ich dieses ... (Problem) habe und es, aus welchem Grund auch immer, niemals überwinden werde, liebe und akzeptiere ich mich so, wie ich bin, mit all meinen Problemen und Unzulänglichkeiten.«
- »Auch wenn ich dieses ... (Problem) habe, es niemals überwinden werde und dies auch nicht verdiene oder sicher für mich ist, liebe ...«

Experimentieren Sie mit all diesen Möglichkeiten und wählen Sie dann diejenige, die Ihnen den erwünschten Erfolg am schnellsten bringt.

Neurologische Desorganisation (Switching)

Wie der Name schon signalisiert, ist die Neurologische Desorganisation (ND) eine Störung im Nervensystem. Sie kann viele Ursachen haben, die meist auf der neuronalen Ebene liegen, etwa:

- chemische Toxine (z. B. Amalgam),
- eine Dehydration,
- die eingeschränkte Bewegung der verschiedenen Schädelknochen zueinander,
- Elektrosmog,
- Fehlstellungen von Unter- zu Oberkiefer,
- eine geopathische Belastung wie z. B. Wasseradern,
- die Imbalance zwischen linker und rechter Gehirnhälfte,
- Metalle auf der Haut wie Uhren, Ketten oder auch BHs,
- Nährstoffmangel,
- Nahrungsmittelunverträglichkeiten,
- psychischer Stress,
- Störfelder wie tote Zähne, Zahnersatz oder Narben – usw.

Hinweise auf das Switching sind u. a. Lernprobleme, das Verwechseln von rechts und links, Bewegungsstörungen, insbesondere beim Gehen, und das Aussprechen des Gegenteils von dem, was beabsichtigt war.

Beim EFT äußert sich eine ND meist darin, dass der Intensitätswert nicht oder nur sehr langsam sinkt.

In der Kinesiologie gibt es verschiedene Methoden, um herauszufinden, ob ein Switching vorliegt. Sollten Sie nun einen Verdacht haben, dass bei Ihnen dieser Zustand besteht, so könnten Sie sich von einem erfahrenen Kinesiologen testen lassen.

Sie können aber auch einfach eine oder mehrere der folgenden Methoden, ähnlich der PU-Korrektur (Einstimmung), der EFT-Behandlung vorschalten. Die meisten dieser Techniken nehmen nur wenige Sekunden oder Minuten in Anspruch.

> Stellen Sie sicher, dass Ihre Füße fest auf dem Boden stehen (Erdung), und atmen Sie bei allen Übungen möglichst tief und ruhig durch die Nase ein und durch den Mund aus.

Die folgenden Übungen finden Sie auch in Kapitel 3 der beiliegenden DVD.

Über-Kreuz-Bewegungen

Dies sind Übungen, bei denen Arme und Beine über Kreuz bewegt werden; d. h., wenn sich der rechte Arm bewegt, regt sich gleichzeitig das linke Bein und umgekehrt.

Beim Joggen, Skilanglauf und Walking macht man automatisch diese Bewegungen, normalerweise auch beim normalen Gehen.

Besonders hilfreich sind Über-Kreuz-Bewegungen bei Lernschwierigkeiten, da Sie die Balance zwischen linker und rechter Gehirnhälfte fördern.

Nasenklopfen

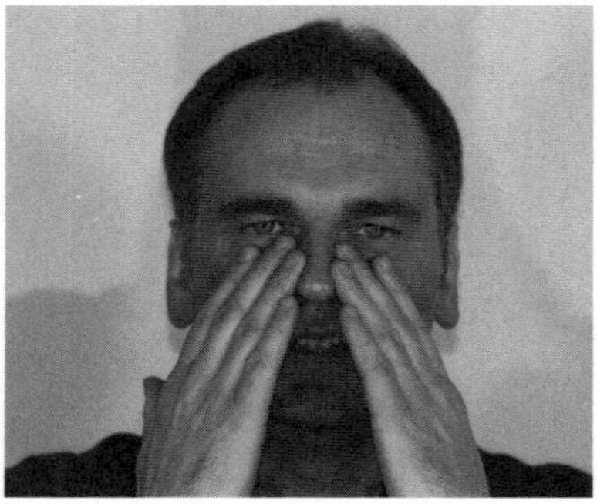

Energetisieren Sie Ihre Hände, indem Sie die Handflächen zwei bis drei Atemzüge lang fest gegeneinander reiben und sie anschließend einmal kurz ausschütteln.

Klopfen Sie mit zwei oder drei Fingern jeder Hand zirka 30 Sekunden Ihre Nasenflügel.

Thymusklopfen

Energetisieren Sie Ihre Hände. Klopfen Sie mit allen Fingerspitzen der dominanten Hand zirka 30 Sekunden den Thymuspunkt. Dieser liegt zirka 6 bis 8 cm unter der Drosselgrube (V-förmige Vertiefung zwischen den Schlüsselbeinen) auf dem Brustbein. Wenn Sie von oben am Brustbein entlangstreichen, spüren Sie an diesem Punkt eine Verdickung (Hügel). Dahinter befindet sich die Thymusdrüse.

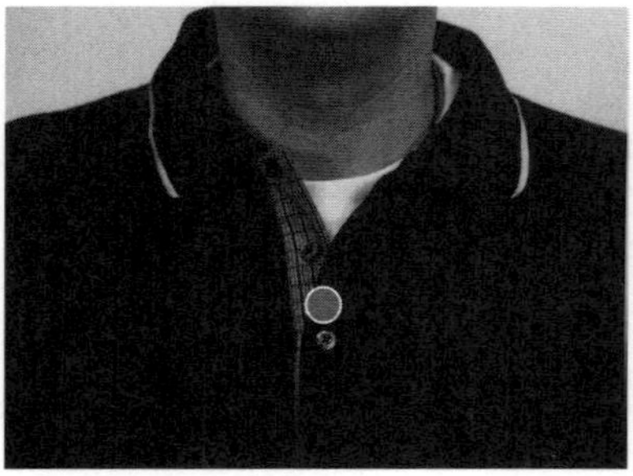

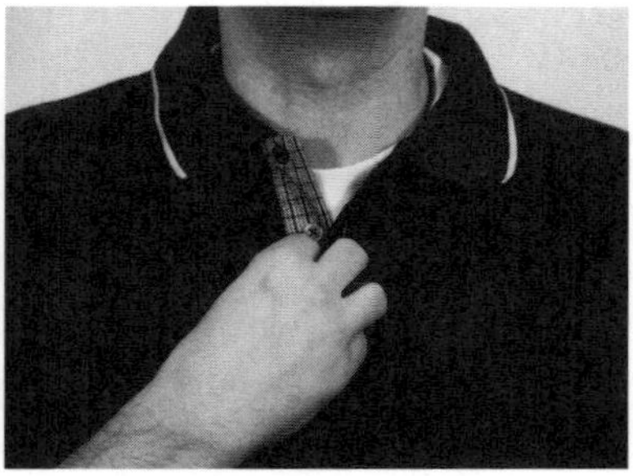

Das Klopfen dieser Stelle führt dem Körper Lebensenergie zu und hilft auch oft bei Beschwerden wie Müdigkeit, Kraftlosigkeit oder Erkältungssymptomen.

Schlüsselbeinpunkte (Niere 27) klopfen oder reiben

Energetisieren Sie Ihre Hände. Reiben oder klopfen Sie zirka 30 Sekunden mit zwei oder drei Fingerspitzen beider Hände beide Schlüsselbeinpunkte (SB).

Sie können diese Behandlung noch intensivieren, indem Sie die Hände überkreuzen, damit Sie mit der linken Hand den rechten und mit der rechten Hand den linken SB stimulieren.

Diese Übung wird auch im Brain-Gym angewendet. Dort bezeichnet man die Schlüsselbeinpunkte als »Gehirnknöpfe«. Ihre Stimulierung führt nicht nur zu einer Beruhigung, sondern auch dazu, dass die Energie in die richtige Richtung fließt, nämlich nach oben.

Three Thumps

Dies ist eine Übung, die nicht nur ND korrigieren kann, sondern auch dem Körper neue Energie zuführt. Sie besteht aus drei Teilen. Jeder wird etwa 20 Sekunden durchgeführt. Energetisieren Sie Ihre Hände, dann

1. klopfen Sie beide SB.
2. Klopfen Sie nun den Thymuspunkt.
3. Klopfen Sie abschließend beide Punkte Unter dem Arm (UA).

Hook-Up

Diese Methode wird oft an die Three Thumps angeschlossen: Energetisieren Sie Ihre Hände. Reiben oder klopfen Sie erst zirka 30 Sekunden beide SB.

Legen Sie anschließend den Mittelfinger der einen Hand auf den Nabel und den Mittelfinger der anderen Hand auf den Punkt zwischen den Augenbrauen, den man auch als »Drittes Auge« bezeichnet. (Die Handinnenfläche liegt dabei leicht auf dem Kopf.)

Bewegen Sie nun beide Finger sanft nach innen und nach oben; d. h., der Nabel und das »Dritte Auge« werden leicht nach oben gezogen und dort zirka 20 Sekunden gehalten.

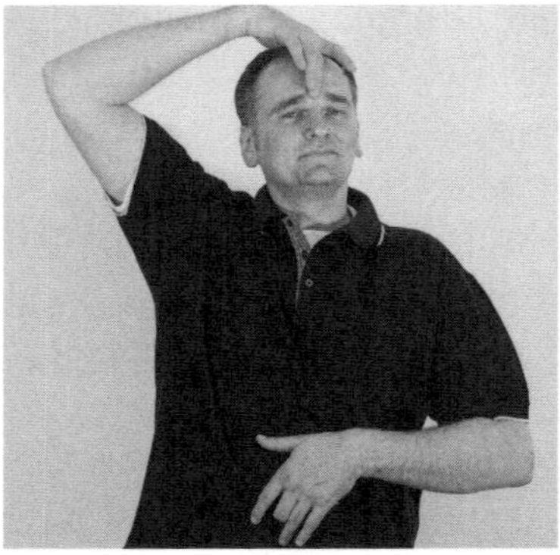

Diese Übung verbindet Gouverneurs- und Zentralgefäß und hat eine balancierende und beruhigende Wirkung.

Zip-Up

Diese Übung hilft, Ihr Zentralgefäß wieder in Balance zu bringen. Dieses reagiert sehr sensibel auf Fremdenergien anderer Menschen.

1. Energetisieren Sie Ihre Hände.
2. Legen Sie eine Hand mit der Innenfläche ans untere Ende des Zentralgefäßes, dies ist das Schambein.
3. Atmen Sie tief ein, während Sie Ihre Hand langsam direkt nach oben bis unter die Unterlippe bewegen – wie ein Reißverschluss, den Sie schließen. Atmen Sie aus, während Sie daraufhin, mit einer kreisförmigen Bewegung nach vorn, wieder zurück mit der Hand ans Schambein gehen. Wiederholen Sie das dreimal.

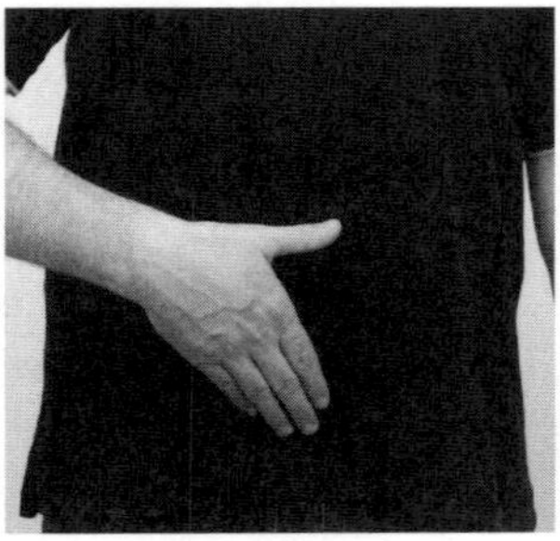

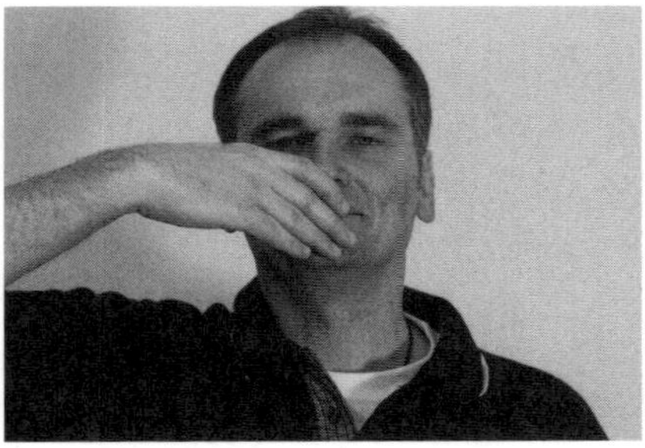

4. Während der Übung können Sie Affirmationen hinzufügen. Sagen Sie beim Nach-oben-Ziehen der Hand: »Ich bin klar und zentriert«, oder etwas Ähnliches. Sie können sich auch vorstellen, abschließend den »Reißverschluss« an dem Punkt unter der Lippe zu verschließen und den Schlüssel dafür zu verstecken. Dies kann den Effekt der Übung verlängern.

Sie können diese Übung ausführen, sooft Sie wollen. Es ist eine großartige Technik, die vor allem hilfreich sein kann, wenn Sie sensibel auf Menschenansammlungen oder anderer Leute Energien reagieren.[12]

Überenergiemethode

Die Übung korrigiert in vielen Fällen eine Neurologische Desorganisation, wenn diese auf eine Überenergie im Energiesystem zurückzuführen ist. Man kann sie im Sitzen, Liegen oder Stehen ausführen.

1. Schlagen Sie die Beine in Höhe der Fußknöchel übereinander, und zwar das linke über das rechte Bein.
2. Strecken Sie Arme und Hände nach vorn, die Handinnenflächen zeigen nach außen.
3. Legen Sie nun die rechte Hand über die linke und verschränken Sie leicht die Finger beider Hände ineinander.
4. Führen Sie Arme und Hände in einem Halbkreis nach unten zum Körper hin und lassen Sie sie bequem auf der Brust, unterhalb des Kinns ruhen.
5. Schließen Sie die Augen und atmen Sie tief durch die Nase ein und durch den Mund wieder aus, die Zunge berührt beim Einatmen den Gaumen hinter den Schneidezähnen.

12 Die Three Thumps, Hook-Up und Zip-Up sind Techniken aus der täglichen Fünf-Minuten-Routine von Donna Eden (www.innersource.net). Ich bedanke mich herzlich bei ihr und David Feinstein für die Erlaubnis der Veröffentlichung.

6. Bleiben Sie zirka 2 Minuten in dieser Position. Verstärken Sie die Wirkung, indem Sie innerlich ein Wort sagen wie »Gleichgewicht«, »Balance« – oder stellen Sie sich eine Balkenwaage vor, die allmählich ins Gleichgewicht kommt.
7. Öffnen Sie Ihre Augen, Ihre Arme und stellen Sie die Füße wieder nebeneinander.

Ich verwende diese Übung gern zur Kurzentspannung. Probieren Sie es aus.

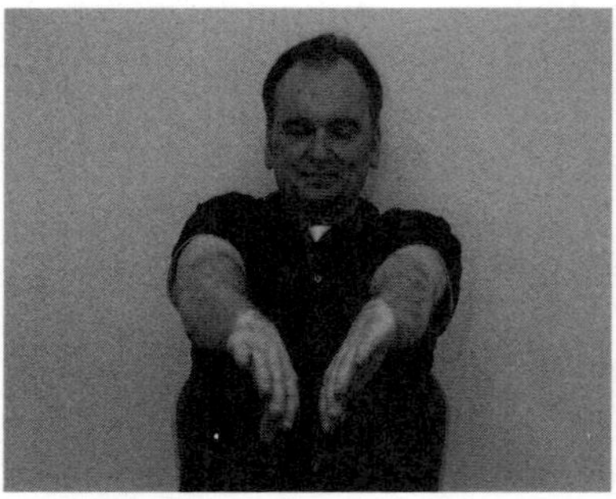

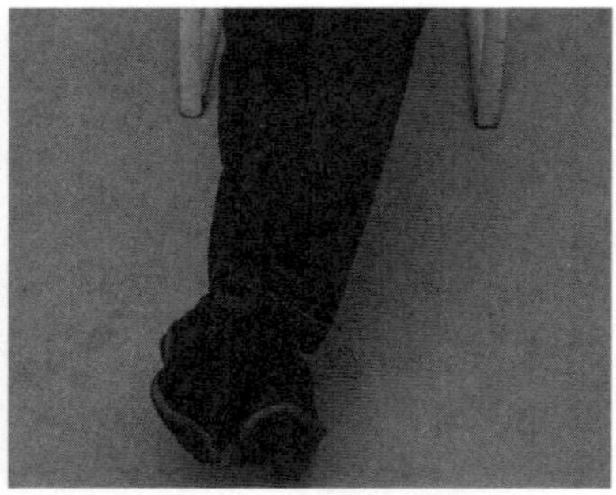

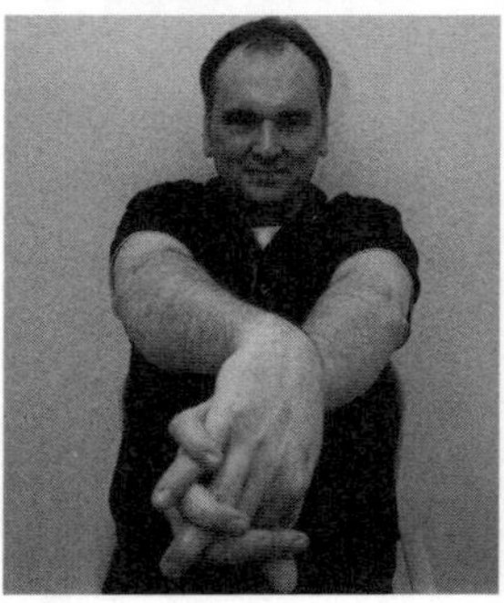

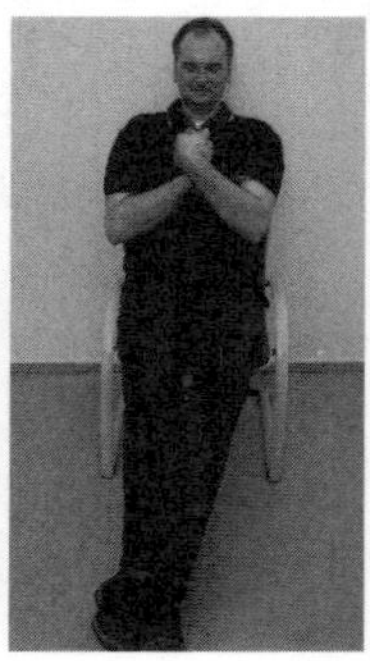

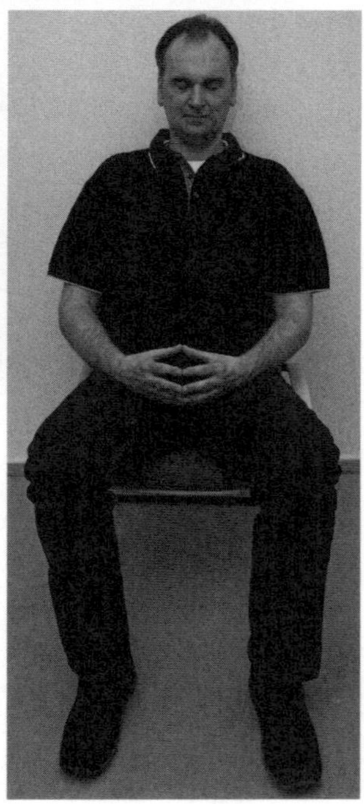

Ich möchte Ihnen noch eine weitere Technik vorstellen, die Sie an die Überenergiemethode anschließen können. Sie dient zur Fokussierung und bringt eine zusätzliche Entspannung.

8. Bringen Sie nun Ihre Hände wieder zusammen, wobei sich nur die Fingerspitzen berühren, so als ob Sie einen Ball umfassen wollten.
9. Legen Sie die Hände in dieser Position in den Schoß, schließen Sie die Augen und machen Sie noch zwei bis drei tiefe Atemzüge.
10. Öffnen Sie Ihre Augen und Arme und kehren Sie wieder in das Hier und Jetzt zurück.

Schlüsselbeinatmung

Die Schlüsselbeinatmung, kurz SBA, ist die letzte Methode zur Korrektur einer Neurologischen Desorganisation, die ich Ihnen vorstellen möchte. Diese Technik ist, obwohl sehr wirkungsvoll, wegen ihrer Komplexität nicht sehr beliebt, weder auf Therapeuten- noch Patientenseite.

Sie kann in manchen Fällen jedoch der einzige Weg zum Erfolg sein. Sollten Sie einmal mit einem Problem nicht weiterkommen, obwohl sie wirklich »alles« versucht haben, so geben Sie dieser Methode eine Chance. Auch kann es notwendig sein, die SBA mehrmals (zwei- bis dreimal) täglich über mehrere (zwei bis drei) Wochen durchzuführen, bis sich ein Erfolg einstellt.

> Die Ellenbogen und Arme dürfen den Oberkörper nicht berühren.

1. Legen Sie zwei Fingerspitzen der rechten Hand (Zeige- und Mittelfinger) auf den rechten Schlüsselbeinpunkt und klopfen Sie mit der linken Hand den Gamutpunkt (GP) mindestens siebenmal während jeder der folgenden fünf Atemübungen:

- normal ein- und ausatmen,
- tief einatmen,
- die Hälfte der Luft aus den Lungen ausatmen,
- vollständig ausatmen und
- die Lungen zur Hälfte mit Luft füllen.

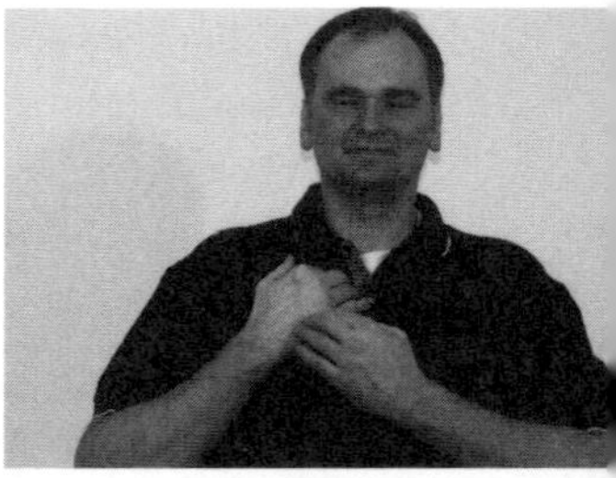

2. Legen Sie zwei Fingerspitzen der rechten Hand auf den linken Schlüsselbeinpunkt und klopfen Sie mit der linken Hand den Gamutpunkt mindestens siebenmal während jeder der fünf Atemübungen.

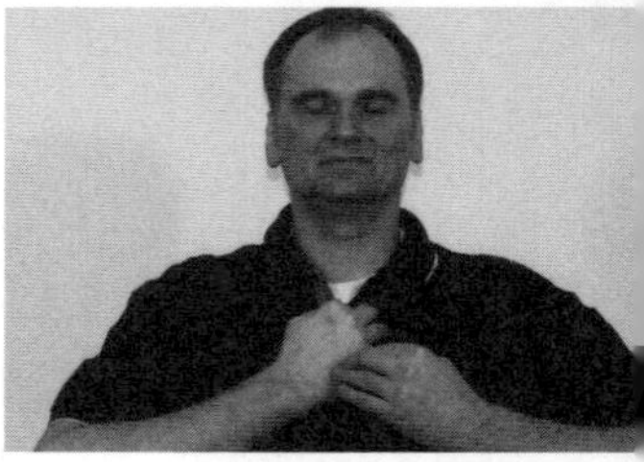

3. Machen Sie mit der rechten Hand eine Faust. Positionieren Sie die Knöchel zwischen dem zweiten und dritten Fingerglied von Zeige- und Mittelfinger auf dem rechten Schlüsselbeinpunkt und klopfen Sie mit der linken Hand den Gamutpunkt mindestens siebenmal während jeder der fünf Atemübungen.

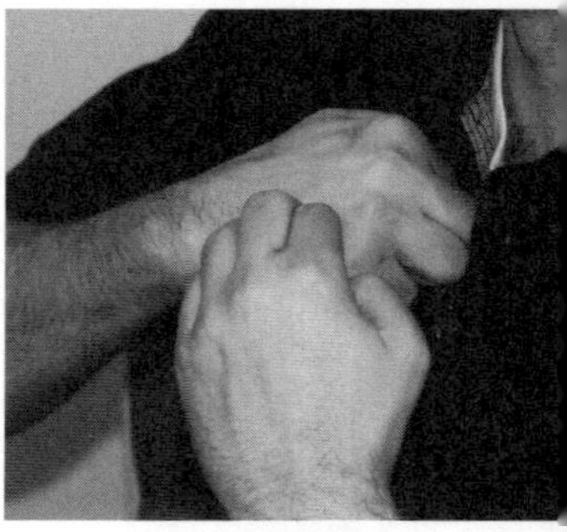

4. Legen Sie die Knöchel der rechten Faust (wie unter 3) auf den linken Schlüsselbeinpunkt und klopfen Sie mit der linken Hand den Gamutpunkt mindestens siebenmal während jeder der fünf Atemübungen.

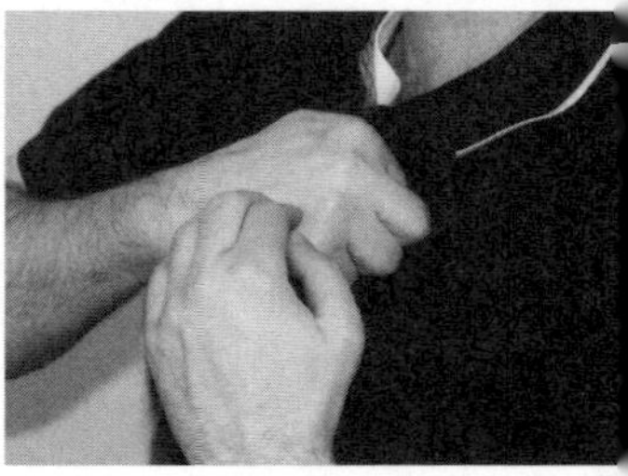

5. Legen Sie zwei Fingerspitzen der linken Hand (Zeige- und Mittelfinger) auf den linken Schlüsselbeinpunkt und klopfen Sie mit der rechten Hand den Gamutpunkt mindestens siebenmal während jeder der fünf Atemübungen.

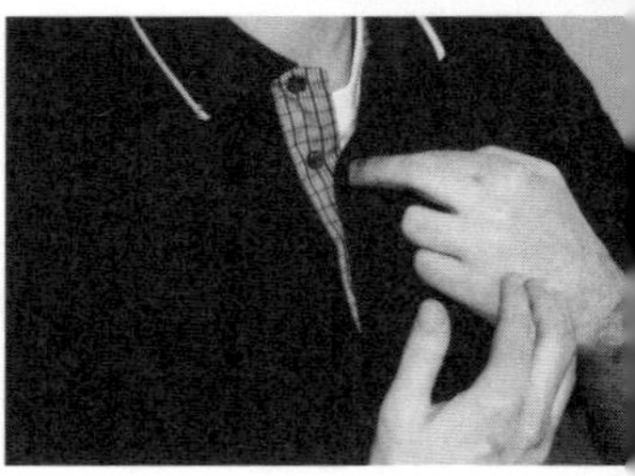

6. Legen Sie zwei Fingerspitzen der linken Hand auf den rechten Schlüsselbeinpunkt und klopfen Sie mit der rechten Hand den Gamutpunkt mindestens siebenmal während jeder der fünf Atemübungen.

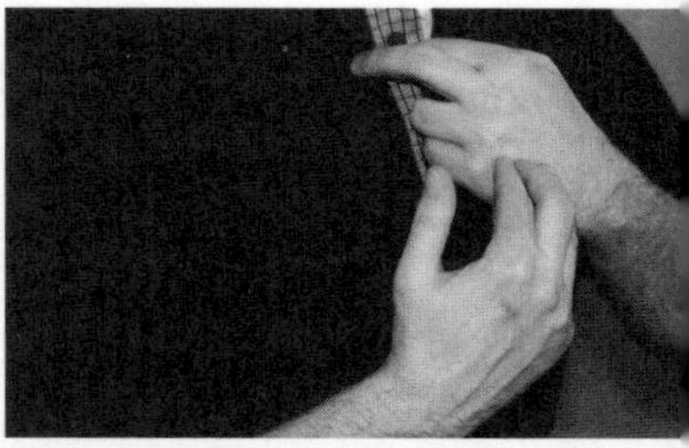

7. Machen Sie mit der linken Hand eine Faust. Positionieren Sie die Knöchel, zwischen dem zweiten und dritten Fingerglied von Zeige- und Mittelfinger auf dem linken Schlüsselbeinpunkt und klopfen Sie mit der rechten Hand den Gamutpunkt mindestens siebenmal während jeder der fünf Atemübungen.

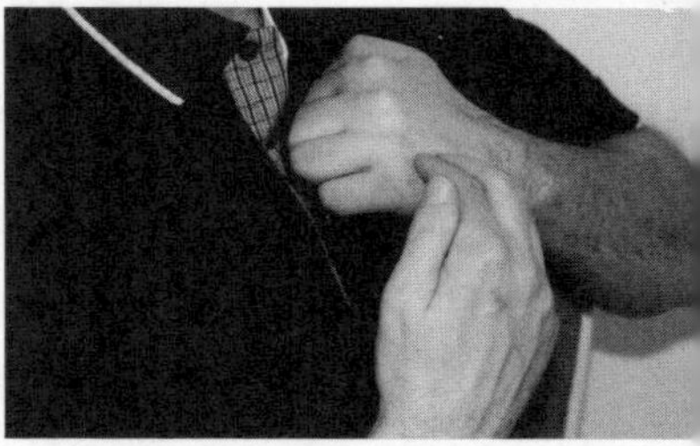

8. Legen Sie die Knöchel der linken Faust (wie unter 7) auf den rechten Schlüsselbeinpunkt und klopfen Sie mit der rechten Hand den Gamutpunkt mindestens siebenmal während jeder der fünf Atemübungen.

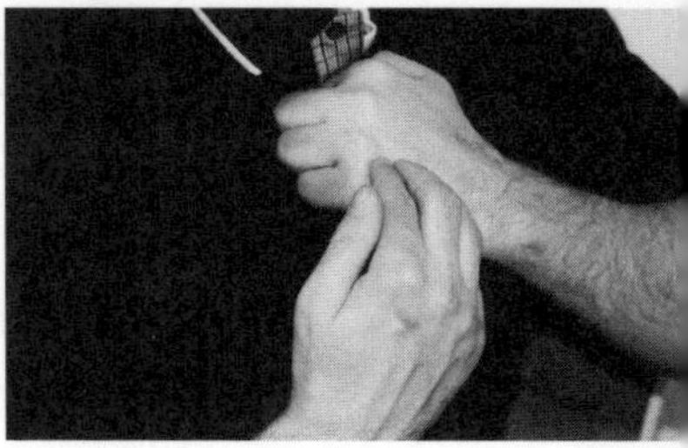

Kombinationen

Dies waren nun einige Methoden zur Korrektur einer Neurologischen Desorganisation:

- Über-Kreuz-Bewegungen,
- Nasenklopfen,
- Thymusklopfen,
- Schlüsselbeinpunkte, klopfen oder reiben,
- Hook-Up,
- Zip-Up,
- Überenergiemethode,
- Three Thumps,
- Schlüsselbeinatmung.

Viele EFT-Anwender arbeiten mit diesen Techniken, indem sie generell eine oder mehrere von ihnen der eigentlichen EFT-Anwendung vorschalten.

Sehr beliebt sind die beiden folgenden Kombinationen:

- Thymusklopfen – Überenergiemethode – EFT.
- Three Thumps – Hook-Up – EFT.

Probieren Sie es aus. Es »kostet« nur 2 bis 3 Minuten Zeit und schadet auch nicht, wenn keine ND vorliegt.

Sie können diese Übungen natürlich ebenso gut unabhängig von Ihrer Arbeit mit EFT einsetzen:

- *Energie fördernd:* Nasenklopfen, Thymusklopfen, Three Thumps,
- *balancierend:* Über-Kreuz-Bewegungen, Hook-Up, Zip-Up, Überenergiemethode, Schlüsselbeinatmung,
- *entspannend:* Hook-Up, Überenergiemethode,
- *die Konzentration fördernd (z. B. in der Schule):* Schlüsselbeinpunkte klopfen oder reiben, Überenergiemethode, Über-Kreuz-Übungen, Zip-Up.

Kernthemen

Um ein spezifisches Problem erfolgreich und auch dauerhaft zu lösen, ist es oft wichtig, zu seinem Kern zu gelangen und mit diesem dann zu arbeiten. Im Abschnitt »Aspekte« bin ich bereits auf eine Möglichkeit der Kernfindung eingegangen (»Zwiebelmetapher«). Eine weitere ist, sich konstruktive Fragen zu stellen, etwa:

1. »Woran erinnert mich dieses Problem?«
2. »Was bedeutet es für mich, dass ich dieses Problem habe? Was heißt das für mich?«
3. »Wann war das erste Mal, an das ich mich erinnern kann, als ich die gleiche Art von Gefühl hatte?«

4. »Was war das erste, schlimmste, letzte Ereignis?«
5. »Welche negativen Glaubenssätze sind aus diesen Erfahrungen (z. B. Trauma) entstanden?«
6. »Wenn es eine (andere) emotionale Sache gäbe, die der Grund für dieses Problem wäre, was wäre das?«
7. »Wenn es eine emotionale Ursache gäbe, warum dieses Problem (z. B. Schmerz) Bestand hat, welche wäre das?«
8. »Welches Ereignis oder welche Person, das/die mit meinem Problem verbunden ist, würde ich gern aus meinem Leben ›streichen‹?«
9. »Was denke ich über mich, das Leben, Gott, die Welt, Erfolg, Beziehungen, Gesundheit ...?«
10. »Wann habe ich das letzte Mal geweint und warum?«
11. »Welche drei Ereignisse oder Personen würde ich gern aus meinem Leben streichen?«
12. »Wer oder was macht mich wütend?«
13. »Was fehlt mir, damit mein Leben perfekt wäre?«
14. »Werde ich in den Himmel kommen, und wenn nicht, warum nicht?«
15. »Was wünschte ich, nie getan zu haben? Wofür schäme ich mich?«
16. »Was ist meine größte Angst?«

Ihre Antworten führen Sie zu Kernaspekten, die das Thema (Fragen 1 bis 8) betreffen, oder auch allgemeinen Kernthemen (Fragen 9 bis 16). Arbeiten Sie nun mit EFT auf der spezifischen Ebene, so äußert sich dies in positiven Veränderungen für das Problem oder ähnliche Problematiken. Behandeln Sie jedoch Kernthemen auf der generellen Ebene, so wird dies zu positiven Auswirkungen in vielen Bereichen Ihres Lebens führen.

Weitere hilfreiche Tipps

Im Folgenden finden Sie noch eine Sammlung einfacher Variationen und Anregungen, die Sie immer dann einsetzen können, »wenn es nicht so funktioniert«.

- Reiben Sie den Empfindlichen Punkt oder beide Schlüsselbeinpunkte, während Sie klopfen.
- Legen Sie eine Hand auf den Hinterkopf, während Sie klopfen.
- Massieren Sie Kopf und Nacken vor und/oder nach der EFT-Behandlung.
- Erden: Stellen Sie beide Füße nebeneinander auf den Boden.
- Schauen Sie in eine andere Richtung.
- Machen Sie nach jeder Runde eine Pause, stehen Sie auf, gehen Sie etwas herum oder schauen Sie aus dem Fenster.
- Kreieren Sie einen »persönlichen Algorithmus«, indem Sie die Punkte »fühlen« und sich dann auf diejenigen konzentrieren, die sich schwach oder unnatürlich anfühlen.
- Kombinieren Sie EFT mit tiefer Entspannung/Hypnose.
- Denken Sie darüber nach, warum es vielleicht wichtig ist, dass dieses Problem weiter besteht, oder klopfen Sie: »Auch wenn ich nicht weiß, warum ich mit diesem ... (Problem) nicht weiterkomme, liebe und akzeptiere ich mich so, wie ich bin.«

Energie-Toxine

Es geschieht ab und zu, dass es entweder bei der Behandlung oder auch Selbstbehandlung keinen oder nur einen kleinen Fortschritt gibt bzw. dass die Behandlung erfolgreich war und das Thema – nach kurzer oder längerer Zeit – wiederauftaucht. In diesen Fällen *kann* es sein, dass ein Energie-Toxin (ET) den Fortschritt beeinflusst oder das Problem wieder zurückkehren lässt. Ein ET löst eine wiederkehrende PU und/oder eine Neurologische Desorganisation aus. Energie-Toxine können folgende Störfaktoren sein:

- in der *Umgebung* wie Elektrosmog (Handy, Quarzuhr), Partikel in der Luft, Wasseradern usw.,
- in der *Nahrung* wie Zucker, Milcheiweiß, Mais, Weizenmehl u. dgl.,
- in *Medikamenten* und *Nahrungsergänzungsmitteln*,
- in *Getränken* (Koffein, Alkohol, Zucker, Farbstoffe ...),
- in der *Kleidung*, besonders bei neuen (schwarzen) Textilien,
- in *Kosmetikartikeln* (Duschgel, Badezusatz, Seife, Haarspray, Aftershave etc.),
- in *Rauchwaren* (Nikotin, Parfüm und Teerstoffe),
- im *Zahnersatz* (Metalle, Amalgam),
- in Materialien, die über der Mittellinie des Körpers getragen werden (Ketten, Gürtel, Brillen oder Zahnbrücken usw.).

Gerade zum Thema Nikotin gibt es Berichte, dass nach einer erfolgreichen EFT-Behandlung das Problem nach nur einer Zigarette wieder zurückgekehrt ist.

Auch wenn ein Energie-Toxin vorliegt, muss dies nicht unbedingt der Grund dafür sein, dass die Methode nicht funktioniert! Es sollte dann nicht als Ausrede gelten. Bevor ein Toxin in Betracht gezogen wird, sollten Sie erst andere Faktoren abklären, etwa folgende Fragen:

- »Ist es noch das gleiche Problem?«
- »Ist ein neuer Aspekt aufgetaucht?«
- »Ist eine neue Emotion aufgetaucht?«
- »Ist es vielleicht wichtig, die Behandlung ›in vivo‹ zu wiederholen?«
- »Liegt eine Form von Switching vor?«
- »Liegt eine PU beim Patienten oder beim Therapeuten vor oder ist eine neue PU aufgetaucht?«
- »Unterstützt das Umfeld (z. B. Familie, Freunde usw.) die positive Veränderung?«
- »Gab oder gibt es einen ›Krankheitsgewinn‹, den der Patient verlieren könnte oder verloren hat?«

Erst danach sollte man die Möglichkeit eines ET in Betracht ziehen. Ob ein ET vorliegt und um welches es sich dabei handelt, kann z. B. durch einen kinesiologischen Test geklärt werden. Es ist das gleiche Vorgehen wie bei der Identifizierung von Allergenen, welches in Kapitel 4 erläutert wird. Hier beschreibe ich auch, wie Sie mit EFT Allergien behandeln können. Dieses Verfahren können Sie natürlich ebenso auf Energie-Toxine anwenden.

Es gibt einige Möglichkeiten, sollte ein ET die Anwendung blockieren oder beschweren, auch ohne dessen Identifizierung und Behandlung erfolgreich zu sein.

- Führen Sie die Selbstbehandlung an einem anderen Ort und/ oder zu einer anderen Zeit aus, z. B. im Freien.
- Seien Sie hartnäckig, es wird ein Zeitfenster geben, innerhalb dessen die Behandlung wirkt.
- Duschen Sie nur mit Wasser und führen Sie die Behandlung nackt durch.
- Wechseln Sie die Kleidung.
- Verzichten Sie einige Zeit auf Alkohol, Kaffee, Zigaretten, Zucker, Weizen, Milch ... (Oft ist gerade das, was wir sehr häufig zu uns nehmen, ein ET!)
- Führen Sie vor der Selbstbehandlung folgende ET-PU-Behandlung durch. Der Einfluss des Energie-Toxins kann damit für die Dauer der Behandlung blockiert werden. Reiben Sie den Empfindlichen Punkt (EP) und sagen Sie währenddessen dreimal: »Auch wenn ich zu diesem Zeitpunkt (vielleicht) Energie-Toxine in meinem System habe, befreie ich mich von jedem und von allen Wirkungen, die diese auf mich haben (könnten), für die Dauer und den Zweck dieser Behandlung.« Trinken Sie anschließend ein großes Glas Wasser!

Eine kleine Anekdote zum Thema Energie-Toxine: Während eines Seminars machte Gary H. Craig auf der Bühne eine Demonstration mit mehreren Freiwilligen, die alle Angst vor Schlangen hatten. Sie klopften mehrere Runden mit diesem Thema, doch es tat sich – nichts!

Gary hatte nun die Vermutung, dass wohl etwas (ein Energie-Toxin) in der Luft lag, und verließ mit den Freiwilligen den Raum. Sie klopften an anderer Stelle weiter, und das mit großem Erfolg.

Vom Veranstalter erfuhr er im Nachhinein, dass kurz vor dem Seminar ein neuer Teppich im Raum verlegt worden war. Neue Teppiche sind meist toxisch, und dies war wohl der Grund für den Misserfolg bei der Gruppendemonstration.

Beharrlich sein

Auf Craigs Homepage finden sich viele Fallbeispiele, die aufzeigen, dass sich ein hartnäckiges Dranbleiben meist auszahlt. Es gibt Fälle, in denen Menschen Wochen und auch Monate täglich mit EFT an ihrem Problem gearbeitet hatten, bevor sich ein erfreuliches Resultat einstellte. Insbesondere bei sehr komplexen Themen ist dies oft der Schlüssel zum Erfolg. Hierbei ist neben Disziplin auch Motivation gefragt: Sind Sie bereit, täglich 5 bis 10 Minuten (drei bis fünf EFT-Runden) für die Lösung Ihres Problems zu investieren, und dies vielleicht für einige Wochen oder Monate? Ist die Erreichung dieses Ziels so attraktiv, dass Sie es gern tun? Was ist das Tollste daran? Notieren Sie alle Vorteile, die Sie mit der Zielerreichung verknüpfen. Dies sind die Grundpfeiler für Ihre Motivation.

Abschließend zum Abschnitt »Wenn es nicht so funktioniert« möchte ich noch einmal alle Punkte in einer Liste zusammenfassen. Sollten Sie in Zukunft mit dem Resultat Ihrer EFT-Behandlungen nicht zufrieden sein, so gehen Sie bitte Schritt für Schritt nach dieser Liste vor und variieren Sie entsprechend Ihre Bemühungen.

Anwendungsgebiete

»Ein glückliches Leben besteht in erster Linie
aus Freiheit von Sorgen.«
Cicero

Ich bin der Auffassung, dass es keine emotionale wie auch körperliche Erkrankung oder Beschwerde gibt, die nicht von EFT profitieren könnte. Gary H. Craigs Grundsatz lautet diesbezüglich:

> »Try it on everything. – Versuch es mit allem!«

Auf seiner Homepage www.emofree.com finden Sie Hunderte von Erfahrungsberichten, die zeigen, dass sich selbst bei schwersten Erkrankungen der Einsatz von EFT positiv ausgewirkt hat. Auch wenn es in manchen Fällen nicht zu einer vollständigen Heilung kam, so führten EFT-Behandlungen doch meist zu einer Verbesserung der Symptomatik und der emotionalen Stabilität.

Denken Sie in Zukunft immer daran, dass Sie ein so effektives Instrument wie EFT besitzen. Setzen Sie EFT bei jeder Art von emotionaler wie auch körperlicher Beschwerde ein, auch wenn Sie glauben, dass es bei diesem oder jenem Thema bestimmt nicht hilfreich sein kann. Lassen Sie sich überraschen. Erfolge verzeichnet die Methode vor allem immer wieder bei folgenden Symptomen:

- emotionalen Beschwerden wie
  - Süchten (Zigaretten, Schokolade, Kaffee ...),
  - Ängsten wie Flug-, Platz-, Höhenangst usw.,
  - depressiven Verstimmungen,
  - Leistungsblockaden in Schule, Beruf und Sport,

  - Müdigkeit, Schlafstörungen,
  - Phobien, Traumata, Panikattacken,
  - Stress, innerer Unruhe, Nervosität,
  - Themen wie Gewichtsreduktion, Selbstvertrauen, Selbstbild, Selbstwert,
  - Wut, Ärger, Trauer, Aggression, Schuld usw. sowie
  - Zwängen etc.;
- körperlichen Beschwerden wie
  - Allergien und Unverträglichkeiten, Asthma,
  - Augenproblemen (Weit- oder Kurzsichtigkeit),
  - Nebenwirkungen von Medikamenten,
  - Schluckauf, Sodbrennen,
  - Schmerzen (akut und chronisch): Kopf-, Rücken-, Nacken-, Schulter-, Gelenkschmerzen, Migräne, Regelschmerzen, Fibromyalgie usw.,
  - Schnupfen, Heiserkeit, Husten, Fieber,
  - Tinnitus,
  - Verdauungsproblemen, Übelkeit, Seekrankheit,
  - Verletzungen (Schnitten, Brüchen, Verbrennungen) und
  - Verspannungen.

Kapitel 3: Weitere EFT- und EFT-verwandte Techniken

»Wenn Sie das tun, was Sie immer getan haben,
werden Sie auch das bekommen,
was Sie immer bekommen haben.«
Anonym

Das Plural-s in der Bezeichnung »Emotional Freedom Techniques« deutet schon daraufhin, dass es sich hierbei nicht nur um eine, sondern um mehrere Techniken handelt, die unter diesem Begriff zusammengefasst wurden. Kennen gelernt haben Sie bisher die Basismethode, die Abkürzungen und das so genannte »Chase the Pain«, dem ich mich auch in diesem Kapitel noch einmal widmen werde. Alle Modifikationen und Techniken innerhalb des EFT zu erläutern, würde hier zu weit führen. Ich werde mich deshalb auf die wohl bekanntesten und erprobtermaßen effektivsten beschränken. Dies sind:

- EFT-Choices (EFT-Entscheidungen),
- Movie-Technique (Filmtechnik),
- Chase the Pain (Verfolge den Schmerz),
- Magic Box (Die Magische Truhe),
- Slow-EFT (»Langsames« EFT),
- Imaging the Tapping (Klopfen in der Vorstellung),
- Proxy/Surrogate Tapping (Stellvertreterklopfen),
- 1,2,3-EFT,
- Notfall-EFT,

- EFT-Kurzentspannung,
- NeiGong und EFTNeiGong,
- Borrowing Benefits (Geborgter Nutzen) und der
- Personal Peace Process (Persönliche Friedensprozess).

Alle Hinweise, die für das »normale« EFT gelten – wie Wasser trinken, Erden, Energetisieren der Hände vor der Behandlung, tiefes Durchatmen nach der Einstimmung, Sequenz, 9G, Sequenz sowie das Ausschütteln der Hände nach jeder Runde –, sollten Sie auch bei der Anwendung dieser Variationen beachten.

EFT-Choices (EFT-Entscheidungen)

»Entscheidungen haben sich nicht mehr
nach vorhandenen Mitteln zu richten,
sondern die Mittel werden
durch Entscheidungen geschaffen.«
Sithu U Thant

Die EFT-Choices-Methode, entwickelt von Dr. Patricia Carrington[13], ist eine EFT-Variante, die eine spezifische Art von Affirmationen, genannt »Choices« (Entscheidungen), verwendet. Hierdurch ist es möglich, eine positive Affirmation problemspezifischer in die EFT-Behandlung zu integrieren, als dies mit dem Standard-Akzeptanzsatz »... liebe und akzeptiere ich mich so, wie ich bin« geschieht.

Eine »Entscheidung« macht insofern einen Unterschied zu traditionellen Zielaussagen, als der Formulierung des erwünschten Ziels die Worte »Ich entscheide ...« anstatt »Ich bin ...«, »Ich habe ...« etc. vorangestellt werden. Sie widersprechen außerdem

13 Patricia Carrington, www.eftupdate.com.

nicht der Realitätsauffassung der zu behandelnden Person und werden deshalb wesentlich besser akzeptiert und angenommen.

Um ein Gefühl hierfür zu bekommen, sprechen Sie doch die beiden folgenden Sätze einmal aus und spüren Sie den Unterschied:

- »Ich fühle mich ruhig und sicher im Flugzeug.«
- »Ich entscheide, ich fühle mich ruhig und sicher im Flugzeug.«

Das Choices-Protokoll

Die Choices-Methode besteht aus folgenden Schritten:

- Problemaussage,
- Bewertung der Intensität (SUD),
- Entscheidungssatz,
- Bewertung der Gültigkeit des Entscheidungssatzes,
- Einstimmung mit Entscheidungssatz anstatt »... liebe und akzeptiere ich mich so, wie ich bin«,
- Choices-Trio:
  - eine EFT-Sequenz (Kurzform: Augenbraue [AB] - Unter dem Arm [UA], höchster Kopfpunkt [KP]) mit Erinnerungssatz,
  - eine EFT-Sequenz (Kurzform: Augenbraue - Unter dem Arm, höchster Kopfpunkt) mit Entscheidungssatz,
  - eine EFT-Sequenz (Kurzform: Augenbraue - Unter dem Arm, höchster Kopfpunkt) mit Wechsel von Erinnerungssatz und Entscheidungssatz an jedem Klopfpunkt (immer mit dem Entscheidungssatz die Runde beenden!),
- Bewertung von Intensität und Gültigkeit,
- modifizierte Einstimmung und Choices-Trio (s. o.) mit modifiziertem Erinnerungssatz und Entscheidungssatz bis SUD = 0 und Gültigkeitswert bei mindestens 8,
- Überprüfen des Resultats.

Wählen Sie nun wieder ein Thema von Ihrer Problemliste aus der Sparte »Negative Emotionen« oder »Ängste und Phobien«.

Problemaussage

Formulieren Sie eine Problemaussage, den Kriterien entsprechend.

Problemaussage:

Beispiel: »Ich habe panische Angst, in tiefem Wasser zu schwimmen.«

Bewerten Sie nun die momentane Intensität

Bewerten Sie die Intensität, die das Problem jetzt für Sie hat, auf einer Skala von 0 bis 10, wobei 10 der höchste Grad ist. 0 bedeutet absolute Freiheit von dem Symptom. Machen Sie jetzt ein X an der Stelle, an der Sie sich gerade befinden:

0 1 2 3 4 5 6 7 8 9 10

Entscheidungssatz

Formulieren Sie nun eine Entscheidung, die das gewünschte Ziel ausdrückt.

Beispiel: »Ich entscheide, ich fühle mich sicher und wohl beim Schwimmen im tiefen Wasser.«

Die Formulierung des Entscheidungssatzes (Choice) ist nicht immer einfach. Patricia Carrington hat hierfür sechs Regeln aufgestellt. Diese ähneln den Kriterien für Zielaussagen aus Kapitel 2.

1. Seien Sie spezifisch

Stellen Sie sich vor, Sie sitzen in einem Restaurant und wollen bestellen oder Sie erklären einem guten Geist, was Sie sich wünschen. Aussagen wie »Ich möchte besser essen als gestern«, »Ich wünsche mir ein größeres Auto« oder »Ich möchte mehr Geld auf der Bank« könnten da etwas ungenau sein. Unser Unterbewusstsein arbeitet diesbezüglich vergleichbar einem Computer und hat keine Ahnung, was mit »besser«, »größer« oder »mehr« gemeint ist – wie viel besser, besser als was, wie viel ist mehr oder größer? Formulieren Sie also exakt, was Sie wollen!

Ein schlechter Entscheidungssatz für einen Studenten wäre z. B.: »Ich entscheide, ich bekomme bessere Noten in diesem Semester.«

Ein sehr viel besserer Entscheidungssatz wäre: »Ich entscheide, ich erreiche mit Leichtigkeit einen 2,0 Durchschnitt in diesem Semester.«

Ist Ihre Entscheidung spezifisch genug? Wenn nicht, ändern Sie sie dahin gehend ab:

2. Kreieren Sie »anziehende« Entscheidungen

Eine Entscheidung sollte so attraktiv wirken wie ein toller Werbespot, deshalb formulieren Sie am besten so farbig und attraktiv wie nur möglich. Dies können Sie durch ein paar kleine Wörter erreichen. Einige sorgfältig ausgesuchte Adjektive machen eine Entscheidung so anziehend wie einen starken Magneten.

Hier eine Auswahl von Ausdrücken, die man in die Entscheidung aufnehmen kann, um sie attraktiver zu machen: »Ich entscheide,

- einen kreativen Weg zu finden,
- Spaß dabei zu haben,
- mich sicher zu fühlen,
- mich selbst dabei zu überraschen,
- einen ungewöhnlich leichten Weg zu finden« – usw.

Oder fügen Sie irgendeines dieser Adjektive hinzu, um mehr Anziehungskraft zu erreichen: angenehm, befriedigend, genial, glänzend, phantastisch, sicher, unerwartet, wunderbar usw.

Ist Ihre Entscheidung attraktiv genug? Macht es Ihnen Freude, sie auszusprechen?

Wenn nicht, verändern Sie sie dahin gehend:

3. Nehmen Sie das bestmögliche Ziel – den Jackpot

Wenn Sie eine Entscheidung treffen, sollte diese das Beste sein, was Sie sich vorstellen können. Es ist nicht genug, sich z. B. für eine neue Wohnung zu entscheiden. Diese kann im vierten Stock sein, ohne Fahrstuhl, überteuert, mit schlechter Heizung, kleinen Fenstern und Zimmern, laut und einer Aussicht auf einen Friedhof.

Eine viel bessere Wahl wäre: »Ich entscheide, ich finde schnell und leicht eine ruhige, helle, große und preiswerte Wohnung mit einer tollen Aussicht auf den See.« Diese Entscheidung wird wesentlich bessere Ergebnisse bringen.

Haben Sie sich für den Jackpot entschieden? Wenn nicht, so verändern Sie ihre Entscheidung dahin gehend. Achten Sie jedoch darauf, dass Ihr Ziel nicht außerhalb Ihres Vorstellungsrahmens liegt:

4. Formulieren Sie Ihre Entscheidung positiv

Es geht um das, was Sie wollen, und nicht um das, was Sie *nicht* mehr wollen. Mit einer positiven Formulierung geben Sie Ihrem Unterbewusstsein ein konkretes Ziel.

Eine schlechte Formulierung wäre z. B.: »Ich entscheide, *keine* Angst mehr im Flugzeug zu haben.«

Eine bessere Entscheidung wäre: »Ich entscheide, ich fühle mich jederzeit ruhig und sicher im Flugzeug.« Oder: »Ich entscheide, Fliegen macht mir großen Spaß.«

Wenn Sie einen solchen Satz formulieren, vermeiden Sie negative Wörter und Wortbestandteile wie »keine, nie, niemals, nicht, weniger, un-, -los, frei sein von, ohne« usw.

Ist Ihre Entscheidung positiv formuliert? Wenn nicht, so verändern Sie diese dahin gehend:

5. Entscheiden Sie *nicht* für andere

Diese Regel ist sehr wichtig. Vielleicht kommen Sie irgendwann in die Versuchung, eine Entscheidung über das Verhalten eines anderen zu treffen, z. B.: »Ich entscheide, dass ... mich liebt.« Oder: »Ich entscheide, dass mein Chef mir eine Gehaltserhöhung gibt.«

Dies sollten Sie unterlassen, da es manipulativ wäre. Selbst wenn Sie einem anderen Menschen, der vielleicht krank oder in Gefahr ist, mit einer Entscheidung helfen möchten, holen Sie sich besser seine Erlaubnis.

Sie können auch eine positivere Formulierung wählen, indem Sie die Entscheidung für sich treffen. Nehmen wir z. B. den ersten Fall: »Ich entscheide, dass ... mich liebt.«

Eine bessere Aussage wäre hierfür: »Ich entscheide, ich bin liebenswert für ...«

Sollte diese Entscheidung »greifen« und Sie fühlen nun, dass Sie liebenswert für den/die Betreffende(n) sind, so wird sich natürlich auch Ihr Verhalten ihm oder ihr gegenüber ändern. Dies wiederum bewirkt dann eine Verhaltensänderung auch bei ihm/ihr Ihnen gegenüber. Wie dies im konkreten Fall aussehen wird, kann man vorher nicht sagen. Lassen Sie sich überraschen!

Ist Ihre Entscheidung nur auf Sie gemünzt? Wenn nicht, so verändern Sie sie dahin gehend:

6. Einfach formulieren

Die Entscheidung sollte so kurz und einfach wie möglich formuliert werden. Hüten Sie sich vor Zungenbrechern. Gerät eine Entscheidung zu lang, ist aber jeder Teil davon wichtig, so teilen Sie sie auf. Nehmen Sie den ersten Teil der Entscheidung und kombinieren Sie ihn mit der Problemaussage. Machen Sie die Einstimmung und das Choices-Trio. Das Gleiche machen Sie dann mit Teil 2 der Entscheidung usw. Während des Klopfens wird sich vielleicht eine andere, passendere Entscheidung herauskristallisieren.

Das Gleiche können Sie auch mit der Problemaussage tun, wenn diese mehrere Aspekte zum Inhalt hat!

Ist Ihre Entscheidung einfach formuliert? Wenn nicht, so verändern Sie sie dahin gehend:

7. Gegenwartsform

»Es gibt nichts Besseres
als das Hier und Jetzt!«
Marshall Sylver

Diese zusätzliche Regel habe ich noch hinzugefügt, da ich sie als sehr wichtig erachte. Formulieren Sie Ihre Entscheidung in der Gegenwartsform. Sie hat dann viel mehr Kraft und Energie.

Es ist ein Unterschied, ob ich sage: »Ich entscheide, ich werde mich ruhig und entspannt im Flugzeug fühlen«, oder »Ich entscheide, ich fühle mich ruhig und entspannt im Flugzeug.«

Der zweite Satz dieses Beispiels hat, jedenfalls für mich, sehr viel mehr Energie als der erste.

Verändern Sie Ihre Entscheidung, sollte sie nicht in der Gegenwartsform formuliert sein:

Choices und Tailender

Tailender sind die Widerstände, die uns ins Bewusstsein kommen, wenn wir eine Affirmation oder Entscheidung aussprechen oder an ein Ziel denken. Es sind sozusagen die »Rattenschwänze«, die daran haften. Meist tauchen sie in Form einer leisen Stimme auf, die uns etwas zuflüstert. Deshalb ist es von Vorteil, Ihre Entscheidung darauf zu überprüfen und etwaige Widerstände (Tailender) zu integrieren.

Beispiele:

- *Original-Entscheidungssatz:* »Ich entscheide, ich halte meine Wohnung wunderbar in Ordnung.«
- *Tailender:* »Aber das bedeutet, ich muss täglich aufräumen und sauber machen, und ich hasse das.«
- *Gegenmittel zum Tailender:* es genießen, die Wohnung wunderbar in Ordnung zu halten.
- Ergänzter Entscheidungssatz (Gegenmittel zum Tailender integriert): »Ich entscheide, ich genieße es, meine Wohnung wunderbar in Ordnung zu halten.«

Oder:

- *Original-Entscheidungssatz:* »Ich entscheide, ich wiege 70 kg (Zielgewicht).«
- *Tailender:* »Aber das letzte Mal, als ich 70 kg wog, lag das daran, dass ich krank war – es könnte also gefährlich sein, Gewicht zu verlieren.«
- *Gegenmittel zum Tailender:* gesund sein, wenn Sie 70 kg wiegen.
- *Ergänzter Entscheidungssatz (Gegenmittel zum Tailender integriert):* »Ich entscheide, ich wiege 70 kg und bin vollkommen gesund.«

Es gibt viele Wege, ein Gegenmittel zu einem Tailender in einen Entscheidungssatz zu integrieren; und wenn dies auch manchmal nicht einfach ist, so lohnt es sich jedoch meist, da es im Endeffekt sehr viel Zeit spart und man damit außerordentliche Erfolge erzielen kann.

Sprechen Sie nun Ihren Entscheidungssatz zweimal laut aus. Wie fühlen Sie sich dabei? Gibt es innere Widerstände? Wenn ja, notieren Sie diese:

Sollten Sie sich nicht wohl mit Ihrer Entscheidung fühlen und/oder Tailender auftauchen, so

- formulieren Sie die Entscheidung neu, bis Sie sich damit zu 100 % wohl fühlen, d. h. keine Widerstände mehr auftauchen (der einfachste Weg), oder
- bearbeiten Sie die inneren Widerstände mit EFT oder
- finden Sie ein Gegenmittel zum Tailender und integrieren Sie diesen in Ihre Entscheidung.

Persönliche Ressourcen (Kraftquellen)

Jeder von uns hat persönliche Fähigkeiten in bestimmten Kontexten. Meist fehlt uns jedoch diese Fähigkeit (Ressource), wie z. B. sich beim Autofahren ruhig und sicher zu fühlen, aber vielleicht beim Fliegen. Mit der Choices-Methode bekommen wir die Möglichkeit, diese Ressource auf den Problemkontext zu übertragen.

Auf das oben angeführte Beispiel angewendet, würde dann der Entscheidungssatz lauten: »Ich entscheide, ich fühle mich beim Fliegen genauso sicher und ruhig wie beim Autofahren.«

Eine weitere Möglichkeit wäre, jemand anderen in den Entscheidungssatz mit einzubeziehen, der oder die diese Ressource in dem Problemkontext Fliegen hat. Gibt es einen Menschen, den Sie wegen seiner Ruhe und Gelassenheit beim Fliegen bewundern?

Die Aussage würde dann lauten: »Ich entscheide, ich fühle mich beim Fliegen genauso sicher und ruhig wie ... (Name der Person).«

Möchten Sie noch eine Ressource in Ihren Entscheidungssatz einbauen, so können Sie dies jetzt tun:

Bewerten Sie nun die momentane Gültigkeit Ihres Entscheidungssatzes:

Gültigkeit (0 = nicht gültig, 10 = 100%ig gültig):

Einstimmung

Kombinieren Sie die Problemaussage mit dem Entscheidungssatz. Dieses ergibt dann den Einstimmungssatz:

Beispiel: »Auch wenn ich panische Angst habe, in tiefem Wasser zu schwimmen, entscheide ich, ich fühle mich sicher und wohl beim Schwimmen in tiefem Wasser.«

Reiben Sie den Empfindlichen Punkt oder klopfen Sie den Handkantenpunkt, während Sie diesen Einstimmungssatz dreimal laut wiederholen (s. S. 64).

Das Choices-Trio

Wir verwenden beim Choices-Trio die EFT-Kurzsequenz: Augenbraue (AB) bis Unter dem Arm (UA) und höchster Kopfpunkt (KP) ohne die 9-Gamut-Folge. Die anderen Klopfpunkte und die 9G werden nur mit einbezogen, sollte sich nichts »bewegen«.

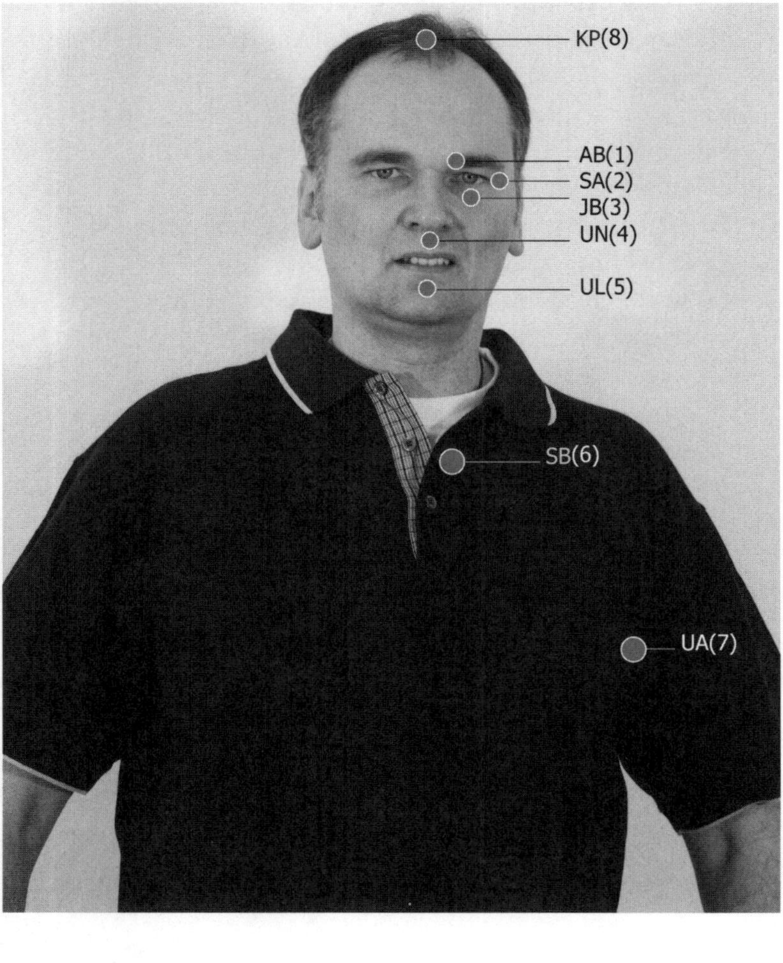

Formulieren Sie zuerst noch einen kurzen Erinnerungssatz, das Problem betreffend:

____

Beispiel: »Diese panische Angst, im tiefen Wasser zu schwimmen!«

1. Klopfen Sie nun einmal die beschriebene Kurzsequenz mit dem Erinnerungssatz, wie z. B.: »Diese panische Angst, im tiefen Wasser zu schwimmen!« (Sollten Sie sich zu sehr im Problemzustand befinden, empfiehlt es sich, erst mehrere Sequenzen mit dem Erinnerungssatz zu klopfen!)
2. Eine Kurzsequenz mit dem Entscheidungssatz, wie z. B.: »Ich entscheide, ich fühle mich sicher und wohl beim Schwimmen in tiefem Wasser.«
3. Eine Kurzsequenz abwechselnd mit Erinnerungssatz und Entscheidungssatz:
   - Am ersten Klopfpunkt (Augenbraue) – Erinnerungssatz.
   - Am zweiten Klopfpunkt (Seitlich des Auges) – Entscheidungssatz.
   - Am dritten Klopfpunkt (Unter dem Auge) – Erinnerungssatz.
   - Am vierten Klopfpunkt (Unter der Nase) – Entscheidungssatz.
   - Am fünften Klopfpunkt (Unter der Lippe) – Erinnerungssatz.
   - Am sechsten Klopfpunkt (Schlüsselbein) – Entscheidungssatz.
   - Am siebten Klopfpunkt (Unter dem Arm) – Erinnerungssatz.
   - Am achten Klopfpunkt (höchster Kopfpunkt) – Entscheidungssatz.

> **Wichtig:** Sollten Sie eine andere Kurzform oder die Langform mit Fingerpunkten und 9G bevorzugen, so achten Sie darauf, dass Sie auch hier mit dem Entscheidungssatz das Choices-Trio beenden!

Bewerten Sie nun erneut die Intensität und den Gültigkeitswert

SUD (Problem): ______________________________

Gültigkeit des Entscheidungssatzes: ________________

Modifizierte Einstimmung

Sollte der SUD gefallen sein, so empfiehlt es sich, wie beim »normalen« EFT nun den Problemteil des Einstimmungssatzes zu modifizieren:

____

____

Beispiel: »Auch wenn ich immer noch etwas Angst habe, in tiefem Wasser zu schwimmen, entscheide ich, ich fühle mich sicher und wohl beim Schwimmen in tiefem Wasser.«

Reiben Sie den Empfindlichen Punkt oder klopfen Sie den Handkantenpunkt, während Sie diesen modifizierten Einstimmungssatz dreimal laut wiederholen.

Choices-Trio

Die einzige Veränderung zum Choices-Trio der ersten Runde ist die Verwendung des modifizierten Erinnerungssatzes:

Beispiel: »Diese *restliche* Angst, im tiefen Wasser zu schwimmen!«

1. Klopfen Sie nun einmal die EFT-Kurzsequenz mit Ihrem modifizierten Erinnerungssatz,
2. eine Kurzsequenz mit dem Entscheidungssatz,
3. eine Kurzsequenz abwechselnd mit modifiziertem Erinnerungssatz und Entscheidungssatz.

Bewerten Sie nun erneut SUD und Gültigkeit.

SUD:

Gültigkeit:

Bearbeiten Sie jetzt weiter Ihr Thema mit modifizierter Einstimmung und Choices-Trio, bis Ihr SUD bei 0 und die Gültigkeit Ihrer Entscheidung mindestens bei 8 ist.

> Da es wie im traditionellen EFT vorkommen kann, dass sich während der Behandlung etwas Neues in den Vordergrund drängt – ein neuer Aspekt, ein neues Gefühl oder eine Erinnerung –, wird es unter Umständen nötig sein, dass Sie diesbezüglich den Einstimmungssatz und vielleicht auch die Entscheidung verändern!

Sollte der SUD bei 0, der Gültigkeitswert jedoch noch nicht bei mindestens 8 sein, so machen Sie noch einige Sequenzen *nur* mit dem Entscheidungssatz, bis dies der Fall ist. Eine große Hilfe können hier auch die Choices-Karten (s. u.) sein.

Überprüfen des Resultats

Testen Sie abschließend das Ergebnis, wie Sie dies auch beim »normalen EFT« tun würden.

Choices-Karten

Notieren Sie während der Behandlung bitte alle Einstimmungs- und Entscheidungssätze, mit denen Sie arbeiten. Sie können hierfür das Choices-Arbeitsblatt verwenden. Gehen Sie am Ende noch einmal über diese Liste und lassen Sie die Entscheidungen auf sich wirken. Vielleicht möchten Sie noch etwas ändern, um die Formulierungen für *jetzt* stimmiger zu machen. Tun Sie dies und schreiben Sie dann jeden Entscheidungssatz auf eine separate kleine Karte.

Sie sollten dann mindestens zweimal am Tag (am besten vorm Einschlafen und morgens vorm Aufstehen) diese Choices einige Male laut aufsagen, bis das gewünschte Ziel erreicht ist. Natürlich können Sie dies auch noch mit dem Klopfen verbinden. Das ist eine tolle Möglichkeit, die Effektivität dieser wunderbaren Methode noch zu steigern.

Choices-Arbeitsblatt

		1	2	3	4	5
Problem-aussage						
Entscheidungs-satz						
Einstimmungs-satz						
Erinnerungs-satz						
Problem-aussage						
Entscheidungs-satz						
Einstimmungs-satz						
Erinnerungs-satz						
Problem-aussage						
Entscheidungs-satz						
Einstimmungs-satz						
Erinnerungs-satz						

Einige Hinweise zur Arbeit mit EFT-Choices

In meiner Praxis arbeite ich fast ausschließlich mit der Choices-Methode. Es hat sich herausgestellt, dass auch meine Patienten und Klienten diese Art von Affirmationen bevorzugen. Sehr gern arbeite ich darüber hinaus mit etwas allgemeineren Entscheidungen wie:

- »Ich entscheide, ich fühle mich (jederzeit) sicher und frei.«
- »Ich entscheide, ich fühle mich (jederzeit) ruhig und gelassen.«
- »Ich entscheide, ich fühle mich (jederzeit) glücklich und vertrauensvoll.«

Hierbei ist es notwendig, diese Aussagen über einen längeren Zeitraum täglich mehrmals auszusprechen. Die positive Wirkung kann durch Klopfen natürlich noch verstärkt werden.

Vielleicht haben Sie sich auch gefragt, wofür der dritte Schritt des Choices-Trios notwendig ist. Hier werden im Wechsel Erinnerungs- und Entscheidungssatz während des Klopfens ausgesprochen. Dadurch wird das Negative (Problem) sozusagen durch das Positive (Entscheidung) ersetzt. Im Neurolinguistischen Programmieren (NLP) nennen wir dies einen »Swish«.

Sollten Sie in der Zukunft mit dem Problem in Kontakt geraten, so wird sofort Ihre Entscheidung in den Vordergrund treten.

Fallbeispiel: Einer Patientin mit Panikstörung und Schwindelattacken half ich, ihre Probleme mithilfe der Choices-Methode zu überwinden. In einer der folgenden Sitzungen berichtete sie: »Ich kam letzte Woche mal wieder in ein Blumengeschäft, in dem ich schon öfter in Panik geraten und mir schwindlig geworden war. Es war auch diesmal sehr voll in dem Laden, was normalerweise meine Ängste noch verstärkt hätte. Doch jetzt drang gleichzeitig mit meiner Befürchtung, es könnte mir wieder schwindlig werden, meine Entscheidung ›Ich fühle mich sicher und frei‹ in den Vordergrund und löste diese Ängste auf. Ich fühlte mich zum ersten Mal seit langem richtig wohl in diesem Geschäft.«

Sollten Sie Probleme mit der Formulierung Ihrer Entscheidungen haben, so können Sie auch gern das Buch *Heile deinen Körper* von Louise L. Hay[14] zur Hilfe nehmen. Hier sind Affirmationen zu den verschiedensten Beschwerden aufgeführt, die Sie dann in Form einer Entscheidung in die Behandlung mit einbringen können.

Auch bei der Arbeit mit EFT-Choices kann es zu Widerständen kommen, die eine erfolgreiche Behandlung erschweren oder gar verhindern. Gehen Sie in einem solchen Fall wieder zum Abschnitt »Wenn es nicht so funktioniert« des 2. Kapitels.

»Die größte Entscheidung deines Lebens liegt darin, dass du dein Leben ändern kannst, indem du deine Geisteshaltung änderst.« (Albert Schweitzer)

Die Filmtechnik (Movie-Technique)

Die Arbeit mit belastenden Erlebnissen aus der Vergangenheit ist das tägliche Brot jedes EFT-Anwenders. Dies sind nicht nur häufig Aspekte eines aktuellen Themas, sondern oft auch das Problem selbst.

Mit der Filmtechnik haben Sie die Möglichkeit, diese Erfahrungen gezielt aufzuarbeiten. Sie »zwingt« Sie dabei außerdem, sehr spezifisch vorzugehen.

14 S. »Quellen« im Anhang.

Suchen Sie zur Behandlung von schweren Traumata immer einen erfahrenen EFT-Anwender oder Therapeuten auf.

Die Vorgehensweise

Lesen Sie sich die einzelnen Schritte erst einmal durch und verwenden Sie den folgenden Vordruck für die Bearbeitung Ihres gewählten belastenden Ereignisses.

1. Wählen Sie eine vergangene Erfahrung von Ihrer Problemliste aus der Sparte »Belastende vergangene Ereignisse« (s. S. 53) oder wählen Sie einen Aspekt eines Themas, der in diese Kategorie hineinpasst. Mit der Frage »An was erinnert mich dieses Problem?« haben Sie die Möglichkeit, Zugang zu solchen Erinnerungen zu erhalten. Dieses ist nun der Film, der, wenn Sie ihn abspielen würden, nur wenige Minuten lang sein sollte. Dauert er länger, so teilen Sie ihn auf.
2. Geben Sie dem Film einen passenden Titel (z. B. »Das Horrorabitur«).
3. Lassen Sie den Film in Ihrer Vorstellung einmal schnell »durchlaufen« und bewerten Sie die momentane Intensität.
4. Machen Sie nun einige Runden EFT mit dem Titel des Films (z. B. »Auch wenn ich dieses *Horrorabitur*-Erlebnis in mir trage, liebe und akzeptiere ich mich so, wie ich bin«), bis Sie sich o. k. (0 oder nahe 0) fühlen, wenn Sie an das Ereignis denken. Der Erinnerungssatz für unser Beispiel wäre: »Dieses Horrorabitur-Erlebnis«.
5. Erzählen Sie jetzt den Film, so als ob Sie einem guten Freund von diesem Erlebnis berichten würden (schon hierbei können Sie einige Ihrer bevorzugten EFT-Behandlungspunkte klopfen!). Stoppen Sie, sobald eine unangenehme Emotion auftaucht. Notieren Sie diesen Aspekt des Films, bewerten Sie ihn, formulieren Sie Einstimmungs- und Erinnerungssatz und machen Sie dann so viele Runden EFT, bis dieser

Gesichtspunkt auf 0 ist. Tipp: Beschränken Sie sich hierbei auf die körperliche Ebene!

6. Spulen Sie den Film zurück und beginnen Sie wieder von vorn.
7. Wiederholen Sie die Schritte 5 und 6, bis Sie den Film erzählen können, *ohne* dass eine negative Reaktion auftritt.
8. Testen Sie das Ergebnis, indem Sie den Film mit Übertreibungen vor Ihrem inneren Auge ablaufen lassen.

Arbeitsblatt Filmtechnik

Kurzanleitung:

1. Wählen Sie ein belastendes Ereignis. Dieses ist der Film und sollte nur wenige Minuten dauern, sonst aufteilen.
2. Geben Sie dem Film einen Titel.
3. Schnelldurchlauf – bestimmen Sie den SUD.
4. Machen Sie einige Runden EFT mit dem Filmtitel als Erinnerungssatz, bis der SUD 0 oder nahe 0 ist.
5. Erzählen Sie jetzt den Film, stoppen Sie, sobald eine unangenehme Emotion auftaucht, und klopfen Sie diesen Aspekt auf 0.
6. Spulen Sie den Film wieder zurück und beginnen Sie von vorn mit dem Erzählen.
7. Wiederholen Sie die Schritte 5 und 6, bis Sie den Film erzählen können, *ohne* dass eine negative Reaktion auftritt.
8. Testen Sie das Ergebnis.

Filmtitel:				
Einstimmungssatz:	**SUD**			
»Auch wenn ich dieses .... (Titel des Films)-Ereignis in mir trage, liebe und akzeptiere ich mich so, wie ich bin.«				
Auftretende negative Reaktionen = Aspekte:	**SUD**			

Auftretende negative Reaktionen = Aspekte:	**SUD**			

Zukünftige Ereignisse

Die Filmtechnik können Sie auch auf zukünftige Ereignisse anwenden. Dies mag ein Zahnarztbesuch, eine Prüfung, ein Flug, eine Hochzeit oder auch ein erstes Date sein:

1. Formulieren Sie einen Titel für das zukünftige Ereignis (z. B. »Zahnarzttermin am 11. 11.«).
2. Bewerten Sie die Intensität (z. B. der Angst), die dieses Ereignis *jetzt* schon für Sie hat.
3. Machen Sie einige Runden EFT mit dem Titel des Films (z. B. »Auch wenn ich eine panische Angst vor meinem Zahnarzttermin am 11. 11. habe, liebe ...«), bis Sie sich o. k. fühlen, wenn Sie an das Ereignis denken.
4. Stellen Sie sich nun vor, das zukünftige Ereignis wird als Film auf einer Leinwand gezeigt. Erzählen Sie, wie dieser in Ihrer Phantasie wohl ablaufen wird. Halten Sie an, sobald eine unangenehme Emotion auftaucht, und klopfen Sie diesen Aspekt in Ihrer Vorstellung auf 0.
5. Spulen Sie den Film zurück und beginnen Sie wieder von vorn.
6. Machen Sie die Schritte 4 und 5, bis Sie den Film erzählen können, *ohne* dass eine negative Reaktion auftritt.
7. Testen Sie das Ergebnis, indem Sie den Film übertrieben vor Ihrem inneren Auge ablaufen lassen.
8. Formulieren Sie eine Zielaussage oder einen Entscheidungssatz, das zukünftige Ereignis betreffend (z. B. »[Ich entscheide,] ich fühle mich jederzeit ruhig und sicher beim Zahnarzt«).
9. Machen Sie täglich mehrmals eine Sequenz mit dieser Aussage bis zu dem betreffenden Termin.

Den Schmerz verfolgen (Chase the Pain)

Dieses EFT-Format habe ich Ihnen bereits im letzten Kapitel unter »Wenn es nicht so funktioniert« im Zusammenhang mit der Behandlung der körperlichen Ebene eines Problems kurz vorgestellt. Sie können diese Technik auch für die Bearbeitung von »rein« körperlichen Beschwerden einsetzen.

Meines Erachtens haben fast alle physischen Probleme und Erkrankungen emotionale Wurzeln und damit energetische Störungen als Ursache. Ist die energetische Störung und damit der emotionale Faktor mit EFT erfolgreich behandelt, so führt dies zwangsläufig zu einer Linderung oder gar vollständigen Auflösung des körperlichen Symptoms.

Fallbeispiel: Eine Seminarteilnehmerin mit langjährigen Schmerzen im Bereich Brustwirbelsäule nahm ihr Leiden zum Thema einer EFT-Gruppendemonstration. Ihr SUD war zu Beginn bei 9, und schon nach einer Runde EFT mit »Auch wenn ich diese verfluchten Schmerzen im Brustwirbelbereich habe, liebe und akzeptiere ich mich so, wie ich bin« fiel er auf 5.

In der nächsten Runde tat sich jedoch sehr wenig, und ich fragte sie, welche Emotion wohl hinter diesem Schmerz stecken könnte. Sie antwortete, dass die Schmerzen sie sehr einschränkten und sie dies schon ärgerte. Ich erkundigte mich daraufhin, ob das Gefühl Ärger wäre oder doch eher Wut – die Formulierung »verfluchte« ließ mich darauf schließen –, und wir »einigten« uns auf Wut.

Die nächste Runde klopfte sie dann mit »Auch wenn ich diese Wut im Brustwirbelbereich habe, liebe ...«, und der Wert sank sofort auf 1.

Sie schilderte, ein leichtes Knacken vernommen zu haben, das zur Auflösung des Schmerzes führte. Nach einer letzten Runde mit »Auch wenn ich diese restliche Wut ...« war dieser komplett verschwunden.

Wie lässt sich das erklären? Ich weiß nicht, was ursprünglich zu diesem Rückenproblem geführt hat. Vielleicht war es ein Unfall, eine falsche Bewegung, eine Überlastung oder ein emotionales Thema. Die Wut über die daraus resultierende körperliche Einschränkung und die damit verbundene energetische Störung haben die Schmerzen jedoch »am Leben« erhalten. Sie führten höchstwahrscheinlich zu Verspannungen in diesem Bereich der Wirbelsäule, die verhinderten, dass sie sich wieder normal ausrichten konnte.

Das Balancieren des Meridiansystems und die damit verbundene Auflösung der Wut führten nun wahrscheinlich zu einer Entspannung im betroffenen Körperteil. Das von der Probandin vernommene Knacken lässt darauf schließen, dass die Wirbel wieder in ihre normale Lage zurückgefunden haben.

Auch ohne den Fokus auf ein spezifisches Problem führt das Klopfen der EFT-Behandlungspunkte, verbunden mit einer ruhigen und tiefen Atmung, meist zu einer allgemeinen Entspannung. Verspannungen als Folge von Ängsten, Stress usw. sind meist auch der Grund für vielerlei körperliche Beschwerden. Sie führen zu einer Minderversorgung mit Blut, Sauerstoff und Energie in Organen und Muskeln und damit zu Schmerzen oder gar funktionellen Problemen.

Das tägliche Klopfen und damit verbundene Balancieren der Energiebahnen kann diesen Beschwerden vorbeugen. Tun Sie sich also etwas Gutes und stimulieren Sie mehrmals am Tag alle vierzehn EFT-Behandlungspunkte. Atmen Sie dabei ruhig und tief mit dem Fokus auf vollkommene Gesundheit.

Kommen wir zurück zur EFT-Technik »Verfolge den Schmerz«. Gary H. Craig, wie auch andere EFT-Anwender, stellten bei der Behandlung von physischen Beschwerden bzw. körperlichen Aspekten emotionaler Probleme oft fest, dass diese die Tendenz haben, zu »wandern«. Eine anfängliche Verkrampfung im Magen »verwandelte« sich beispielsweise nach ein oder mehreren EFT-Runden in einen Duck auf der Brust und schließlich in einen Schmerz im Hinterkopf. Jeder dieser Gesichtspunkte muss mit EFT bearbeitet werden.

Die Vorgehensweise

Lesen Sie sich die einzelnen Schritte erst einmal durch und verwenden Sie den folgenden Vordruck für die Bearbeitung Ihres körperlichen Problems.

1. Wählen Sie eine physische Beschwerde (z. B. Rücken-, Kopf-, Schulterschmerzen, Magendruck, Atembeschwerden usw.) von Ihrer Problemliste (s. S. 53–55) oder ein Thema, das Sie auf der körperlichen Ebene behandeln wollen.
2. Spezifizieren Sie das physische Symptom. Wo genau fühlen Sie es in Ihrem Körper? Was ist das Gefühl (Schmerz, Druck, Ziehen, Verkrampfung ...)? Formulieren Sie eine Problemaussage, z. B.: »Dieser stechende Schmerz im linken Knie.« Sie können auch gern das Choices-Format verwenden. In diesem Fall verfassen Sie noch einen Entscheidungssatz wie z. B.: »Ich entscheide, mein linkes Knie ist frei und beweglich.«
3. Bewerten Sie die momentane Intensität.
4. Formulieren Sie Einstimmungs- und Erinnerungssatz wie z. B.: »Auch wenn ich *diesen stechenden Schmerz im linken Knie* habe, liebe und akzeptiere ich mich so, wie ich bin.« Oder: »Auch wenn ich *diesen stechenden Schmerz im linken Knie* habe, entscheide ich, mein linkes Knie ist frei und beweglich.«
5. Machen Sie eine EFT- oder EFT-Choices-Runde (Einstimmung – Choices-Trio [s. S. 157 und 167]).
6. Bewerten Sie erneut die Intensität. Achten Sie nach jeder Runde auch auf eine Veränderung der Qualität und Lokalität der Beschwerde und passen Sie Einstimmungs- und Erinnerungs- bzw. Entscheidungssatz diesbezüglich an.
7. Modifizieren Sie Einstimmungs- und Erinnerungssatz: »Auch wenn ich noch einen restlichen stechenden Schmerz ...«, »Dieser restliche stechende Schmerz ...«.
8. Machen Sie weitere Runden EFT oder EFT-Choices, bis Sie vollkommen symptomfrei sind.
9. Testen Sie das Ergebnis, indem Sie beispielsweise das Knie bewegen oder einige Schritte gehen.

Sollten Sie wenig Erfolg mit diesen Formulierungen haben, so verwenden Sie anstatt des Körpergefühls die dahinter liegende Emotion.

Fragen Sie sich: »Wenn es eine Emotion (Wut, Angst, Schuld, Trauer ...) gäbe, die hinter dieser körperlichen Beschwerde liegt, welche wäre dies?«

Der Einstimmungssatz könnte dann z. B. lauten: »Auch wenn ich diese Wut in meinem linken Knie habe, liebe ...«

Erinnerungssatz: »Diese Wut in meinem linken Knie!«

Arbeitsblatt: Verfolge den Schmerz

Kurzanleitung:

1. Wählen Sie eine physische Beschwerde oder ein Thema, welches Sie auf der körperlichen Ebene behandeln wollen.
2. Physisches Symptom spezifizieren; Problemaussage und eventuell Entscheidungssatz.
3. SUD.
4. Einstimmungs- und Erinnerungssatz.
5. Eine EFT- oder EFT-Choices-Runde.
6. SUD (Achten Sie auf Veränderung in Qualität und Lokalität – anpassen).
7. Modifizierter Einstimmungs- und Erinnerungssatz.
8. Weitere EFT- oder EFT-Choices-Runden bis SUD = 0.
9. Ergebnis testen.

Problemaussage:	**SUD**			

Entscheidungssatz:

Einstimmungssatz: »Auch wenn ich dieses ... (Problemaussage), liebe und akzeptiere ich mich so, wie ich bin.«				
Auftretende negative Körpersymptome = Aspekte:	**SUD**			

Die Magische Truhe (Magic Box)

Während meiner Fortbildung in Energetischer Psychotherapie bei Fred Gallo lernte ich neben anderem eine Methode mit Namen »Containertechnik« kennen. Mit ihrer Hilfe ist es möglich, auch komplexere Themen effektiv und vor allem schnell zu bearbeiten. Dazu werden alle Aspekte eines Problems notiert, bewertet und in einen imaginären Container gegeben. Allein dies führt, durch die entstandene Dissoziation, meist schon zu einem Sinken der Intensität.

Der Container wird nun insgesamt bewertet und auch »beklopft«, bis er und alle darin befindlichen Aspekte auf 0 sind. Dabei geschieht es häufig, dass sich auch an der Vorstellung des Containers etwas ändert. Er wechselt seine Form, Farbe oder Größe, rückt in eine weitere Entfernung oder löst sich gar ganz auf.

Mir gefielen die Bezeichnung und auch die Vorstellung eines Containers nicht besonders, ich verwende stattdessen nun schon seit einiger Zeit das Bild einer Magischen Truhe.

Ein wesentlicher Bestandteil der Magie ist die Transformation, und eine Magische Truhe hat auch diese Fähigkeiten. Sie kann nicht nur Probleme auflösen, sondern diese auch in Ressourcen (Kraftquellen) verwandeln.

Für das Arbeiten mit dieser Methode ist natürlich auch etwas Vorstellungskraft gefragt. Viele Menschen haben Probleme beim Imaginieren. Sollte das auch auf Sie zutreffen, haben Sie mehrere Möglichkeiten:

- Bearbeiten Sie dieses Problem mit EFT.
- Legen Sie eine Hand an den Hinterkopf. Dies aktiviert den visuellen Teil des Gehirns.
- Beschreiben Sie laut, was Sie sehen möchten.
- Tun Sie so, als ob Sie das Gewünschte sähen.
- Seien Sie so entspannt wie nur möglich.
- Kombinieren Sie diese Möglichkeiten.

Die Vorgehensweise

Lesen Sie sich die folgenden Schritte erst einmal durch. Verwenden Sie den darauf folgenden Vordruck für die Bearbeitung des von Ihnen gewählten Themas.

1. Wählen Sie ein Thema von Ihrer Problemliste, das viele Aspekte hat.
2. Schreiben Sie alle möglichen Aspekte auf, die Ihnen zu dem Problem einfallen. Wenn Sie z. B. ein Thema wie »Angst, auf der Autobahn zu fahren« haben, könnten dies Aspekte sein wie:
   - Stau, Lkws,
   - schnelles Fahren, Überholen,
   - schlechtes Wetter (Regen, Nebel, Schnee usw.),
   - Fahrgeräusche,
   - Angst, in Panik zu geraten,
   - Druck auf der Brust,
   - Angst, die Kontrolle zu verlieren,
   - Angst, verletzt zu werden,
   - Angst, bei einem Unfall zu sterben,
   - frühere schlimme Erfahrungen: die erste, die schlimmste, die letzte.
3. Bewerten Sie jeden Aspekt auf einer Skala von 0 bis 10 (SUD) und geben Sie einen nach dem anderen in eine imaginäre Magische Truhe, die sich irgendwo in Ihrem Zimmer befindet. Sie können auch Ihr Unterbewusstsein bitten, Ihnen ein »Päckchen« mit allen unbewussten Aspekten zu geben, das Sie dann auch noch in die Truhe »legen«. Verschließen Sie diese danach.

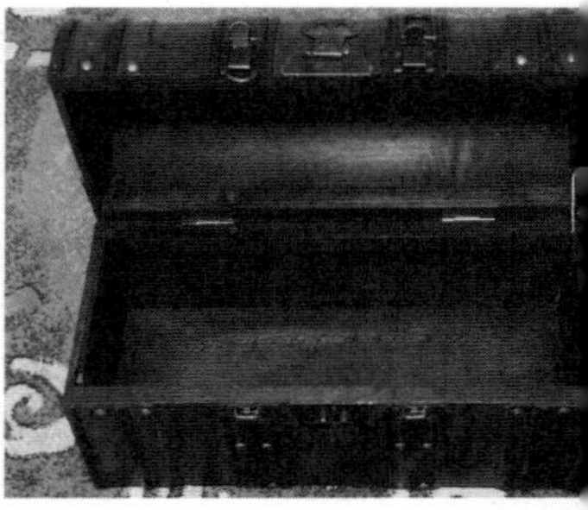

4. Bewerten Sie nun den gesamten Inhalt der Truhe auf einer Skala von 0 bis 10.
5. Bleiben Sie mit der Aufmerksamkeit auf der Truhe und ma-

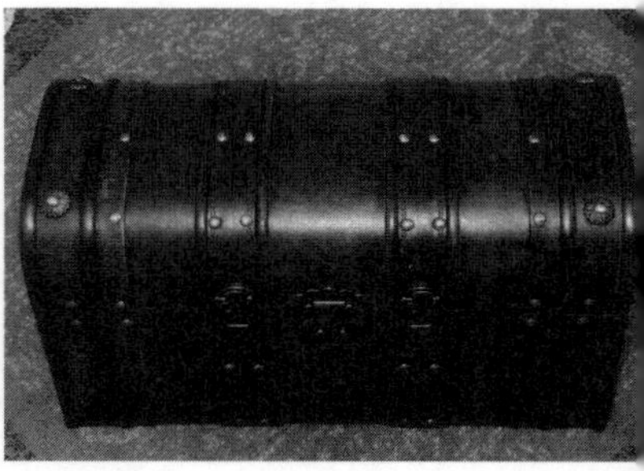

chen Sie nun so viele EFT-Runden, bis der Wert für die gesamte Truhe bei 0 ist. Für die Einstimmung nehmen Sie nur die Affirmation: »Ich liebe und akzeptiere mich so, wie ich bin.« Während der Sequenz und eventuell 9G reicht die Konzentration auf die Truhe und ihren Inhalt. Sie benötigen daher *keinen* Erinnerungssatz.

6. Ist der Wert bei 0 für die gesamte Truhe, so öffnen Sie diese und bewerten jeden einzelnen Aspekt neu. Gibt es noch welche, die nicht auf 0 sind? Schließen Sie wieder den Deckel und machen Sie weitere Runden EFT mit dem Fokus auf diese übrig gebliebenen Gesichtspunkte.
7. Wiederholen Sie Schritt 6, bis alle Aspekte auf 0 sind.
8. Formulieren Sie nun eine Zielaussage oder einen Entscheidungssatz wie beispielsweise: »(Ich entscheide,) ich fühle mich ruhig und sicher beim Fahren auf der Autobahn.«
9. Machen Sie zwei bis drei Sequenzen EFT mit dieser Aussage und bleiben Sie mit der Aufmerksamkeit währenddessen auf der geschlossenen Truhe.

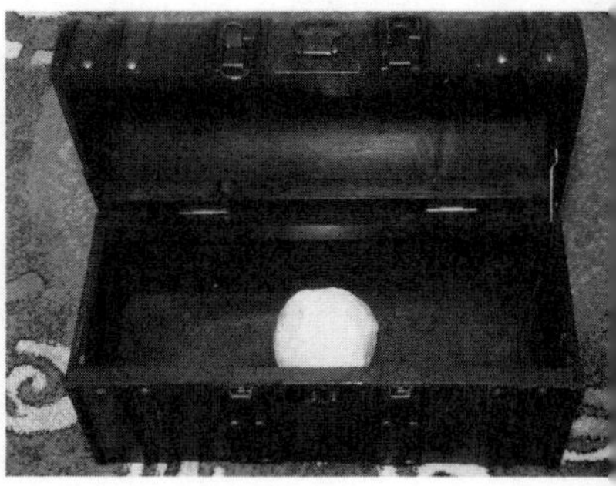

10. Öffnen Sie nun wieder die Truhe und sehen Sie nach, ob sich Ihr Thema in eine Ressource verwandelt hat. Diese könnte eine Art von Energie sein, ein Symbol, eine Farbe oder ein Bild. Lassen Sie sich überraschen!
11. Bedanken Sie sich für das Geschenk und nehmen Sie diese Kraftquelle in den Teil Ihres Körpers auf, wo sie gebraucht wird. Legen Sie eine oder auch beide Hände auf diese Stelle, sehen, fühlen, hören, riechen und schmecken Sie diese Energie. Sie soll sich über Ihren gesamten Körper ausbreiten, bis Sie vollkommen eins mit ihr sind. Wiederholen Sie an dieser Stelle dreimal Ihre Zielaussage bzw. Ihren Entscheidungssatz. Damit haben Sie dann in Zukunft immer wieder Zugang zu dieser Kraftquelle!

Während des Prozesses kann es vorkommen, dass neue Aspekte auftauchen. Notieren, bewerten Sie diese und geben Sie sie dann sofort mit in die Truhe.

Sollte der Wert für die Magische Truhe einmal stagnieren, so liegt dies meist an Kernaspekten, die eine separate Behandlung benötigen.

Fallbeispiel: Einer Patientin, die viele gewalttätige Erlebnisse während ihrer ersten Ehe hatte erdulden müssen, machte ich den Vorschlag, diesen gesamten Zeitabschnitt mit der Magischen Truhe zu bearbeiten. Der Wert für die gesamte Truhe war anfänglich bei 10 und nach der ersten Runde bei 8. Eine weitere Runde brachte jedoch keine Verbesserung.

Ich fragte sie: »Wenn es einen Aspekt in der Truhe gäbe, der separat behandelt werden müsste, welcher wäre dies?«

Sie sagte, dass ihr Mann, als sie schon infolge seiner Schläge am Boden lag, sie auch noch getreten hätte. Diesen Aspekt nahmen wir dann wieder aus der Truhe und behandelten ihn erfolgreich getrennt von den anderen. Dies hatte zur Folge, dass der Wert für die gesamte Truhe danach nur noch 2 und nach zwei weiteren Runden 0 betrug. An diesem Punkt war sie auch bereit, ihrem Mann für seine Gewalttaten zu vergeben. Das gab ihr die Kraft, sich von ihm zu trennen und ihren jetzigen Partner kennen zu lernen, mit dem sie sehr glücklich ist.

Verzeihen und Dankbarkeit sind wichtige Schritte auf dem Weg zur echten Heilung. Solange Sie sich selbst oder auch anderen, die an dem Problem beteiligt waren, *nicht* verziehen haben, sind Sie immer noch mit dem Thema verbunden.

Eine große Hilfe kann hierbei sein, sich das Gute im Schlechten vor Augen zu halten. Vielleicht war das heutige Problem mal eine Lösung für ein früheres, oder es haben bzw. können sich daraus ungeahnte Möglichkeiten entwickeln. Hätte ich beispielsweise im Alter von 25 Jahren keine schwere emotionale Krise durchlebt, wäre dieses Buch wohl nie geschrieben worden.

Gary H. Craig integriert das Verzeihen auch oft in den Einstimmungssatz. Wenn die Intensität während einer Behandlung gegen 0 geht, benutzt er gern folgende Formulierung: »Auch wenn ich noch ein wenig ... (Problem) habe, liebe und akzeptiere ich mich voll und ganz und verzeihe mir und auch allen anderen für das, was wir zu diesem Thema beigetragen haben.«

Ist das Problem überwunden, so seien Sie dankbar dafür. Beschließen Sie jede erfolgreiche Behandlung mit diesem Gefühl.

Wählen Sie nun bitte ein Thema mit mehreren Aspekten und bearbeiten Sie dieses mit der Magischen Truhe.

Arbeitsblatt Magische Truhe

Kurzbeschreibung:

1. Thema mit vielen Aspekten.
2. Alle Aspekte, das Thema betreffend, notieren.
3. SUD für jeden einzelnen Aspekt – diese in Truhe »geben«.
4. SUD für gesamte Truhe notieren.
5. EFT, bis SUD für Truhe auf 0 ist.
6. Truhe öffnen. Alle Aspekte auf 0? – Wenn nicht, weitere Runden EFT für übrig gebliebene Aspekte.
7. Schritt 6, bis alle Aspekte auf 0.
8. Zielaussage oder Entscheidungssatz formulieren und notieren.
9. Eine bis zwei EFT-Runden mit der Aussage aus 8 (Konzentration dabei auf geschlossene Truhe).
10. Truhe öffnen – Kraftquelle?
11. Ressource aufnehmen, sich ausbreiten lassen und mit Aussage aus 8 verankern.

Thema/Problem: ______________________________

Aspekte	SUD				

Aspekte	**SUD**				

Magische Truhe gesamt:					

Negativerfahrungen und die Magic Box

Die Magische Truhe können Sie auch, in Verbindung mit der Filmtechnik, für die Bearbeitung von belastenden Ereignissen verwenden. Wählen Sie hierzu ein Problem von Ihrer Liste aus der Sparte »Belastende Ereignisse« mit einem hohen Intensitätswert. Denken Sie daran, dass Sie für die Bearbeitung von schweren Traumata immer einen erfahrenen EFT-Anwender oder Therapeuten aufsuchen sollten.

Geben Sie der gewählten Erfahrung einen Filmtitel, notieren Sie diesen und die momentane Intensität.

»Geben« Sie nun diesen Film in die Magische Truhe. Dies führt zu einer Dissoziation von dem Erlebnis und einer damit verbundenen Intensitätsverminderung. Notieren Sie nun den SUD für die Truhe.

Bleiben Sie mit der Aufmerksamkeit auf der Truhe und machen Sie nun so viele EFT-Runden, bis deren Wert bei 0 ist. Für die Einstimmung nehmen Sie nur die Affirmation: »Ich liebe und akzeptiere mich so, wie ich bin.« Während der Sequenz und eventuell 9G reicht die Konzentration auf die Truhe und ihren Inhalt. Sie benötigen daher *keinen* Erinnerungssatz.

»Nehmen« Sie den Film nun wieder aus der Truhe und verfahren Sie weiter ab Schritt 3 der Filmtechnik.

Verwenden Sie dieses Vorgehen für alle belastenden Ereignisse mit einem hohen Intensitätswert. Durch die dissoziierte Bearbeitung (Truhe) zu Beginn der Behandlung wird der Prozess selbst in diesen Fällen um ein Vielfaches sanfter und angenehmer.

»Langsames« EFT (Slow-EFT)

Diese EFT-Technik von der renommierten EFT-Trainerin und Autorin Silvia Hartmann[15] hat sich als sehr hilfreich bei lang bestehenden Themen erwiesen, die sehr viele Aspekte zum Inhalt haben oder an denen man schon gearbeitet hat und bei denen immer weitere Gesichtspunkte auftauchen.

Die Vorgehensweise

1. Wählen Sie ein allgemeines Thema oder eins aus den folgenden Beispielen: Geld, Erfolg, glücklich sein, Familie, Beziehung, der eigene Name, der Name von jemand anderem, eine chronische und/oder ernsthafte Erkrankung, Arbeit, Perfektionismus, Selbstbewusstsein, Gewichtsprobleme, Scheidung, Tod, Stress usw. Finden Sie ein Wort oder formulieren Sie einen Satz, das bzw. der das Thema beschreibt und negative Assoziationen bei Ihnen auslöst.
2. Machen Sie die Einstimmung mit Handkanten- oder Empfindlichem Punkt (s. S. 64), während Sie einfach dieses Wort oder diesen Satz dreimal laut aussprechen. Sie können auch noch » ... und ich liebe und akzeptiere mich so, wie ich bin« hinzufügen. (Dieses Wort oder dieser Satz müssen auch nicht negativ formuliert sein, es geht um das Thema.)

15 www.silviahartmann.com/Silvia-Hartmann-auf-Deutsch.php.

3. Beginnen Sie nun mit dem Klopfen des ersten EFT-Behandlungspunktes (AB1). Sagen Sie noch zweimal laut das Wort bzw. den Satz. Dieses wird bei Ihnen Gedanken, Bilder, Emotionen, Körpergefühle oder Erinnerungen auslösen, die mit dem Thema verbunden sind.
4. Klopfen Sie weiter diesen Punkt, bis alles – egal, was auch auftaucht – »gegangen« ist.
5. Wenn dieser erste Punkt sich nun anfühlt, als wäre er »geklärt«, sagen Sie das Wort bzw. den Satz noch einmal laut.
6. Oft kommen hierdurch noch andere Assoziationen an die Oberfläche. Wenn ja, klopfen Sie den Punkt weiter, bis diese behandelt sind.
7. Wiederholen Sie die Schritte 5 und 6, bis keine negativen Verknüpfungen und Reaktionen mehr auftauchen und dieser Teil des Energiesystems bereinigt ist.
8. Machen Sie jetzt eine kleine Pause und trinken Sie ein Glas Wasser.
9. Wiederholen Sie die Schritte 2 bis 8 mit dem nächsten Behandlungspunkt. Tun Sie dies mit allen EFT-Behandlungspunkten, einen nach dem anderen.

Dieser Prozess kann natürlich einige Zeit in Anspruch nehmen, und es ist auch nicht nötig, ihn in einer Behandlung »durchzuziehen«. Notieren Sie den letzten Behandlungspunkt und machen Sie später weiter. Beginnen Sie aber dann wieder von vorn mit dem ersten. Vielleicht taucht ja noch ein Aspekt auf, der wichtig sein könnte. Der Prozess bis zum notierten Punkt müsste nun sehr schnell gehen! Sie können sich auch vornehmen, jeden Tag bzw. bei jeder Sitzung einen Punkt zu behandeln, dabei aber immer wieder am ersten Punkt zu beginnen. Die Behandlung wäre dann intensiver.

Um noch größeren Erfolg zu haben, wiederholen Sie die gesamte Behandlung einmal die Woche für einen Monat, weil manchmal, wenn ein Aspekt oder Problem gelöst wurde, ein anderes hochkommt, das vorher überdeckt worden war.

Sollte während der Behandlung ein Kernaspekt des Themas

auftauchen, notieren Sie diesen und behandeln Sie ihn einzeln mit einer geeigneten EFT-Methode.

Tipp: Sollte das behandelte Thema negativ formuliert sein, wie Geldprobleme, Tod, Übergewicht, rauchen, unglücklich sein, Scheidung, Krankheit, fehlendes Selbstbewusstsein, erfolglos sein, arbeitslos sein usw., so ist es hilfreich, auch das positive Gegenteil, wie Geld im Überfluss, Leben, schlank sein, nicht rauchen, glücklich sein, Ehe, Gesundheit, selbstbewusst sein, erfolgreich sein, Arbeit haben usw., mit Slow-EFT (auch über eine längere Zeit) zu behandeln.
Positive Aussagen sind oft mit inneren Widerständen (Tailender) und auch negativen Assoziationen verknüpft, die Sie bearbeiten sollten.
Ruft das Thema anschließend nur noch positive Assoziationen hervor, so können Sie diese abschließend noch mit Slow-EFT verstärken. Formulieren Sie Ihre Absicht dahin gehend.

Arbeitsblatt Slow-EFT

Thema: ______________________________

Geklärt in Sitzung:	1	2	3	4	5	6	7	8	9	10	11	12	13	14	15
Behandlungspunkt															
Augenbraue															
Seitlich des Auges															
Jochbein															
Unter der Nase															
Unter der Lippe															
Schlüsselbein															
Unterm Arm															
Rippenpunkt															
Daumenpunkt															
Zeigefingerpunkt															
Mittelfingerpunkt															
Kleiner-Finger-Punkt															
Handkantenpunkt															
Gamutpunkt															
Höchster Kopfpunkt															

Eventuell positive Formulierung: ______________________

Geklärt in Sitzung:	1	2	3	4	5	6	7	8	9	10	11	12	13	14	15
Behandlungspunkt															
Augenbraue															
Seitlich des Auges															
Jochbein															
Unter der Nase															
Unter der Lippe															
Schlüsselbein															
Unterm Arm															
Rippenpunkt															
Daumenpunkt															
Zeigefingerpunkt															
Mittelfingerpunkt															
Kleiner-Finger-Punkt															
Handkantenpunkt															
Gamutpunkt															
Höchster Kopfpunkt															

Mit der Magischen Truhe und dem Slow-EFT haben Sie nun zwei Möglichkeiten zur Hand, auch komplexe Themen effektiv mit EFT zu bearbeiten. Denken Sie immer an diese Techniken, wenn Ihnen ein Problem wie eine Mauer mit unzähligen Steinen erscheint, Sie sprichwörtlich den Wald vor lauter Bäumen nicht mehr sehen oder vor einem Berg von Aspekten stehen.

Diese Metaphern (Mauer, Wald, Berg) können Sie auch statt der Magischen Truhe verwenden. Seien Sie kreativ und probieren Sie es aus. Alles ist Energie!

Klopfen in der Vorstellung (Imaging the Tapping)

Energie fließt dort, wo die Absicht hinzielt: Nach diesem Grundsatz ist es möglich, die Energie durch den bloßen Willen fließen zu lassen. Es ist also gar nicht notwendig, die Behandlungspunkte zu klopfen, allein die Vorstellung des Klopfens reicht, um die Energie im jeweiligen Meridian zu balancieren.

Diese höhere Stufe der Energiearbeit sollten Sie jedoch erst anwenden, wenn Sie schon sehr vertraut mit dem Klopfen der Punkte sind. Sie sollten genau wissen, wie es sich anfühlt, wenn ein Punkt mit den Fingerspitzen stimuliert wird.

Der Vorteil dieser Technik ist, dass Sie sie überall anwenden können, also auch in Situationen, in denen es sonderbar wirkte, zu klopfen, etwa in der Öffentlichkeit. Auch gibt es gewiss Zeiten, in denen Sie einfach zu müde sind oder das Klopfen zu anstrengend finden. Wenn Sie z. B. Probleme mit dem Einschlafen haben oder durch einen Albtraum aus dem Schlaf gerissen werden, ist diese Methode hervorragend geeignet, um wieder zur Ruhe zu kommen.

Es gibt viele Möglichkeiten, das Klopfen in der Vorstellung durchzuführen. Mit der Zeit werden Sie Ihre eigene Art und Weise entwickeln. Deshalb mache ich Ihnen nur einige Vorschläge.

Sie können die Einstimmung ausführen, indem Sie entweder den Empfindlichen oder den Handkantenpunkt massieren oder einfach nur halten und den Einstimmungssatz dreimal in Gedanken wiederholen. Sie können sich dann vorstellen, Sie

- klopfen die Punkte von außen,
- klopfen die Punkte von innen,

- berühren die Punkte von außen oder innen,
- lassen einen »Energiestrahl« in den jeweiligen Punkt einfließen – usw.

Am Anfang sollten Sie den Erinnerungssatz weglassen und sich nur auf die Vorstellung konzentrieren. Sie können auch das Klopfen zusätzlich imitieren, indem Sie an jedem Punkt innerlich etwas sagen wie: »Klopf, klopf, klopf …«

Um sich das Klopfen der Punkte vorstellen zu können, müssen Sie sich natürlich auch ein Bild des jeweiligen Punkts machen. Hierbei kann es vorkommen, dass sich einige Punkte in ihrer Größe oder Farbe unterscheiden. Der Unterschied könnte darauf hindeuten, dass gerade diese sehr wichtig sind.

Nehmen wir einmal an, viele Ihrer vorgestellten Punkte erschienen gelb und nur ein oder zwei rot, so ist es vielleicht gut, wenn Sie sich speziell auf diese Punkte konzentrieren. Das Gleiche gilt natürlich für Punkte, die sich beim Imaging the Tapping anders an*hören* oder an*fühlen*!

Diese Methode funktioniert übrigens auch, wenn Sie sich vorstellen, die Behandlungspunkte bei anderen zu klopfen. Das können Personen, Tiere, Pflanzen in Ihrer Nähe, aber auch in weiter Entfernung sein. Eine Möglichkeit wäre, sich in der Vorstellung mit einer weit entfernt lebenden Person an einem wunderschönen kraftvollen Platz zu treffen und dann eine »Behandlung« durchzuführen: Alles ist Energie, und wir arbeiten auf dieser Ebene. Hier ist nichts unmöglich, es gibt nur die Grenzen in uns selbst!

Stellvertreterklopfen (Proxy/Surrogate Tapping)

Eine weitere Möglichkeit, den Grundsatz »Energie fließt dort, wo die Absicht hinzielt« in den EFT-Prozess einzubringen, ist das so genannte Stellvertreterklopfen. Die Person wird hierbei über jemand anderen behandelt. Dies mag der Ausführende selbst sein, aber auch jemand, der in einer Verbindung mit dem Klienten steht. Das Stellvertreterklopfen kann angewandt werden auf:

- andere Personen (Babys, Kleinkinder, Menschen, die nicht mehr selbst klopfen können oder denen das Klopfen Schmerzen bereitet),
- Tiere,
- Pflanzen,
- Menschen, die nicht mehr leben,
- einen Teil einer Person,
- ein Problem, ein Thema,
- eine Krankheit, ein Symptom,
- Ideen, Konzepte, Symbole, Konstruktionen und Energiefelder sowie
- Gemeinden, Ozeane, Flüsse, Wälder bzw. ganze Populationsgruppen.

Beim Stellvertreterklopfen haben Sie verschiedene Möglichkeiten der Anwendung:

- Sie klopfen bei sich für die andere Person, das Tier, die Pflanze ...:
  - Sie stellen eine körperliche oder auch energetische Verbindung mit der Person her und formulieren Ihren Einstimmungssatz folgendermaßen: »Auch wenn ... (Name der Person, des Tiers usw.) dieses ... (Problem) hat, liebe und akzeptiere ich ... (Name der Person, des Tiers etc.) aus ganzem Herzen.« Erinnerungssatz ist auch hier die Kurzform der Problemaussage. Bleiben Sie während des Klopfens mit Ihrer Aufmerksamkeit bei der zu behandelnden Person.
  - Sie identifizieren sich *mit* der Person und bearbeiten das Problem wie gewöhnlich. Der Einstimmungssatz würde dann folgendermaßen beginnen: »Ich bin ... (Name der Person). Auch wenn *ich* ...« Nach dieser Art der Behandlung ist

es ganz wichtig, wieder die eigene Identität anzunehmen. Das kann einfach geschehen, indem Sie anschließend Ihren Thymuspunkt klopfen und dreimal laut sagen: »Ich bin ... (eigener Name).«

- Sie behandeln die Person über einen Dritten. Dieser (auch »Surrogat« genannt) nimmt eine geistige und, wenn möglich, auch körperliche Verbindung mit dem zu behandelnden Menschen auf. Sie klopfen dann den Stellvertreter, der mit seiner Aufmerksamkeit ganz fest bei der Absicht bleibt, dieser Person helfen zu wollen. Der Einstimmungssatz könnte dann lauten: »Auch wenn ... (Name der Person, des Tiers ...) dieses ... (Problem einsetzen) hat, liebe und akzeptiere ich ... (Name der Person, des Tiers ...) aus ganzem Herzen.« Diesen wie auch den Erinnerungssatz spricht das »Surrogat« aus.

Das Stellvertreterklopfen kann ebenso wie das Klopfen in der Vorstellung als Fernbehandlung[16] eingesetzt werden. Hierbei ist es gut, das Einverständnis des zu Behandelnden zu haben. Sollte dies nicht möglich sein, weil der/die Betreffende im Koma, nicht erreichbar ist usw., so sprechen Sie zweimal folgenden Satz aus und warten Sie auf Ihre Reaktion: »Es ist hundertprozentig o. k., ... (Name der Person) mit EFT bei ihrem/seiner ... (Problem einsetzen) zu helfen.« Sollten Sie kein klares »Ja« erhalten oder sich gar unwohl bei dem Gedanken fühlen, so lassen Sie es besser zu diesem Zeitpunkt. Vielleicht ist das Thema im Moment noch wichtig für den betroffenen Menschen oder hat im Endeffekt eine heilsame Wirkung.

Noch ein paar Gedanken zum Thema Erlaubnis: Bisher war ich der Auffassung, dass ein Einverständnis der »Zielperson« bei einer Fernbehandlung unumgänglich sei. Von dieser Meinung bin ich jedoch etwas abgekommen. Kein Mensch macht sich Gedanken über eine Erlaubnis, wenn es darum geht, für einen anderen

16 Fernbehandlungen sind Ärzten und Heilpraktikern verboten. Fernbehandlungen von Reiki-Lehrern, Heilern und Geistheilern etc. gegen Bezahlung verstoßen ebenfalls gegen geltendes Recht.

Menschen zu beten oder ihm etwas Gutes zu wünschen. Tun wir mit EFT in energetischer Sicht nicht etwas Ähnliches? Und waren wir nicht alle schon einmal wütend auf einen anderen und haben ihm etwas Schlechtes gewünscht? Ich denke, auch hier hatten die wenigsten von uns das Einverständnis dieses Menschen ...

Mit dem Stellvertreterklopfen und dem Klopfen in der Vorstellung (wenn es zur Behandlung anderer eingesetzt wird) verlassen wir natürlich den Bereich der Selbstbehandlung. Dieses Buch ist zwar vornehmlich zur Selbsthilfe konzipiert, viele von Ihnen werden die vorgestellten Methoden jedoch auch im Familienkreis, in der Beratung oder auch in der Therapie einsetzen wollen.

Ich möchte hierbei vor allem die Eltern von Babys und Kleinkindern wie auch die Besitzer von Tieren nicht enttäuschen, die deren Beschwerden mit EFT lindern bzw. auflösen möchten. Mit diesen beiden zuletzt beschriebenen Methoden haben Sie dazu die Möglichkeit.

Sollten Sie in Zukunft EFT auch außerhalb der Familie mit anderen anwenden wollen, so finden Sie dazu in Kapitel 5 hilfreiche Anregungen. Dies ersetzt natürlich *nicht* eine anerkannte Fortbildung bei einem erfahrenen EFT-Trainer.

1,2,3-EFT

Voraussetzung für diese Methode ist eine intensive Selbsterfahrung mit EFT. 1,2,3-EFT ist eine Ultrakurzform dieser Methode und kann insbesondere dann angewendet werden, wenn Klopfen nicht möglich ist, zu umständlich oder langwierig wäre, wie in Gesellschaft oder Krisen- bzw. Akutsituationen (z. B. beim Zahnarzt, im Flugzeug, Auto oder Fahrstuhl).

Wenn Sie oft oder auch täglich EFT anwenden, so speichert Ihr Unterbewusstsein alle einzelnen Bestandteile dieser Erfahrungen. Nach einiger Zeit weiß es sehr genau, wie der EFT-Prozess abläuft, was er im Energiekörper bewirkt und was Sie damit beabsichtigen. Das Reiben des Empfindlichen Punkts bzw. das Klopfen des Handkantenpunktes und/oder das Aussprechen der Worte »Auch wenn …« können nun als Anker für die gesamte EFT-Behandlung dienen. Mit ihnen wird jede EFT-Runde eröffnet, und Ihr Unbewusstes »denkt« dabei: »Jetzt geht es los, jetzt geht's ans Problembearbeiten und Energiebalancieren«, und führt den Prozess selbstständig durch.

In meiner Praxis mache ich des Öfteren die Erfahrung, dass bei Patienten, die intensiv mit EFT arbeiten, es genügt, wenn sie an ihr Problem denken und dabei etwas länger den Empfindlichen Punkt reiben, um positive Veränderungen zu erreichen. Allein dieses Vorgehen führt häufig zu neuen Erkenntnissen, zur Verringerung der Intensität oder dazu, dass das Problem an Bedeutung verliert bzw. eine andere positive Assoziation damit in Verbindung gebracht wird (kognitive Umstrukturierung).

Sie können dieses »Verallgemeinern Ihres Unterbewusstseins« (z. B. Reiben des Empfindlichen Punktes führt zur Problemlösung) nun benutzen, um sich die Arbeit mit EFT zu erleichtern. Machen Sie doch einmal mit bei dem folgenden Experiment:

Welchen Punkt verwenden Sie zur Einstimmung? Reiben oder klopfen Sie nun die betreffenden Stelle, wie Sie dies normalerweise bei der Einstimmung tun, und sagen Sie dabei laut: »Jedes Mal, wenn ich diesen Punkt in dieser Art und Weise reibe/klopfe und dabei die Worte ›Auch wenn‹ laut ausspreche oder denke, wird automatisch eine vollständige EFT-Behandlung für das Problem, welches ich auflösen will, stattfinden bis zu seiner kompletten und permanenten Auflösung.« (Sollten beim Aussprechen dieses Satzes Widerstände [Tailender] auftauchen, so bearbeiten Sie diese mit EFT.)

Atmen Sie abschließend einmal tief durch die Nase ein und durch den Mund aus.

Wählen Sie nun ein aktuelles, einfaches Problem – wie den Ärger über eine Person oder Situation, einen Umstand, der Ihnen Stress bereitet, oder eine belastende Erinnerung aus der Vergangenheit – und bewerten Sie die Intensität.

1. Denken Sie nun an das Thema, reiben/klopfen Sie den Empfindlichen bzw. den Handkantenpunkt und sagen Sie dabei einmal laut (oder innerlich): »Auch wenn ...«
2. Atmen Sie anschließend einmal tief durch die Nase ein und durch den Mund aus mit der Absicht, das Problem jetzt loszulassen. Es ist nur Energie!
3. Bewerten Sie das Thema erneut. Sollte der Wert noch nicht auf 0 sein, wiederholen Sie Schritt 1 und 2, bis dies der Fall ist. Die Absicht beim tiefen Durchatmen sollte es nun sein, das Thema »komplett« loszulassen.

Wenn Sie mit 1,2,3-EFT heute keinen Erfolg hatten, so liegt dies höchstwahrscheinlich daran, dass Sie noch einige Wochen EFT-Arbeit benötigen, bis sich eine gewisse Routine eingestellt hat. Probieren Sie es dann erneut.

Es kann auch vorkommen, dass Sie während des Vorgangs das Gefühl haben, an irgendeiner Stelle Ihres Körpers komme die Energie ins Stocken. Klopfen Sie in diesem Fall leicht die entsprechende Region und sagen Sie währenddessen laut (oder innerlich): »Auch wenn ...« Unterstützen Sie diesen Prozess, indem Sie in diese Blockierung hineinatmen und beim Ausatmen die Energie loslassen.

Sollte 1,2,3-EFT bei Ihnen funktionieren, so haben Sie jetzt eine weitere wunderbare Möglichkeit, insbesondere in Stresssituationen, schnell wieder zur Ruhe und Gelassenheit zurückzufinden.

Notfall-EFT

Bisher haben Sie bereits zwei Möglichkeiten kennen gelernt, wie Sie EFT für sich in Notfall-, Krisen- und Akutsituationen einsetzen können, den Notfallpunkt (Kapitel 2) und das 1,2,3-EFT. Sie dürfen diese beiden Techniken natürlich auch kombinieren, indem Sie beispielsweise während des Durchatmens beim 1,2,3-EFT Ihren Notfallpunkt klopfen.

Das Klopfen in der Vorstellung und das Stellvertreterklopfen können in Akutsituationen ebenfalls eine große Hilfe sein, insbesondere wenn Sie einer anderen Person mit EFT helfen möchten. Verzichten Sie dabei auf Einstimmung, 9G und Erinnerungssatz. In einer akuten Krise ist die Verbindung mit dem Problem so stark, dass diese nicht notwendig sind. Es geht darum, sich oder auch den anderen schnellstmöglich zu stabilisieren; und dazu reicht das Klopfen (oder dessen Vorstellung) der Behandlungspunkte.

Gary H. Craig schlägt vor, in Notfallsituationen einfach nur die EFT-Behandlungspunkte vorwärts und rückwärts zu klopfen. Beginnen Sie am besten mit dem Augenbrauenpunkt (dieser ist auch ein Anker für die Sequenz) und klopfen Sie alle Punkte bis Unter dem Arm (Kurzform) bzw. Gamutpunkt (Langform), dann wieder rückwärts bis zum Augenbrauenpunkt, und beschließen Sie die Runde am höchsten Kopfpunkt. Tun Sie dies so lange, bis Sie wieder zur Ruhe gekommen sind.

Sollten Sie jemand anderem mit dieser Methode helfen wollen, so ist es oft besser, sich nur auf die Fingerpunkte zu konzentrieren, weil das Klopfen der Gesichts- und Körperpunkte gerade in schweren Krisensituationen als unangenehm empfunden werden könnte. Nehmen Sie in einem solchen Fall die Hand der betreffenden Person in die Ihre und klopfen Sie leicht deren Fingerpunkte vor und wieder zurück, bis eine Entspannung eingetreten ist. Achten Sie dabei auf eine ruhige Atmung Ihrerseits, dies wird die positive Wirkung des Klopfens noch verstärken.

EFT-Kurzentspannung

In Kapitel 1 und 2 habe ich schon auf einige Entspannungsmethoden hingewiesen und diese auch beschrieben. Dazu zählen: der Hook-Up, die Überenergiemethode und das Augenrollen. Natürlich bewirkt auch das einfache Klopfen der EFT-Behandlungspunkte, verbunden mit einer tiefen und ruhigen Atmung, eine Balancierung des Energiesystems und damit eine allgemeine Entspannung. Es hat sich jedoch herausgestellt, dass das einfache Berühren der Punkte in Verbindung mit einem tiefen Atemzug in vielen Fällen noch wirkungsvoller ist. Auch wird es nicht notwendig sein, alle Klopfpunkte in dieser Art und Weise zu stimulieren, es reichen für eine Kurzentspannung die fünf Punkte Augenbraue bis Unter der Lippe.

Sollten Sie gerade oder in Zukunft einmal gestresst, unruhig, verärgert, verängstigt oder gar wütend sein, so versuchen Sie es doch mal mit der folgenden Kurzentspannung. (Sie finden diese Übung auch in Kapitel 3 der beiliegenden DVD.) Sie können hierbei die Punkte auf beiden oder auch nur auf einer Körperhälfte stimulieren:

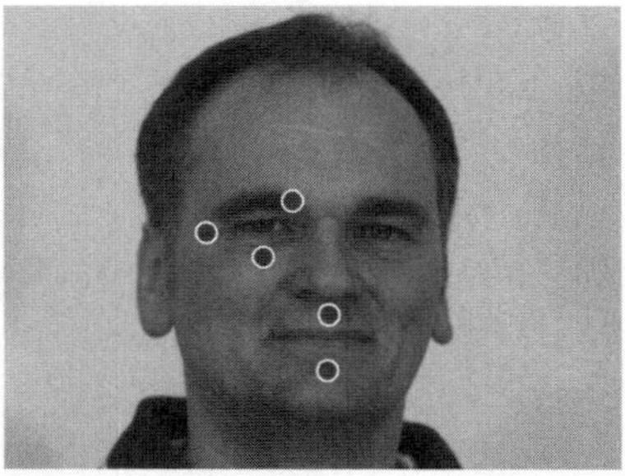

1. Legen Sie die Spitze des Mittelfingers auf den Augenbrauenpunkt. Atmen Sie einmal tief durch die Nase ein und durch den Mund aus.
2. Gehen Sie weiter zum Punkt Seitlich des Auges und berühren Sie diesen mit der Mittelfingerspitze. Atmen Sie dabei wiederum einmal tief durch Ihre Nase ein und durch den Mund aus.
3. Wiederholen Sie dieses Muster auch noch an den nächsten drei Punkten (Jochbein, Unter der Nase, Unter der Lippe).
4. Machen Sie so viele Runden (Augenbraue bis Unter der Lippe), bis sich die gewünschte Entspannung eingestellt hat.

Sie können den Effekt noch intensivieren, indem Sie sich beim Atmen auf das negative Körpergefühl konzentrieren und leise einen Satz aussprechen wie: »Es ist nur Energie, und ich lasse jetzt los!« Wenn Sie nach einiger Zeit vertraut mit dieser Übung sind, können Sie diese auch nur in Ihrer Vorstellung durchführen.

NeiGong und EFT-NeiGong

»Wer nicht jeden Tag etwas für seine Gesundheit aufbringt, muss eines Tages sehr viel Zeit für die Krankheit opfern.«
Sebastian Kneipp

Als ich 2004 anlässlich eines EFT-Train-the-Trainer-Seminars Gary H. Craig in der Nähe von San Francisco aufsuchte, lernte ich auch Dr. Susan Lee-Smith[17] kennen, eine faszinierende EFT-Trainerin aus den USA.

Susan hatte mit ihrem Mann, Dr. David Smith, viele Jahre in China verbracht, dort bei einem Fernsehsender gearbeitet und die chinesische Kultur wie auch die Traditionelle Chinesische Medizin (TCM) kennen gelernt. Infolge beruflicher Überlastung und zahlreicher, teils schwerer Erkrankungen war sie schließlich an einem gesundheitlichen Tiefpunkt angelangt, an dem sie es kaum noch schaffte, ihren Job auszuüben.

Sie entschloss sich daraufhin, den traditionellen chinesischen Heilverfahren eine Chance zu geben, und es gelang ihr mit deren Hilfe, innerhalb weniger Monate ihre emotionalen und auch körperlichen Beschwerden teils zu lindern, größtenteils sogar aufzulösen. Hierfür verwendete sie hauptsächlich eine Methode mit Namen »NeiGong«, welche, ähnlich dem Tai-Chi, seit Jahrhunderten täglich von Millionen Chinesen praktiziert wird.

An dieser Stelle möchte ich Susan herzlich dafür danken, dass sie mir dieses Wissen vermittelt hat – und für die Erlaubnis, es publizieren zu dürfen.

17 Susan Smith, www.eftneigong.com.

NeiGong

NeiGong ist ein Bestandteil des QiGong, und es gibt mehrere Stufen der Anwendung. Die erste Ebene besteht aus dem Klopfen des gesamten Körpers, beginnend mit den Fußsohlen, dem anschließenden Trinken einer Tasse heißen Wassers und einer kurzen Atemübung. Dies unterstützt nicht nur den Heilungsverlauf bei Erkrankungen, sondern dient auch der Gesunderhaltung.

NeiGong stimuliert neben dem Meridian- ebenso das Blut- und das Lymphsystem. Es wurde, wie zahlreiche Heilverfahren, aus der Not heraus geboren, da viele Chinesen in Armut lebten und sich keine ärztliche Versorgung leisten konnten (dies ist auch heute noch der Fall). Sie hatten oft nicht einmal das Geld, sich Tee oder Heilkräuter zu kaufen, und entdeckten die heilende Wirkung von heißem Wasser. Das ist in China sozusagen das »Penicillin des armen Mannes«. Es hilft dem Körper, nicht nur Toxine und Schlacken auszuscheiden, sondern hat auch eine entsäuernde Wirkung. Es wurde festgestellt, dass selbst ältere Chinesen, die die Tradition des NeiGong pflegen, oft wesentlich robuster und krankheitsresistenter sind als viele Menschen der jüngeren Generation, die darauf verzichten.

NeiGong sollte, wenn möglich, zweimal pro Tag, am besten morgens und eventuell noch nach der Arbeit, praktiziert werden.

Bevor Sie mit der Übung beginnen, stellen Sie sich eine Tasse heißes Wasser bereit. Sollten Sie das nicht vertragen, nehmen Sie warmes oder lauwarmes Wasser. Lassen Sie jedoch auch dieses erst einmal einige Minuten kochen. Dadurch werden eventuelle Keime abgetötet.

Die QiGong-Atemübung sollten Sie sofort nach dem Wassertrinken ausführen. Die dadurch entstandene Wärme im Brustbereich führt zu einer Entspannung der Atmungsorgane und dies wiederum zu einer tieferen Atmung. Mehr Qi (Lebensenergie) kann nun aufgenommen werden.

Die Vorgehensweise

Sie finden diese Übung auch in Kapitel 3 der beiliegenden DVD.

- Energetisieren Sie Ihre Hände. Klopfen Sie mit den Handinnenflächen Ihren ganzen Körper. Beginnen Sie mit den Füßen, dann Außen- und Innenseite der Beine, Vor- und Rückseite der Beine, Bauch, Brust, beide Seiten des Rumpfes, unterer, mittlerer, oberer Rücken (wenn möglich, Rücken klopfen *lassen*!), Handinnenfläche bis Schulter, Handrücken bis Schulter, Nacken und schließlich den ganzen Kopf einschließlich Gesicht. Versuchen Sie, jeden Zentimeter Ihres Körpers mit einzubeziehen, atmen Sie ruhig dabei und schütteln Sie die Hände hinterher aus.

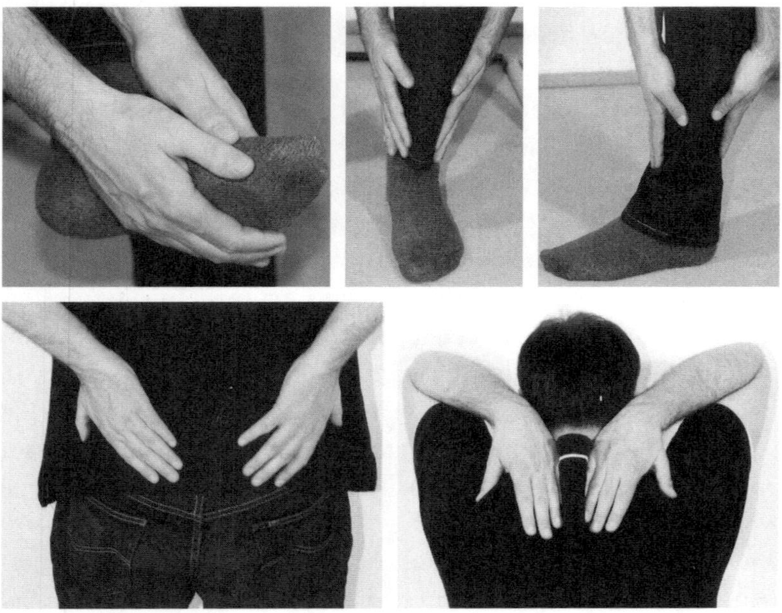

- Trinken Sie anschließend in Ruhe und schluckweise eine Tasse heißes Wasser in »Kaffeetemperatur«.
- Führen Sie gleich danach die QiGong-Atemübung durch: Atmen Sie tief durch die Nase ein, bis in den Bauchraum – halten Sie kurz den Atem an –, und atmen Sie dann durch den

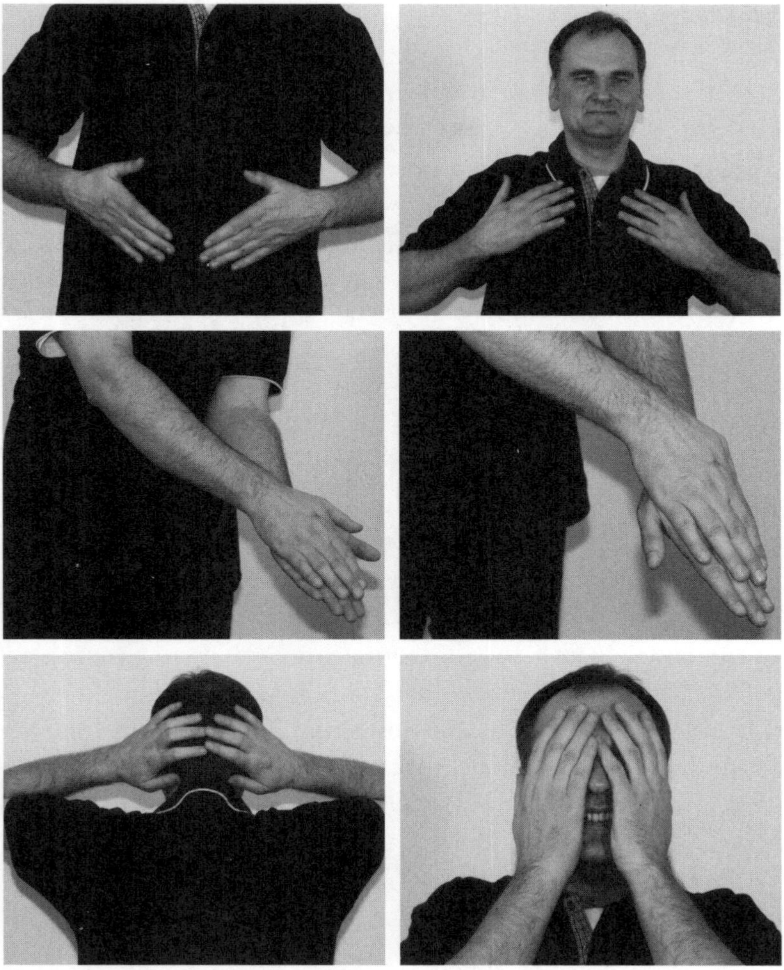

Mund aus. Tun Sie dies insgesamt dreimal. Sie können sich beim Einatmen vorstellen, dass heilende Energie in Ihren Körper (oder das Symptom) einströmt und dass beim Ausatmen jedwede Art von Krankheit Ihren Körper verlässt. Atmen Sie länger aus, als Sie einatmen!

EFTNeiGong

Susan hörte nach ihrer Rückkehr aus China in die USA von einem Mann namens Gary H. Craig, der das Klopfen von Meridianpunkten verwendete, um emotionale wie auch körperliche Beschwerden aufzulösen. Erst war sie der Auffassung, Gary müsse wohl ein Chinese sein, der sein Wissen der breiten Öffentlichkeit zur Verfügung stellt. EFT hat nämlich große Ähnlichkeit mit der dritten Stufe des NeiGong. Die Überraschung war groß, als sie erfuhr, dass Gary gebürtiger Amerikaner ist.

Sie lernte daraufhin EFT, kombinierte es mit Elementen des NeiGong und nannte diesen Ansatz EFTNeiGong. Susans Interesse gilt vor allem der Behandlung von schweren und chronischen Erkrankungen wie auch der Gesundheitsvorsorge und -erhaltung.

EFTNeiGong ist eine Kurzform des traditionellen NeiGong und hat seine Vorteile in der gezielten spezifischen Anwendung. Es eignet sich jedoch auch hervorragend, Krankheiten vorzubeugen und die Gesundheit zu erhalten.

Ich ziehe morgens das NeiGong dem EFTNeiGong vor. Das Klopfen des *ganzen* Körpers vertreibt die letzte Müdigkeit, die Durchblutung wird angeregt und auch der Stoffwechsel angekurbelt.

Legen Sie dazu eine CD mit schwungvoller Musik auf und/oder sprechen Sie laut positive Affirmationen aus wie »Ich bin gesund«, »Ich fühle mich glücklich«, »Es geht mir super«, »Heute ist ein phantastischer Tag«, »So gut wie heute ging's mir noch nie« oder »Das Leben ist wunderschön«. Sie können beim Klopfen auch gern eine Zielaussage oder einen Entscheidungssatz, ein spezifisches Problem betreffend, laut aussprechen. Haben Sie Spaß dabei und starten Sie positiv in den Tag.

Beim EFTNeiGong sollten Sie die Langform des EFT-Grundrezepts verwenden, d. h. Einstimmung - Sequenz - 9G - Sequenz. Ist dies aus zeitlichen Gründen nicht möglich, so tut es auch mal die Kurzform Einstimmung - verkürzte Sequenz (Augenbraue bis Unter dem Arm und höchster Kopfpunkt).

Die Vorgehensweise

Die folgende Übung sollten Sie in den ersten drei Wochen fünfmal pro Tag (z. B. morgens, vormittags, mittags, nachmittags, abends), danach dreimal pro Tag durchführen.

- Klopfen Sie mindestens einen EFT-Durchgang für allgemeines Wohlbefinden oder für aktuelle oder chronische Themen (z. B. Rückenschmerzen, Asthma, Ängste, Depressionen, Verdauungsprobleme, Schlafstörungen, Stress, Verspannungen, Bronchitis, Tinnitus, Krebs usw.).
- Nehmen Sie nach jedem EFT-Durchgang einen tiefen Atemzug und schütteln Sie die Hände aus, um die Energie, die sich an den Enden der Finger sammelt, zu entladen.
- Trinken Sie eine Tasse heißes Wasser (ohne Zusätze, Kaffeetemperatur).
- Machen Sie die QiGong-Atemübung (dreimal langsam und tief durch die Nase einatmen, einige Sekunden die Luft anhalten und durch den Mund ausatmen).
- Visualisieren Sie dabei, wie beim Einatmen vitalisierende und heilende Energie in Ihren ganzen Körper (oder das chronische Symptom) strömt und beim Ausatmen Krankheit, Schmerz und Stress abfließen.

Mit NeiGong und EFTNeiGong haben Sie nun Möglichkeiten, auch chronische und schwere Erkrankungen positiv zu beeinflussen. Die Methoden ersetzen jedoch in keinem Fall eine erforderliche schulmedizinische bzw. psychotherapeutische Behandlung. Als unterstützende Maßnahme sind sie gleichwohl sehr zu empfehlen, da sie in hohem Maße die Selbstheilungskräfte des Körpers aktivieren.

Auch wenn Sie emotional und körperlich von guter Gesundheit sind, nehmen Sie sich täglich einige Minuten Zeit, um diese zu erhalten oder noch zu verbessern.

Geborgter Nutzen (Borrowing Benefits)

Das Borrowing Benefits (BB) ist Gary H. Craigs neueste EFT-Entwicklung. Als er 2001 im Rahmen einer Konferenz EFT vorstellte, hatte er dazu nur 30 Minuten Zeit. Er entschied sich, eine Livedemonstration mit einer Einzelperson durchzuführen, und suchte nach einer Methode, möglichst viele Teilnehmer davon profitieren zu lassen. Dabei kam er auf folgende Idee: Er ließ alle Teilnehmer im Vorfeld der Demo ein spezifisches belastendes Ereignis (mit einem Höhepunkt) aus ihrer Vergangenheit auswählen, diesem einen Titel geben, bewerten und beides notieren. (Das Vorgehen kennen Sie bereits aus der Filmtechnik.) Dieser Wert lag im Durchschnitt zwischen 7 und 10. Zusätzlich wies er die Konferenzbesucher an, bei der folgenden Sitzung mitzuklopfen und auch die jeweiligen Sätze mitzusprechen. (Von diesem lauten Mitsprechen ist Craig mittlerweile abgekommen. Das Publikum klopft einfach nur mit.) Dabei sollten sie sich *nicht* auf ihr spezielles Erlebnis konzentrieren, sondern sich vorstellen, sie wären die Person auf der Bühne und hätten deren Problem. Craig schaffte es in kurzer Zeit, das Thema des Probanden auf 0 zu bringen.

Anschließend fragte er die Teilnehmer nach dem Intensitätswert ihrer notierten Erfahrung. Zu seiner größten Verblüffung meldeten alle einen Wert zwischen 1 und 0! Dies war die Geburtsstunde des Borrowing Benefits.

Wie kommt es nun zu diesem Effekt und zu dieser hohen Erfolgsquote? Eine Erklärung wäre, dass das Unbewusste bzw. Unterbewusstsein des Teilnehmers Parallelen zwischen dem eigenen und dem Thema (gleichartige Energien gehen miteinander in Resonanz) auf der Bühne sucht und auch findet. Dies erzeugt wiederum eine energetische Störung, die durch das Klopfen gleich bearbeitet wird.

Vielleicht reicht ja auch die kurzzeitige Einstimmung auf das Problem bei der Bestimmung des Titels und des Intensitätswertes, um diese Störung zu erzeugen, und das Klopfen in Verbindung mit der Gruppenenergie tut das Weitere. Da außerdem *scheinbar* nicht das eigene Thema geklopft wird, kommt es auch zu wesentlich weniger oder keinen unbewussten und/oder bewussten Widerständen bzw. Psychoenergetischen Umkehrungen.

Schon vor der beschriebenen Konferenz berichteten EFT-Anwender aus der ganzen Welt von ähnlichen Phänomenen. Eigene Probleme und Beschwerden wurden während EFT-Behandlungen aufgelöst, auch wenn die Themen der jeweiligen Patienten scheinbar wenig mit denen des Therapeuten zu tun hatten.

Es gibt mehrere Möglichkeiten, wie auch Sie diesen Effekt für die Bearbeitung Ihrer Probleme nutzen können:

- *Borrowing-Benefits-*DVD*s:* Craig hat zu diesem Zweck eine eigene DVD-Reihe mit dreizehn professionellen EFT-Sitzungen auf den Markt gebracht. Auf einer Einführungs-DVD erfahren Sie zusätzlich alles, was Sie über Borrowing Benefits wissen sollten, und die Vorgehensweise wird vorgestellt. Leider gibt es diese wunderbare Serie bisher nur in englischer Sprache unter www.emofree.com.
- EFT-*Veranstaltungen:* Besuchen Sie EFT-Konferenzen, -Workshops und -Seminare. Dort haben Sie immer die Möglichkeit, Borrowing Benefits anzuwenden, indem Sie einfach bei den Demos mitklopfen. Viele EFT-Anwender und -Trainer bieten bereits Borrowing-Benefits-Veranstaltungen an oder verwenden diese Methode bei ihrer Arbeit mit Gruppen.
- *Bei der Arbeit mit anderen:* Jedes Mal, wenn Sie zukünftig mit anderen (Familie, Freunden, Bekannten, Patienten, Klienten, Tieren usw.) klopfen, wählen auch Sie ein Thema, das Sie lösen möchten. Notieren und bewerten Sie es und widmen Sie sich anschließend nur der anderen Person. Setzen Sie diese Vorgehensweise auch beim Stellvertreterklopfen ein und lassen Sie sich überraschen.

Bevor Sie jedoch Borrowing Benefits, in welcher Art auch immer, einsetzen, bedenken Sie, dass dies auch zu unangenehmen Effekten führen kann. Verdrängte und verschüttete Emotionen und Aspekte können an die Oberfläche kommen. Beenden Sie in einem solchen Fall das Mitklopfen und nutzen Sie diese Chance, die tieferen Schichten Ihres Themas, vielleicht auch mithilfe eines professionellen EFT-Anwenders, zu bearbeiten.

Der Persönliche Friedensprozess (Personal Peace Process)

»Selig ist der Mensch, der mit sich selbst in Frieden lebt.
Es gibt auf Erden kein größeres Glück.«
Matthias Claudius

Wir machen im Laufe unseres Lebens negative wie auch positive Erfahrungen. Einige davon bleiben uns im Gedächtnis »haften«, andere werden mit der Zeit vergessen. Erlebnisse mit hohem emotionalem Anteil bleiben uns meist für unser ganzes Leben erhalten. Geht es dabei um Gefühle wie Freude, Stolz, Spaß oder Glück, so ist dies positiv für unser gegenwärtiges wie auch zukünftiges Leben.

Negativ wirken sich hingegen Ereignisse aus, die mit Emotionen wie Angst, Trauer, Ärger, Wut oder gar Zorn verbunden sind. Leider messen wir dieser zweiten Gruppe meist mehr Bedeutung zu als der ersten. Wie schnell sind beispielsweise zwei glückliche Jahre mit einem Partner vergessen, wenn es zu einer heftigen Trennung kommt? Was ist ein toller Urlaub noch wert, wenn das Gepäck bei der Rückkehr am Flughafen verschwunden ist?

Erinnern Sie sich noch an Ihre Kindheit und Jugend? Worauf war damals Ihr Fokus gerichtet? Was war von Bedeutung, was war wichtig, und worüber haben Sie sich unterhalten?

Und was ist mit heute? Was sind Ihre Gesprächsthemen? Wie viel Zeit verbringen Sie mit negativen und wie viel mit positiven Gedanken/Unterhaltungen?

Gedanken, Emotionen und Erinnerungen sind Energie und wirken sich auf Ihren Energiekörper und damit Ihre psychische wie auch physische Gesundheit aus.

Wie viele einschneidende negative Erfahrungen hatten Sie während Ihres bisherigen Lebens? Sind es fünfzig, achtzig oder gar mehr als hundert?

Jedes dieser Erlebnisse ist wie eine faule Kartoffel in einem Sack, den Sie auf dem Rücken durch Ihr Leben tragen. Er raubt Ihnen Energie und lässt Sie nur schwerlich vorankommen, da er Sie immer wieder in die Vergangenheit zieht.

Stellen Sie sich nun einmal vor, Sie wären diesen alten Sack los, ein für alle Mal. Wie würden Sie sich fühlen und welche Auswirkungen hätte dies auf Ihre Gesundheit, Beziehungen, Ihren beruflichen Erfolg? – Mithilfe des Persönlichen Friedensprozesses haben Sie die Möglichkeit, diesen Sack etwas zu erleichtern oder ganz abzulegen.

Bevor ich Ihnen nun die Vorgehensweise erkläre, noch einige Hinweise und Anregungen:

- Vorsicht! Dieser Prozess wird Sie und Ihr Leben verändern.
- Stellen Sie sich vor, Sie wären selbstbewusster, mutiger, erfolgreicher, emotional ausgeglichener, attraktiver und voller Energie. All dies kann während der nächsten Tage, Wochen und Monate eintreten und hätte vielleicht auch negative Konsequenzen privater wie beruflicher Natur.
- Können Sie und Ihr Umfeld damit umgehen?
- Klären Sie dies bitte vorher, finden Sie Möglichkeiten, eventuellen negativen Auswirkungen zu begegnen, und behandeln Sie auftretende Widerstände (Tailender) mit EFT.

Verändern der Geschichte

Erinnerungen sind *nicht* die Realität. Machen Sie doch einmal folgenden Test. Stellen Sie sich eine Zitrone vor, die vor Ihnen liegt. Nehmen Sie diese im Geiste in Ihre Hände, fühlen Sie sie, riechen Sie daran und schneiden Sie sie langsam mit einem Messer in zwei Hälften. Sehen Sie jetzt, wie etwas Saft beim Schneiden aus ihr herausläuft? Nehmen Sie einen Teil in Ihre Hand und beißen Sie hinein.

Wenn Sie sich diesen Vorgang jetzt so realistisch wie möglich vorgestellt haben, wird Ihr Körper darauf reagieren. Vielleicht ist Ihnen das Wasser im Mund zusammengelaufen, oder er hat sich unwillkürlich zusammengezogen.

War diese Zitrone nun die Realität? Nein. Genauso verhält es sich mit Erinnerungen. Wir reagieren mit Freude, Glück, Liebe, Wut, Trauer oder Angst auf Erlebnisse, die längst Geschichte oder noch gar nicht passiert sind. Denn unser Unterbewusstsein kann nicht unterscheiden, ob etwas wirklich geschieht oder nur gut vorgestellt ist. Es antwortet mit den gleichen körperlichen und emotionalen Symptomen. Nutzen wir diesen Umstand doch und schreiben wir die Geschichte um.

Sie waren beispielsweise vor einigen Jahren in eine bestimmte Person verliebt, bekamen jedoch einen Korb; als Sie sie fragten, ob sie eine Partnerschaft mit Ihnen eingehen wolle. Noch heute reagieren Sie mit Wut, Traurigkeit und Verletztheit auf diese Erinnerung. Vielleicht haben Sie sich seitdem auch nie wieder getraut, irgendeinem Menschen eine solche Frage zu stellen, und damit viele schöne Momente der Zweisamkeit verpasst.

Sie bearbeiten dieses Erlebnis und Ihre Angst, wieder verletzt zu werden, nun mit EFT. Wäre es jetzt nicht noch hilfreich, in einer zukünftigen Situation auf eine oder mehrere positive Referenzerfahrungen zurückgreifen zu können?

Verändern Sie hierfür einfach die Geschichte. Gehen Sie in Gedanken zurück zu dem Ereignis, durchleben Sie es mit allen Sinnen erneut, nur diesmal mit dem erwünschten Ausgang. Fühlen

Sie intensiv all die positiven Emotionen, die es bei Ihnen auslöst, bis diese neue Vorstellung die alte ersetzt.

Sie werden jetzt vielleicht sagen, dass dies so aber gar nicht passiert ist, und haben damit natürlich Recht. Jedoch ist *keine*, weder die tatsächliche noch die veränderte Erfahrung die heutige Realität, warum also nicht die positive Variante wählen?

Dieses Umschreiben der Geschichte können Sie auch in den Persönlichen Friedensprozess integrieren. Es ist zwar nicht Bestandteil der Methode, erhöht meines Erachtens jedoch ihre Effektivität.

Glaubenssätze

Negative Erfahrungen aus der Vergangenheit sind häufig auch die Ursache von einschränkenden Glaubenssätzen. Dies sind unsere inneren Wahrheiten und Überzeugungen über uns selbst, andere Menschen, das Leben, die Welt ... Sie können hilfreich und förderlich sein, aber auch einengen und beschränken.

Wie würde Ihr Leben wohl verlaufen mit einem globalen Glaubenssatz der Art »Das Leben ist schwer!«? Und wie mit einer Überzeugung à la »Das Leben ist eine Wundertüte!«? – Unsere inneren Wahrheiten bestimmen unsere Realität. Sie sind der Kompass, nach dem wir uns verhalten, ja, unser ganzes Leben ausrichten.

Kommen wir zurück zu unserem Beispiel mit der nicht erwiderten Liebe. Dieses Erlebnis könnte zu einem Glaubenssatz führen wie »Ich bin nicht attraktiv!«, »Ich bin langweilig!«, »Frauen/Männer wollen schlanke Partner!« oder »Ich werde nie glücklich sein!«. Diese »Wahrheiten« sind einer zukünftigen Beziehung fürwahr nicht dienlich.

Unser Unterbewusstsein hat die Veranlagung, zu verallgemeinern. Dies ist keine Boshaftigkeit seinerseits, sondern ein Schutzverhalten. Es reicht ja auch, wenn man einmal in eine Steckdose fasst, um zu begreifen, dass dies bei anderen Gelegenheiten ebenfalls nicht besonders spaßig ist.

In vielen Fällen ist dieses Generalisieren jedoch auch hinderlich, da es zu Glaubenssätzen führt, die wenig mit der Realität zu tun haben. Wegen eines faulen Apfels ist auch nicht die ganze Ernte schlecht, und eine Schwalbe macht noch lange keinen Sommer.

Wenn Sie also in Zukunft belastende Erfahrungen aus der Vergangenheit mit EFT bearbeiten, stellen Sie sich zusätzlich die Frage: »Ist dieses Ereignis die Ursache für eine einschränkende innere Wahrheit über mich selbst, andere Menschen, die Welt oder das Leben?«

Notieren Sie diese, bearbeiten Sie sie mit EFT und installieren Sie einen alternativen befreienden Glaubenssatz zu dem Thema. Verwenden Sie hierfür am besten die EFT-Choices-Methode, z. B.: »Auch wenn ich glaube, niemals mehr lieben zu können, entscheide ich, die große Liebe meines Lebens steht schon vor der Tür.«

Bearbeiten Sie aber erst einen eventuellen einschränkenden Glaubenssatz, *nachdem* Sie das ursächliche Ereignis behandelt haben. Ihr Vorgehen könnte dann so aussehen:

- EFT, EFT-Filmtechnik oder Borrowing Benefits mit der belastenden Erinnerung,
- Identifizieren, »Eliminieren« des einschränkenden und Installation eines frei machenden Glaubenssatzes (Entscheidung) mit EFT-Choices,
- Umschreiben der Geschichte.

Sollten Sie sich entschließen, den nachstehenden Prozess durchzugehen, so denken Sie bitte an diese Anregungen.

Der Friedensprozess

Im Folgenden beschreibe ich nun den Persönlichen Friedensprozess, wie er von Gary H. Craig vermittelt wird:

- Nehmen Sie sich eine halbe Stunde Zeit und machen Sie eine Liste (Vordruck s. u.) mit allen negativen vergangenen Erlebnissen (mindestens fünfzig), die Ihnen gerade einfallen.
- Bewerten Sie die Intensität für jedes Erlebnis.
- Bearbeiten Sie im Laufe der nächsten Wochen jeden Tag ein bis drei Erlebnisse von der Liste mit EFT, der EFT-Filmtechnik oder Borrowing Benefits.
- In dieser Zeit werden weitere Erinnerungen an belastende Situationen auftauchen. Notieren Sie diese und verfahren Sie damit in der gleichen Art und Weise.
- Genießen Sie die neu erworbene emotionale Freiheit.

Beginnen Sie mit den Erinnerungen mit der höchsten Intensität (Generalisierungsprinzip). Im Falle von schweren Traumata suchen Sie hierfür einen erfahrenen EFT-Anwender oder Therapeuten auf.

Bewerten Sie bei jeder Selbstbehandlung den SUD für das betreffende Ereignis neu. Es könnte sein, dass dieser nach der Bearbeitung eines ähnlichen Erlebnisses mit höherer Intensität bereits gesunken oder gar bei 0 ist.

Tipp: Wenn Sie die zehn dicksten »Brocken« bearbeitet haben, so bewerten Sie alle restlichen neu und behandeln sie mit der Magischen Truhe.
Während ich diesen Abschnitt schrieb, kam mir auch die Idee, die Vorstellung eines »alten Sacks« für diese Maßnahme zu verwenden. Wäre doch passend, oder?

Mein Persönlicher Friedensprozess

Datum der Bearbeitung:	Titel (Erinnerungssatz):	SUD:		

Datum der Bearbeitung:	**Titel (Erinnerungssatz):**	**SUD:**		

Mit dem Persönlichen Friedensprozess möchte ich nun dieses Kapitel über Spezialtechniken innerhalb des EFT beschließen.

Wie Sie gewiss bemerkt haben, ist EFT ein sehr offenes System, das viel Platz für eigene Kreationen und Modifikationen bietet. Vielleicht haben auch Sie während Ihres Lebens schon andere effektive Techniken erlernt und möchten diese eventuell mit EFT kombinieren. Tun Sie dies und entwickeln Sie Ihr persönliches EFT. Ich wünsche Ihnen viel Spaß und Erfolg dabei!

Im folgenden Kapitel komme ich nun auf spezifische EFT-Anwendungsgebiete zu sprechen. Hier finden Sie neben möglichen Vorgehensweisen Beispiele aus meiner wie auch aus der Praxis von anderen EFT-Anwendern.

Für die Themen Beziehungen und Panikattacken konnte ich die Mitarbeit von zwei Spezialisten, Gabriele Schmidt und Gerald Stiehler, auf diesen Gebieten gewinnen.

Kapitel 4: Wie wende ich EFT an beim Thema …?

»Wenn wir all das täten, wozu wir imstande sind, würden wir uns wahrlich in Erstaunen versetzen.«
Thomas A. Edison

Es gibt wohl kein Thema, bei dem es sich nicht lohnen würde, EFT anzuwenden. Am Ende des 2. Kapitels habe ich bereits mögliche Anwendungsgebiete angesprochen. In diesem Kapitel werden wir etwas ausführlicher auf spezielle Bereiche eingehen wie:

- Arbeit mit Kindern,
- Beziehungen/Partnerschaft (von Gabriele Schmidt),
- EFT bei Panikattacken (von Gerald Stiehler),
- einschränkende Glaubenssätze,
- körperliche Beschwerden,
- Allergien,
- ernsthafte/chronische Erkrankungen,
- Süchte und Gewichtsprobleme,
- Lernen und Prüfungsangst,
- Spitzenleistung und
- das Erreichen von Zielen.

Um effektiv mit diesen Themen arbeiten zu können, sollten Sie die bisher vorgestellten EFT-Techniken kennen und mit den Bezeichnungen vertraut sein. Es kommt auch immer mal wieder vor, dass eine EFT-Behandlung nicht den erwünschten Erfolg bringt. Gehen Sie in einem solchen Fall erst mal zurück zum Abschnitt »Wenn es nicht so funktioniert« im 2. Kapitel.

Bevor ich jetzt gleich zu den einzelnen Bereichen gehe, noch ein kleiner allgemeiner Tipp: Das Prinzip »Aller Anfang ist schwer« gilt natürlich auch beim EFT. Viele EFT-Neulinge haben oft das Problem, einen Einstieg in die spezifische Behandlung eines Themas zu finden. In einem solchen Fall sollten Sie sich folgende Frage stellen: »Was macht es (das Problem) mit mir?« Suchen Sie nach der Emotion, die das Problem bei Ihnen auslöst. Vielleicht nervt es Sie, macht Sie ärgerlich, traurig, wütend, oder Sie schämen sich dafür? Bearbeiten Sie zuerst dieses Gefühl mit EFT:

- »Auch wenn mich diese verdammten Rückenschmerzen furchtbar nerven ...«
- »Auch wenn mich so schäme wegen dieser Angst vor Mäusen ...«
- »Auch wenn es mich so wütend macht, dass ich gerade jetzt diesen Husten habe ...«

Sie werden überrascht sein, wie positiv sich dieses Vorgehen auf das eigentliche Thema auswirkt.

Arbeit mit Kindern[18]

Dies ist eines der Themen, auf die ich nur in aller Kürze eingehen werde. Das liegt erstens daran, weil ich im Regelfall mit Erwachsenen arbeite und zweitens bereits ein wunderbares Buch zu diesem Gebiet erschienen ist (s. »Quellen«).

Kinder reagieren sehr gut auf EFT. Man kann gerade bei kleinen Kindern EFT einfach als neues, spannendes Spiel einführen. Es lässt sich auch sehr schön als Teil des Abendrituals integrieren.

18 Aus dem *EFT Level 2 Seminarskript* von Dell u. a. (s. »Quellen«).

Während das Kind die Geschehnisse des Tages erzählt, klopft oder massiert der Erwachsene sanft die Punkte. Negative Erfahrungen werden, falls welche auftauchen, sofort neutralisiert.

Anschließend sollte man auch noch auf Befürchtungen hinsichtlich des folgenden Tages eingehen. Eine positive Erinnerung oder ein aufbauender Ausblick auf zukünftige Ereignisse könnten dann das Ritual beschließen.

Da das Leiden/Verhalten eines Kindes auch immer etwas im Erwachsenen auslöst, sollte dieser sich vor der Behandlung stets zuerst selbst behandeln: z. B. den Ärger, die Traurigkeit, Hilflosigkeit, die Schuldgefühle usw., die durch den Zustand des Kindes in ihm selbst hochkommen.

Häufiger ist jedoch der umgekehrte Fall. Negative Emotionen und unterdrückte Gefühle der Eltern lösen beim Kind psychische und körperliche Beschwerden aus. Insbesondere kleine Kinder (wie auch Tiere) sind das schwächste Glied in einem Familienverbund und oft der Symptomträger für familiäre Differenzen. In einem solchen Fall liegt es an den Erwachsenen, wieder für ein harmonischeres Miteinander zu sorgen. Auch hierbei kann EFT eine große Hilfe sein.

Die Vorgehensweise

- *Die Einstufung der Intensität:* Kinder, die noch kein Zahlenverständnis haben, können die Intensität ihrer Emotionen durch ihre Arme ausdrücken. Arme ganz weit auseinander entspricht der 10, und Hände zusammen bedeutet, dass die Emotion auf 0 ist. Bei Säuglingen und Kleinkindern klopft oder massiert man einfach so lange, bis das Kind sich beruhigt hat.
- *Die Einstimmung:* Bei Kindern und Jugendlichen arbeitet man nicht mit »... liebe und akzeptiere ich mich so, wie ich bin«, sondern sucht eine Selbstakzeptanzaussage aus ihrer eigenen Sprache, z. B.:
  - »... bin ich ein ganz tolles Kind«,
  - »... bin ich ein ganz cooler Typ«,

- »... bin ich voll in Ordnung (o.k.)«,
- »... haben mich meine Eltern sehr lieb«.

- *Die Sequenz:* Kinder ab etwa sieben Jahren können die Klopfpunkte meist selbst gut finden und die Erinnerungsworte, die vom Erwachsenen vorgegeben werden, an jedem Punkt nachsprechen.

Bei jüngeren Kindern klopft oder massiert der Erwachsene die Punkte am Körper des Kindes und spricht dazu die Erinnerungsworte, wobei der höchste Kopfpunkt (KP) weggelassen wird, wenn die Fontanelle noch nicht geschlossen ist.

Der Einstimmungssatz kann dann aus der Sicht des Erwachsenen formuliert werden: »Auch wenn du wütend bist (Bauchschmerzen, Angst vor Monstern hast usw.), liebe ich dich sehr.«

Für die Behandlung von Babys empfiehlt sich natürlich auch das Stellvertreterklopfen. Dieses wurde bereits im letzten Kapitel ausführlich beschrieben. Hierbei sollte, wenn möglich, ein körperlicher Kontakt mit dem Kind aufgenommen werden. Die Mutter (oder eine andere Bezugsperson) könnte es im Arm halten oder sanft ihre Hand auf die schmerzende Stelle legen, während sie stellvertretend für das Baby klopft. Das Stellvertreterklopfen kann auch schon während der Schwangerschaft eine große Hilfe sein!

Fallbericht:[19] »Unsere Natalie (damals etwa neun Monate alt) war in der Rollphase, als sie mal von der Couch kullerte. Der Sturz war zwar nicht aus großer Höhe geschehen, aber sie weinte hemmungslos und ließ sich nicht beruhigen durch Zuspruch und Schmusen. Ich versuchte es mit Klopfen, aber das ertrug sie nicht. Als ich die regulären EFT-Klopfpunkte klopfte, schob sie meine Hand immer wieder weg. Da kam mir die Idee, die EFT-Zusatzpunkte zu verwenden. Abwechselnd nahm ich einen

19 Von Maya de Vries, EFT-Trainerin aus Bergisch Gladbach (www.emofree.de).

Unterschenkel und einen Unterarm, während ich die Zusatzpunkte auf der Innen- und Außenseite zwischen meinem Daumen und Zeigefinger massierte und immer wieder sagte: ›Ich bin so erschrocken, auf einmal lag ich auf dem Boden, ich weiß nicht, was passiert ist, ich bin richtig wütend, ich kann nicht mehr aufhören zu weinen‹ usw. Sie beruhigte sich darauf innerhalb einer Minute.«

Die Zusatzpunkte, die Maya verwendete, kennen Sie bereits: Innenseite Arm (IA), Außenseite Arm (AA), Innenseite Unterschenkel (IUS) und Außenseite Unterschenkel (AUS).

Beziehungen / Partnerschaft[20]

»Die Ehe funktioniert am besten,
wenn beide Partner ein bisschen unverheiratet bleiben.«
Claudia Cardinale

EFT lässt sich auch im Bereich von Beziehungen sehr effektiv einsetzen. Geht es doch gerade hier um Emotionen. Die meisten Menschen träumen von einer glücklichen Partnerschaft und wissen nicht, wie sie es schaffen sollen, eine solche zu leben. Nach der ersten großen Liebe kommen oft viele Enttäuschungen, und der Satz »...so lebten sie glücklich bis zum Ende ihrer Tage« ist meist den Märchen vorbehalten.

Meistens geht es darum, den Partner ändern zu wollen; wir meinen, er müsse sich ändern, damit wir glücklich sind. Andererseits will jeder so geliebt werden, wie er ist, was in der Phase der ersten Verliebtheit noch sehr einfach ist. Aber dann

20 Dieser Beitrag stammt von Gabriele Schmidt, Heilpraktikerin und Trainerin für »Gelebtes EFT« (www.erfolg-durch-eft.info, Tel.: 02 453 381 455).

schleichen sich nach und nach die Sandkörnchen ein. Die kleinen Nebensächlichkeiten und Angewohnheiten, die durch die rosa Brille der Verliebtheit gesehen unwichtig erschienen, fangen nach einer gewissen Zeit an zu »nerven«, die eine oder andere Erwartung wird enttäuscht, die ersten Reibereien beginnen, und irgendwann stöhnt man: Hätte ich dich doch niemals getroffen!

Ich biete Ihnen kein Generalrezept für eine glückliche und erfüllte Beziehung, sondern Möglichkeiten und Hinweise, wie Sie mit EFT für sich selbst die Grundlagen für eine Beziehung legen, nämlich sich zuallererst selbst zu lieben und anzunehmen, wie Sie sind. Denn der Wunsch, so geliebt zu werden, wie man ist, entspringt in der Regel einem Defizit und einer Angst, nicht liebenswert und begehrenswert zu sein. Und diese Angst können wir mit EFT auflösen.

In jeder Situation, die innerhalb einer Beziehung Stress in Ihnen auslöst, können Sie mit EFT die entsprechenden belastenden Emotionen wegklopfen und wieder einen klaren Kopf bekommen. Das kann der Ärger über die Art sein, wie er die Zahnpastatube ausdrückt, oder darüber, wie sie immer noch schnell nach etwas suchen muss, bevor Sie aus dem Haus gehen können. Wesentlich schwieriger wird es, wenn sich immer öfter Streitsituationen ergeben oder wenn es einem oder beiden Partnern schwer fällt, Gefühle und Bedürfnisse zu äußern.

Wichtig ist es, immer erst die eigenen Emotionen zu klopfen, denn allein dadurch verändert sich oft die gesamte Situation positiv.

Fallbeispiel: Eine junge Frau kommt zu mir in die Praxis, sie möchte Hilfe, weil sie unter Eifersuchtsattacken leidet. Ihr Freund ist ein attraktiver und charmanter Mann, der es liebt, wenn ihm Frauen ihre Aufmerksamkeit schenken. Er flirtet gern, auch in ihrer Gegenwart, was sie immer wütender macht, zumal sie nicht sicher ist, ob aus den Flirts nicht doch irgendwann mehr werden könnte. Wenn sie ihn darauf anspricht, ist er verletzt und verärgert, weil sie nicht sieht, dass es ihm einfach Spaß macht, sich mit Frauen nett zu unterhalten, und sie ihm nicht vertraut. Das führt zu einer zunehmenden Belastung der Beziehung, da sie durch die ständigen Vorwürfe beide nicht mehr frei und ungezwungen miteinander umgehen können.

»Was macht dich an der Sache am meisten wütend?«, frage ich sie.

»Dass ich mich den anderen Frauen irgendwie unterlegen fühle. Ich habe dann immer das Gefühl, es steckt ein Vorwurf gegen mich dahinter, wenn er mit anderen flirtet.«

»Was löst das in dir aus?«

Sie zögert etwas. »Es macht mich wütend, aber da ist noch etwas dahinter, was ich nicht benennen kann«, erwidert sie.

Wir klopfen: »Auch wenn es mich total wütend macht, mich anderen Frauen unterlegen zu fühlen, wenn C. mit ihnen flirtet, akzeptiere ich mich vollständig so, wie ich bin.«

Mitten im Klopfdurchgang fängt sie an zu weinen. Während ich an ihr weiterklopfe, erzählt sie, dass ihr plötzlich eine Szene aus ihrer Kindheit eingefallen ist. Sie hatte als Zwölfjährige eine Schulfreundin mit nach Hause gebracht, und ihr Vater »fuhr völlig auf sie ab«, wie sie sagt.

»Er hat sie mit Aufmerksamkeit überschüttet, und ich stand völlig abgemeldet daneben, hatte ich das Gefühl. Ich war auf einmal nicht mehr wichtig für ihn; ich meine, das war ich ohnehin nie so richtig, aber das war so krass, weil er sie irgendwie wie eine erwachsene Frau behandelte: Er flirtete richtig mit ihr; ich sah, wie er sie ansah, er hatte richtig einen Narren an ihr gefressen. Mich hat er nie so angesehen oder mich so behandelt, ich war immer das Aschenputtel für ihn, so kam ich mir vor.« Sie weinte heftig. »Ich war so wütend auf ihn und auch auf sie, obwohl sie gar nichts gemacht hatte und gar nichts dafür konnte, aber ich hasste sie, weil sie mir irgendwie meinen Vater ›weggenommen‹ hatte. Ich hab sie nie wieder mit zu uns nach Hause gebracht. Mein Vater fragte einmal nach ihr, ich erzählte ihm, sie sei weggezogen oder so was Ähnliches, was er schade fand. Ich war wütend auf ihn, dass er sie so offensichtlich vorzog. Und es hat mich irgendwie zutiefst verletzt. Ich fühlte mich danach erst recht als

Aschenputtel, nichts wert, nicht beachtet, unwichtig, nicht wert, geliebt zu werden …«

Während des Erzählens klopfte ich fortwährend an ihr weiter, und sie wurde zunehmend ruhiger. Schließlich fragte ich sie: »Wie fühlst du dich jetzt?«

Sie putzte sich die Nase und meinte: »Irgendwie erleichtert. Mir fällt auf, dass sich das irgendwie immer wiederholt hat in meinen Beziehungen. Andere Frauen waren immer toller als ich, hübscher und intelligenter. Und selbst wenn jemand mit mir flirtete und mich toll fand, kam das nicht richtig bei mir an. Ich kann einfach nicht glauben, dass ich auch eine tolle Frau sein soll.«

»Auch wenn ich nicht glauben kann, dass ich eine tolle Frau sein soll, akzeptiere ich mich vollkommen so, wie ich bin, weil ich eine tolle und starke Frau bin!« Sie lachte und klopfte.

»Wie fühlt sich das jetzt an, wenn du daran denkst, dass dein Freund mit anderen flirtet?«

»Hm. Anders. Ich habe jetzt das Gefühl, dass er gar nicht so doll flirtet, wie ich immer dachte. Ich werde es ja sehen, wir sind heute Abend eingeladen.« Sie lachte.

»Und wenn es dir doch zu viel ist, kannst du das ja erst einmal klopfen!«, sagte ich ihr zum Abschied.

Einige Tage später rief sie an und berichtete, dass sie zwischendurch einmal auf der Toilette geklopft hatte, weil sich das »Aschenputtelgefühl« wieder meldete, wie sie sagte. Danach war die Party ein voller Erfolg, weil sie ihrerseits begann, sich interessiert mit einem Mann zu unterhalten. Ihr Freund machte ihr daraufhin Komplimente und sagte ihr, wie sehr er es genoss, sie als selbstbewusste attraktive Frau zu sehen. »Er wich mir den Rest des Abends nicht mehr von der Seite, und die anderen Frauen waren gar nicht mehr wichtig für ihn«, sagte sie. »Das war einfach klasse!«

Ein anderes **Fallbeispiel**, diesmal von einem Mann: Er kam ursprünglich wegen einer Allergie in meine Praxis, die sich mit EFT schnell beheben ließ. Er vertraute mir an, dass er auch unter

Erektionsproblemen leiden würde, mitten im Geschlechtsakt »wäre plötzlich der Ofen aus«, wie er sagte. Im Dunkeln würde es einigermaßen gehen, aber er meinte: »Wenn ich was esse, will ich doch auch sehen, was ich esse, um es genießen zu können.« Das Ganze würde seine Frau sehr frustrieren und sie wäre ziemlich wütend auf ihn, was alles natürlich nur noch verschlimmern würde. Ob ich da einen Tipp hätte ...?

Wir klopften erst einmal die Emotionen, die die Situation als solche in ihm hervorrief. Er fühlte sich hilflos und schuldig ob seines »Versagens«, wie er es ausdrückte. Er war auch zunehmend wütend auf seine Frau, weil sie mit eher abfälligen Bemerkungen reagierte, ihn als Schwächling und Versager titulierte und ihm drohte, sich einen anderen zu nehmen. Das hatte schon verschiedentlich zu heftigen Streitereien geführt, die mit Türenknallen und Scheidungsandrohungen endeten.

Wir klopften seine Wut, seine Hilflosigkeit, seine Angst, immer wieder zu versagen, seine Wut auf sich selbst, weil er es nicht schaffte, seiner Frau Kontra zu geben, und erst recht nicht, sie zu befriedigen. Ich fragte ihn, wie das denn am Anfang ihrer Beziehung gewesen wäre. Er sagte, dass das schon immer ein Thema zwischen ihnen gewesen sei, mittendrin wäre Schluss gewesen. Ich ließ ihn dann Schritt für Schritt durch den Ablauf gehen; und wir fanden heraus, dass es eine bestimmte Bewegung seiner Frau war, die ihn völlig abtörnte.

»An was oder wen erinnert Sie diese Bewegung?«, fragte ich ihn.

Er dachte eine Weile nach, es fiel ihm aber nichts dazu ein. Er spürte nur eine Art Widerwille in sich hochsteigen, wenn er diese Bewegung sah, konnte das aber keinem Erlebnis zuordnen.

Wir klopften: »Auch wenn mich diese Bewegung meiner Frau mit Widerwille erfüllt, bin ich trotzdem ein guter Mann und akzeptiere mich genau so, wie ich bin.« – »Auch wenn es mich total wütend macht, dass mich diese Bewegung völlig abtörnt, akzeptiere ich mich als einen gesunden und starken Mann.« Der Widerwille ging nach drei Klopfrunden auf ungefähr die 3 auf der Stressskala und blieb dort.

»Was könnte Sie hindern, dieses Problem ganz loszulassen?«, fragte ich ihn.

Er antwortete prompt: »Wenn es jetzt plötzlich im Bett klappte, bekäme ich einen tierischen Druck von meiner Frau, weil sie dann glauben würde, ich ginge fremd. Und das riskiere ich lieber nicht!« Das sei ihr mit ihrem ersten Mann passiert, und da sei sie total heikel.

Wir klopften auch diese Angst, die im völligen Gegensatz zu der ursprünglichen Problematik stand, und er meinte dann, er fühle sich, als wäre er »Szylla und Charybdis entkommen«, wie er es ausdrückte. Er konnte nun erkennen, dass auch seine Frau zahlreiche unverarbeitete Ängste mit in die Ehe gebracht hatte, und äußerte den Wunsch, zusammen mit ihr in die Praxis zu kommen.

Ein Woche später kamen beide zur ersten gemeinsamen Sitzung. Die Frau war zu Beginn sehr skeptisch, da sie sich nicht vorstellen konnte, dass »so ein bisschen Klopfen« wirklich so viel verändern könnte; aber andererseits hatte »die letzte Performance« ihres Mannes sie doch nachdenklich gemacht. Wir kamen sehr schnell darauf, dass sich ihre Wutausbrüche gegenüber ihrem Mann eigentlich gegen ihren ersten Partner richteten, der sie betrogen und geschlagen hatte. Es hatte lange gedauert, bis sie sich aus der Beziehung lösen konnte, und sie sagte: »Mein jetziger Mann ist eigentlich ganz anders, total lieb.«

»Und dann war er zu lieb, nicht wahr?«, fragte ich sie.

Sie musste lachen. »Genau! Das hat mich ja so wütend gemacht. Ich hatte das Gefühl, von einem Extrem ins andere gefallen zu sein!«

Es kam heraus, dass sie einerseits ihren ersten Mann verabscheute und andererseits aber auch den hemmungslosen Sex mit ihm genossen hatte, der ihr nun fehlte. Wir klopften ihren Frust und die unverarbeitete Wut auf ihren ersten Mann, und sie fühlte sich zunehmend befreiter. Beide hatten am Ende der Sitzung das Gefühl, neu aufeinander zugehen zu können, und verließen zufrieden die Praxis.

Einige Zeit später traf ich die Frau zufällig im Supermarkt, wo sie strahlend auf mich zukam: »Sie haben unsere Ehe wirklich gerettet! Uns geht es richtig gut miteinander!«

Solche Ambivalenzen innerhalb von Beziehungen gibt es öfter, als man glauben möchte. Auch die Meinung, nicht mit, aber auch nicht ohne ihn oder sie zu können, ist ziemlich weit verbreitet. In solchen Fällen ist es eine gute Idee, die widerstreitenden Empfindungen in einen Einstimmungssatz zu »verpacken«, da sie sich auch meist ziemlich die Waage halten in der Intensität:

- »Auch wenn mich seine Art einerseits völlig anzieht und ich andererseits aber immer dieses Gefühl in mir habe, ich kriege keine Luft mehr, wenn er in meiner Nähe ist, akzeptiere ich mich so, wie ich bin.«
- »Auch wenn es mich furchtbar wütend macht, dass er mich immer herumkommandiert und mir sagt, was ich machen muss, um erfolgreich zu sein, und ich andererseits froh bin, dass er es tut, weil ich sehe, dass es funktioniert, bin ich eine selbstständige Frau und akzeptiere mich so, wie ich bin.«
- »Auch wenn es mich irgendwie einengt, dass sie mir immer auf der Pelle hängt, aber auch glücklich macht, wenn sie da ist, akzeptiere ich mich so, wie ich bin.«

Das sind nur einige Beispiele, wie man Sätze formulieren kann. Der Trick daran ist, dass man damit das innere Tauziehen zwischen den widerstreitenden Empfindungen vermindert und sie im besten Fall gleichzeitig beruhigen kann. Das ermöglicht es oft, die Situation aus einer ganz anderen Perspektive zu betrachten und neue Möglichkeiten innerhalb der Beziehung zu entdecken. Oder auch mit klarem Blick zu erkennen, dass man sich wirklich auseinander gelebt hat und sich besser trennt, anstatt weiter unzufrieden nebeneinander herzuleben.

Fallbeispiel: So hatte ich auch den Fall einer Frau, die einige Jahre jünger war als ihr Mann. Sie hatten ein paar Jahre einigermaßen zufrieden miteinander gelebt, bis sie an Brustkrebs erkrankte. Durch die Erkrankung erkannte sie, dass sie am liebsten Tänzerin geworden wäre, diese Ambitionen aber ihrem Mann zuliebe nicht gelebt hatte, und dass sie das sehr unglücklich machte. Just als sie ihm ihre Entscheidung, ihn zu verlassen, mitteilen wollte, bekam er einen schweren Schlaganfall, der ihn an den Rollstuhl fesselte. Von einer Trennung konnte nun keine Rede mehr sein, da sie sich, obwohl selbst schwer krank, verpflichtet fühlte, ihn zu pflegen. In dieser Situation kam sie zu mir.

Der Krebs als solcher machte ihr nicht so viel Sorgen, weil sie ihn als »Schubser von oben« ansah, sich wirklich um das zu kümmern, was ihr am Herzen lag. Dass ihr Mann durch den Anfall auch sprachgestört war und sich eine Kommunikation mit ihm schwierig gestaltete, komplizierte die Lage zusätzlich. Wir gingen gemeinsam die Situation durch und klopften alle Gefühle, die in ihr stritten, allen voran ihre Schuldgefühle gegenüber ihrem Mann. Sie glaubte, sie habe ihn durch den Wunsch, ihn zu verlassen, quasi in den Schlaganfall getrieben – was sie andererseits wieder völlig wütend auf sich selbst machte, weil sie nicht schon früher gegangen war.

Dazu kam dann ihre Wut auf sich selbst, dass sie nicht den Mut gehabt hatte, in ihrer Ehe weiter zu tanzen, weil sie Angst hatte, ihr Mann, ein absoluter »Nichttänzer«, könnte eifersüchtig auf ihre Tanzpartner sein. Einen Anlauf zu Beginn ihrer Beziehung, ihn ebenfalls zum Tanzen zu bringen, hatte ihr Mann rigoros abgeschmettert. Danach sprach sie das Thema nie wieder an.

Das, was ihr am meisten zu schaffen machte, war das Gefühl, in der Situation völlig ausgeliefert zu sein, nichts verändern zu können; und sie hatte eine große Wut auf ihren Mann, an den sie sich durch seine eigene Krankheit gefesselt fühlte. Im Lauf der Sitzungen erarbeitete sie durch das kontinuierliche Klopfen eine neue Perspektive. Sie fand z. B. heraus, dass sie sich einerseits zwar durch die notwendige Pflege ihres Mannes gebunden fühlte, andererseits aber auch große Angst davor hatte, irgendwann erkennen zu müssen, dass das, was sie sich so sehnlichst gewünscht hatte, das Tanzen, ihr doch nicht so viel Spaß gemacht hätte, wie sie dachte. »Dann wäre das alles umsonst gewesen«, sagte sie.

Ich fragte sie, was sie damit meinte, und sie erklärte: »Ich habe so sehr davon geträumt, zu tanzen, und es so tief in mir vergraben, das würde ich nicht aushalten, wenn sich jetzt herausstellte, dass ich einfach nur hätte nachfragen sollen und er dann mitgegangen wäre. Denn jetzt ist es zu spät!« Sie begann zu weinen.

Wir klopften anschließend alle Aspekte rund um das Thema »Ich habe das Wichtigste in meinem Leben unwiederbringlich versäumt«. Ich erklärte ihr, dass es nie zu spät wäre, etwas zu machen, was Freude bereitet und Erfüllung gibt, weil gerade dadurch sie die Kraft bekäme, sowohl für sich als auch für ihren Mann zu sorgen.

Sie besuchte wenig später einen Grundkurs bei Robert und mir und berichtete, dass sie mit ihrem Mann gesprochen und sie sich jetzt zu einem Tanzkurs angemeldet hätte. Ihrem Mann ginge es auch besser, weil er selbst angefangen hätte, für sich zu klopfen, obwohl er am Anfang sehr skeptisch gewesen sei.

»Ich habe jetzt Hoffnung, dass die Zeit, die ich und wir noch haben, eine gute wird«, sagte sie mir. »Ich kann jetzt wirklich etwas in mir verändern, das ist das größte Geschenk mit EFT.«

Zum Schluss dieses Abschnitts noch ein kleinen Überblick, was Sie klopfen können und welche Fragen Sie sich stellen sollten:

- wenn Sie sich eine Partnerschaft wünschen und noch nicht haben,
- während einer Partnerschaft,
- bei einer Trennung.

Wenn Sie sich eine Partnerschaft wünschen und noch keine haben:

- Welche Glaubenssätze haben Sie? Etwa: »Ich ziehe doch immer nur die Falschen an; an mir stimmt etwas nicht; ich bin zu dick, dünn, groß, klein, alt, um eine Beziehung haben zu kön-

nen; Beziehungen machen nur unglücklich, das geht allen in unserer Familie so« usw.
- Welche Erwartungen haben Sie an eine Beziehung? Beispielsweise: »Nur mit einer Beziehung macht mein Leben Sinn; ich fühle mich leer ohne Beziehung; man kann sich nur innerhalb einer Beziehung entwickeln; ich will unbedingt Kinder haben« usw.
- Welche Ängste haben Sie bezüglich einer Beziehung? »Ich will ja eine Beziehung, aber ich habe Angst, dass es mir so geht wie bei XY, das war ja nur furchtbar; in einer Beziehung muss ich zu viel von mir selbst aufgeben; ich kann nicht mehr machen, was ich will; ich werde eh nur immer enttäuscht« usw.

Während einer Partnerschaft:

- Was stört Sie am meisten am anderen? Klopfen Sie alles, was Ihnen einfällt, bis es Ihnen keinen Stress mehr macht.
- An wen oder was erinnert Sie das, was Sie an dem anderen stört? Welche Person(en), Umstände, Situationen fallen Ihnen ein? Klopfen Sie dann diese Aspekte.
- Welche Ihrer Erwartungen werden nicht erfüllt?
- Wo fühlen Sie sich eingeengt?
- Wo fühlen Sie sich missverstanden?
- Können Sie offen sagen, was Sie denken und fühlen? Kann Ihr Partner das? Wenn nein, woran liegt das?
- Wovor haben Sie in Ihrer Partnerschaft Angst?

Bei einer Trennung:

- Was hat Sie oder Ihren Partner am meisten verletzt?
- Was hätten Sie oder Ihr Partner ändern müssen, können, sollen, es aber nicht getan, gekonnt?
- Was fehlt(e) Ihnen?
- Was hätten Sie oder Ihr Partner gern gehabt und nicht bekommen?
- Was macht Sie oder Ihren Partner immer noch wütend?

- Was hat der andere von Ihnen erwartet und nicht bekommen?
- Was sind Ihre eigenen Anteile daran, dass es zu einer Trennung gekommen ist?
- Was konnten Sie oder Ihr Partner nicht mehr ertragen?

Es gäbe dazu noch viel mehr zu sagen, aber generell gilt: Klopfen Sie alle negativen Gefühle und Glaubenssätze, die in Ihnen hochkommen, wenn Sie an das Thema Beziehung denken. Denn vieles, was wir in unseren Partnerschaften erleben, wird durch die Erfahrungen unserer Kindheit und Jugend beeinflusst. Wir können diese Erfahrungen zwar nicht auslöschen, aber wir können mit EFT quasi die Brille putzen, durch die wir unsere Umwelt und unsere Mitmenschen wahrnehmen, besonders diejenigen, denen wir unser Herz schenken oder geschenkt haben. – Viel Erfolg damit!

EFT bei Panikattacken[21]

»Es ist nicht, dass ich Angst zu sterben hätte,
ich möchte nur einfach nicht dabei sein, wenn es passiert.«
Woody Allen

Panikattacken sind komplexere und für die Betroffenen oft sehr viel belastendere Störungen als z. B. Phobien, wie Angst vor Hunden oder Höhenangst. Dennoch lässt sich auch Panik in der Regel gut mit EFT behandeln, wenn man ihre Besonderheiten beachtet.

Als Panikattacke wird das plötzliche und meist nur wenige Minuten anhaltende Auftreten einer körperlichen und psychischen

21 Dieser Beitrag stammt von Dipl.-Psych. Gerald Stiehler (www.eftundmehr.info).

Alarmreaktion *(fight & flight)* ohne objektiven äußeren Anlass bezeichnet.

Bei einigen Personen stehen eher psychische Symptome im Vordergrund, während andere mehr auf körperliche Reaktionen achten. Typische psychische Symptome einer Panik sind Angstgedanken, Gefühle von Unwirklichkeit oder die Angst, die Kontrolle über sich und den Körper zu verlieren oder gar verrückt zu werden. Als körperliche Symptome werden oft Herzrasen oder unregelmäßiger Herzschlag, Herzschmerzen, Schwindel, Atemnot, Schweißausbrüche oder Zittern genannt. Unabhängig davon, ob eher körperliche oder psychische Symptome stärker wahrgenommen werden, ist beiden Gruppen gemeinsam, dass man die Symptome oft nicht als Auswirkung einer Panik erkennt.

Biologie der Panik

In nahezu allen Veröffentlichungen zum Thema Angststörungen wird darauf hingewiesen, dass die biologischen Programme einer Angst- und Panikreaktion von ihrem Ursprung her sinnvoll und hilfreich sind, da sie uns vor Gefahren warnen und durch die Bereitstellung körperlicher Energie ein Überwinden gefährlicher Situationen ermöglichen.

> Angstreaktionen sind von ihren biologischen Abläufen relativ fest programmierte physiologische und emotionale Abläufe im Körper, die ursprünglich dazu dienen, das Überleben des Menschen in gefährlichen Situationen zu ermöglichen. Sie werden vor allem vom limbischen System und dem ARAS gesteuert.

Es sind im Besonderen das – im Stammhirn liegende – Aufsteigende Retikuläre Aktivierungssystem (ARAS), eine netzartige

Struktur mit Verbindungen zu allen Teilen unseres Nervensystems, und das – im Zwischenhirn liegende – limbische System mit den Mandelkernen (Amygdalae), die steuern, wann und insbesondere in welchem Ausmaß unser Körper Angst oder gar Panik empfindet.

Das Stammhirn steuert eine Vielzahl körperlicher Abläufe. So legt es z. B. fest, ob wir wachen oder schlafen, aufgeregt oder entspannt sind. Das limbische System ist vereinfacht ausgedrückt der Teil unseres Hirns, der für Emotionales zuständig ist; und hier sind es vor allem die Mandelkerne, die entscheiden, ob wir eine Situation als gefährlich erleben und Angst empfinden. Sie stellen einen zentralen Punkt im menschlichen Alarmsystem dar. Wenn das limbische System auf Alarm schaltet, ist es das ARAS mit seinen verzweigten Nervenbahnen, das den Rest des Körpers je nach Situation mehr oder weniger »unter Strom« setzt.

Um zu entscheiden, wann der Körper »Alarm« gibt, vergleicht unser Gehirn die aktuelle Situation (Sinneseindrücke, Gedanken, Gefühle und Körperreaktionen) mit früheren Erlebnissen. Ist die Situation unbekannt, enthält sie bestimmte Schlüsselreize, oder waren wir in vergleichbaren Situationen früher einmal sehr angespannt, schaltet unser Körper intern auf Alarm.

Unsere unwillkürlichen Körperreaktionen werden blitzschnell auf Kampf oder Flucht eingestellt: Das Herz rast, der Blutdruck steigt, die Atmung verändert sich, die Skelettmuskulatur spannt sich an, Nervenzellen werden vorerregt, sodass sie sehr schnell und sensibel reagieren können. Alle Körperfunktionen werden entweder auf volle Leistung geschaltet, wenn sie für unser Überleben notwendig sind, oder ansonsten radikal gedämpft, um Energie für das Überleben zu bündeln. Diese physiologische Reaktion ist zunächst als biologisches Programm in groben Zügen fest installiert und wartet nicht auf eine bewusste Aktivierung. Damit stellt unser Körper sicher, dass wir optimal auf eine Gefahrensituation eingestellt sind und schnell kämpfen oder flüchten könnten.

Wichtig zum Verständnis und für die Behandlung von Panik ist die Erkenntnis, dass sie in der Regel von automatisierten emotionalen und gedanklichen Fehlinterpretationen körperlicher Wahrnehmungen ausgelöst und aufrechterhalten werden, was durch den Begriff Panik-Teufelskreis beschrieben wird.

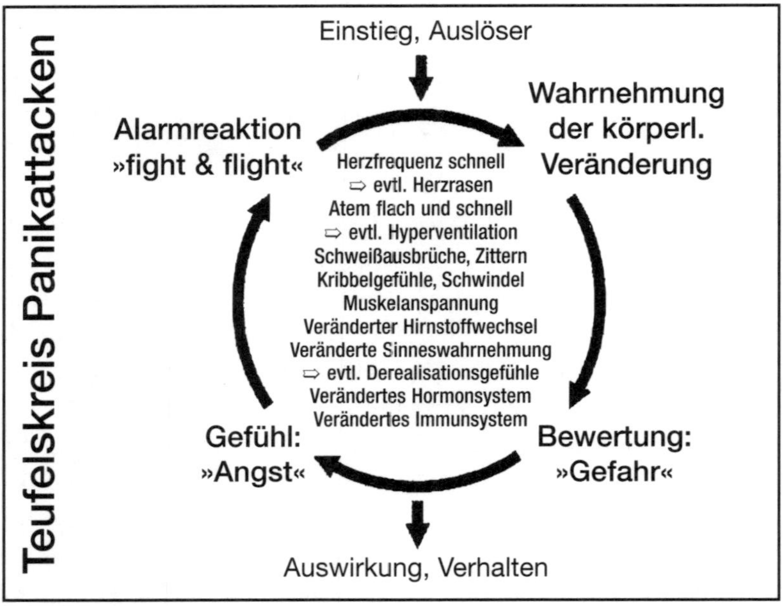

Die körperlichen Reaktionen während einer Panikattacke dienen, wie gesagt, der Bereitstellung von Energie und Reaktionsfähigkeit in einer bedrohlichen Situation, wobei wichtig ist zu verstehen, dass unser Körper auf innere – also vorgestellte oder befürchtete – Auslöser in etwa mit der gleichen Intensität reagiert wie auf äußerlich sichtbare Bedrohungen. Darüber hinaus kennt unser Körper im Grunde nur ein biologisches Reaktionsmuster auf Gefahren, egal, ob diese körperlicher oder eher sozialer Natur sind.

Der Einstieg in den Panik-Teufelskreis ist an verschiedenen Stellen möglich und kann z. B. durch veränderte körperliche Zustände oder auch durch Gedanken beginnen.

Gleich, an welcher Stelle der Einstieg erfolgt, der eigentliche Ablauf ist in der Regel recht ähnlich: Unwillkürliche körperliche Veränderungen werden als anormal oder gar bedrohlich bewertet und erlebt, was in der Folge Angst und Panik auslöst. Auf diese Angst reagiert der Körper mit einer verstärkten Energiebereitstellung *(fight & flight)*, was wiederum vom Betroffenen als gefährlich oder gar (lebens)bedrohlich wahrgenommen wird. Der Teufelskreis hat sich geschlossen.

> Panikstörungen entstehen letztlich durch »Fehl-« oder genauer gesagt »Überreaktionen« des Körpers, der im vegetativen Nervensystem auf Alarm schaltet, obwohl – von außen betrachtet – kein Grund für eine solche Reaktion vorliegt.

Überreaktionen

Die spannende Frage, die sich für Behandlung von Panikattacken stellt, egal ob mit EFT oder auf klassische Art und Weise, lautet: Wie kommt es, dass ein an sich gesunder Körper, ein an sich gesunder Mensch in einen Panik-Teufelskreis gerät?

Aus Sicht der Energetischen Psychologie bzw. aus Sicht von EFT lässt sich diese Frage einfach beantworten. Die Schlüsselerkenntnis lautet: »Die Ursache aller negativen Emotionen liegt in einer Störung des körpereigenen Energiesystems.«

Die Entstehung von Panik wird in der Energetischen Psychologie dementsprechend folgendermaßen erklärt: Ein Körper, dessen Informations- bzw. Energiefluss im Gleichklang fließt, empfindet angenehme Gefühle. Wenn nun – ausgelöst durch Gedanken oder bestimmte Situationen – eine mögliche Bedrohung wahrgenommen wird, reagiert das Energiesystem des Menschen mit einer Veränderung. Es bilden sich komplexe Muster, die im Normalfall dazu dienen, Körper und Geist zu aktivieren, damit sie die Bedrohung meistern. Allein durch eine bestimmte Atmung oder durch Gedanken verändern sich diese »Muster«.

Wird ein bestimmtes Gefühl, z. B. eine Angstreaktion, so intensiv, dass der Betroffene das Gefühl hat: »Das darf nicht sein« oder

»Das halte ich nicht aus«, kommt es unter Umständen dazu, dass der entsprechende Prozess nicht vollständig durchlaufen wird. Bestimmte »Reste« des Gefühls bleiben in den Energiemustern des Körpers erhalten und werden immer wieder reaktiviert, wenn der Betroffene eine ähnliche Situation oder auch nur den Gedanken an eine ähnliche Reaktion erlebt. Dadurch gerät der Körper in eine Art emotionale »Endlosschleife«, die sich selbst erhält und in jeder vergleichbaren Situation aktiv wird.

Zusätzlich entwickeln Menschen, die an Panik leiden, oft eine Art Überempfindlichkeit gegen die eigene Adrenalinreaktion. Während im Normalfall das ausgeschüttete Adrenalin dazu führt, dass unser Körper ideal auf bedrohliche Umweltereignisse reagieren kann, entwickeln sich durch die genannte »Endlosschleife« Adrenalinausschüttungen in Situationen, die gar nicht gefährlich sind. Dementsprechend gibt es auch keine angemessene körperliche Reaktion, die zum Abbau des Adrenalins führen könnte. Stattdessen baut sich der Adrenalinspiegel auf und auf, bis es zu einer Überflutung kommt, an deren Ende die Panikattacke steht.

Wenn Sie den bisherigen Text auf mögliche Ansätze zum Klopfen untersuchen, würden Sie bereits jetzt einige Sätze formulieren können, die Ihnen vermutlich weiterhelfen. Lassen Sie mich aber bitte – bevor wir zu praktischen Übungen kommen – noch etwas genauer untersuchen, wie diese »Endlosschleifen« entstehen.

Panik und Trauma

Grundsätzlich hat unser Körper die Fähigkeit, Situationen, die uns begegnen, emotional zu verarbeiten. Damit können wir neue Erfahrungen integrieren und sie als vergangen abspeichern. Manchmal wird aber eine emotionale Erfahrung so intensiv erlebt, dass wir Teile des Erlebnisses abschalten oder ausblenden. Uns brennen sozusagen die Sicherungen durch, und ein inneres Notfallprogramm wird aktiv, das ein Funktionieren oder Überleben sicherstellt. Die Verarbeitung des Erlebnisses bleibt dabei allerdings auf der Strecke.

> Aus der Traumatherapie ist seit längerem bekannt, dass ein belastendes Ereignis umso traumatischer wirkt, je länger und tiefer dieses innere Abschalten (Dissoziation) in der Situation eintritt. Das kann – abhängig von persönlichen Vorerfahrungen und bestimmten Merkmalen des Erlebnisses – bis zum vollständigen Ausblenden der entsprechenden Situation führen.

In meiner Arbeit mit Panikpatienten habe ich festgestellt, dass sich in der Entstehung ihrer Störungen mit großer Regelmäßigkeit auch wirklich Situationen finden lassen, die zur Entstehung und Aufrechterhaltung der Panik beitragen. Solche traumatischen Situationen müssen nicht zwangsläufig Traumata im klassischen Sinne sein, z. B. Erlebnisse von Missbrauch oder Krieg. Oft reicht eine einzige Angstsituation aus, um diesen Zustand der Dissoziation auszulösen. Kritisch ist dabei, dass unser Körper oder unser Energiesystem in Zukunft in jeder ähnlichen Situation wieder in diesen Notfallmodus schaltet. Erinnern wir uns: Unser Körper überprüft in jeder Situation, ob sie eventuell einer früheren und als gefährlich erlebten gleicht. Ist das so, dann schaltet er unwillkürlich wieder auf Alarm, egal, ob die Situation objektiv betrachtet wirklich bedrohlich ist.

Das lässt sich folgendermaßen verdeutlichen (s. a. Abb.): Immer wenn ein Betroffener in eine Situation gerät, in der er Angst fühlt oder körperliche Erregung wahrnimmt (1), reagiert der Körper – entsprechend seiner Erfahrung – mit Anspannung. Das ganze Programm der körperlichen Alarmreaktion wird angestoßen. Ab einer bestimmten Erregungsschwelle (Panikschwelle) werden die erlernten »Notfallprogramme« aktiv (2). Das führt zu den genannten angststeigernden Gedanken, die sich letztlich durch die gemeinsame Bewertung kennzeichnen, dass der Kör-

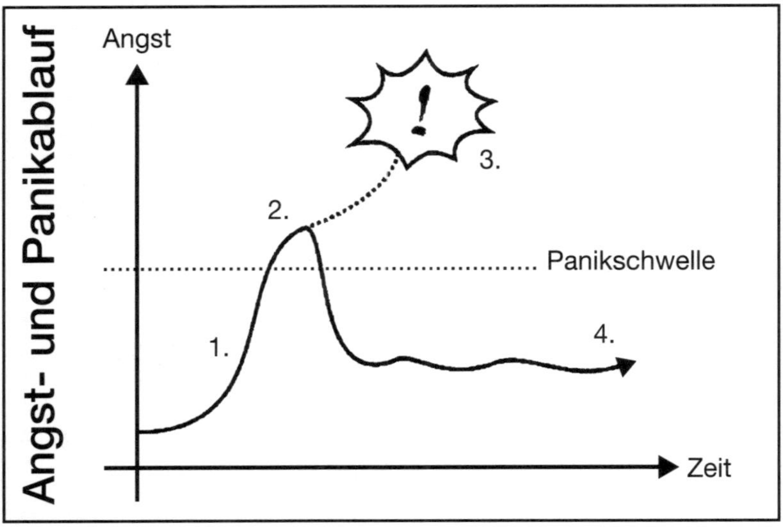

per eine potenzielle Katastrophe erwartet, die eintreten würde, wenn die Panik weiter steigt (3).

Wie diese »Katastrophe« aussieht, ist von Mensch zu Mensch unterschiedlich und verändert sich unter Umständen. Einige Beispiele für solche Befürchtungen sind:

- einen Herzinfarkt oder Schlaganfall zu bekommen bzw. an einer tödlichen Krankheit zu leiden,
- keine Luft mehr zu bekommen, zu ersticken,
- ohnmächtig zu werden oder in der Öffentlichkeit die Kontrolle zu verlieren,
- verrückt zu werden oder
- sich zu blamieren.

Diese Befürchtungen sind oft unwillkürlich und dadurch unbewusst. Selbst der Gedanke daran wird häufig gemieden. Gemeinsam ist diesen Befürchtungen, dass a) das Gefühl von Sicherheit in Bezug auf den eigenen Körper verloren gegangen ist, b) die unwillkürliche »Gegenmaßnahme« in einer starken Aufmerksamkeit auf körperliche Reaktionen und in einem ausgeprägten Kontrollbedürfnis über den Körper besteht und c) die Anspannung fast immer das Ausmaß urtümlicher Todesangst annimmt. Das trifft selbst auf die scheinbar weniger schlimme Angst zu, sich zu blamieren. Meiner Überzeugung nach ist in diesem Fall ein evolutionäres Erbe in uns aktiv, das den Ausschluss aus dem Stamm oder der Familie mit Todesgefahr gleichsetzt.

Dadurch wird die Situation, in der die Angst auftritt, immer mehr gemieden, wobei »Situation« in diesem Falle auch bestimmte Gedanken und Bewertungen meinen kann. Durch die Vermeidung fällt die Anspannung ab (4). Dadurch wird der Körper mittelfristig aber in seiner »Überzeugung« bestätigt, dass die Katastrophe eingetreten wäre und nur durch die Flucht vermieden werden konnte. Eine heilsame neue Erfahrung wie »Die Katastrophe passiert gar nicht« findet nicht statt.

Anmerkung: Panikattacken treten gelegentlich in Zusammenhang mit anderen psychischen Störungen wie Agoraphobien, Panikstörungen, posttraumatischen Belastungsstörungen oder Krankheitsphobien auf und lassen sich in der Regel im Rahmen einer Psychotherapie gut behandeln. Auch durch den Gebrauch von Rauschmitteln können Panikzustände ausgelöst werden, die möglicherweise noch nach dem Abklingen der Wirkung als chronisches Syndrom erhalten bleiben. Auch in diesem Fall empfehle ich eine psychotherapeutische Behandlung.

Da die Überreaktion Ihres Körpers – die zur Panik führt – auch durch Gedanken ausgelöst wird, ist es oft hilfreich, sich zu überlegen, wo Sie in Ihrer Lebensgeschichte »gelernt« haben, ängstigende Gedanken zu haben. Gab es Eltern oder Großeltern, die selbst Angst hatten? Gab es entsprechende Aussagen in Ihrer Familie oder Ihrem Umfeld? Wer von Ihren Nächsten machte sich ständig Sorgen? Wenn Ihnen solche Dinge einfallen, sollten Sie sie unbedingt in Ihre Panikbehandlung einbauen. Dazu kommen wir im nächsten Abschnitt.

Klopfen gegen die Panik

Ich habe für mich und meine Klienten ein Programm gegen die Panik entwickelt, das auf verschiedenen Ebenen gegen die Panik vorgeht und das ich Ihnen auch vermitteln will. Es geht davon aus, dass wir komplexe Störungen am besten auf verschiedenen Ebenen angehen sollten.

Die fünf Ebenen der Panikbehandlung lassen sich sozusagen an einer Hand abzählen: Adrenalin im Blut reduzieren, Entspannung fördern; Gedankenmuster verändern, die die Angst steigern; das Vertrauen in den Körper zurückgewinnen; alte Traumata verarbeiten und lösen – und zuletzt die Angst vor der Panik überwinden.

Um es einfach und plastisch zu machen, gibt es die Fünf-Finger-Regel der Paniktherapie (s. Abb.). Diese fünf logischen und dennoch für Betroffene nicht immer einfach umzusetzenden Schritte sollen jetzt im Einzelnen beschrieben werden. Die Reihenfolge der Schritte kann dabei von Fall zu Fall variieren, und auch die Schwerpunkte liegen nicht immer gleich. Aber meiner Erfahrung nach sind genau diese fünf Faktoren zentral in der Behandlung von Panik.

1. Löse die Adrenalinallergie

Das Konzept der »Adrenalinallergie« hat sich in der Panikbehandlung mit EFT sehr bewährt und stammt ursprünglich von Silvia Hartmann. Sie finden eine deutsche Übersetzung der betreffenden Artikel auf meiner Website »EFT und mehr« unter www.eftundmehr.info.

Überlegen Sie, dass eine Panik umso schneller ausgelöst werden kann, je höher Ihr allgemeines Anspannungsniveau ist. Zu Beginn einer Panikbehandlung ist es für die meisten Betroffenen erstrebenswert, zunächst die Häufigkeit der Attacken zu reduzieren. Genau das können Sie mit EFT erreichen.

Allgemein gesagt ist es a) wichtig, die im Körper produzierte

Die Fünf-Finger-Regel der Paniktherapie

Besiege deine Panik, indem du …

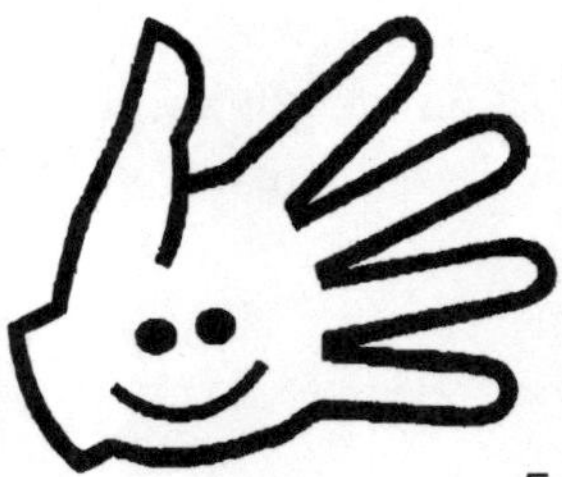

1. die »Adrenalin-Allergie« löst,
2. lernst, gesund zu denken,
3. deinem Körper wieder vertraust,
4. alte Verletzungen heilst und
5. die Panik nicht mehr fürchtest.

Menge an Adrenalin zu reduzieren und b) dem Körper die Fähigkeit zurückzugeben, mit dem Adrenalin sinnvoll umzugehen. Dazu gibt es folgende Möglichkeiten:

1. Klopfen Sie zwei- bis dreimal täglich »Auch wenn ich dauerhaft so angespannt bin, liebe und akzeptiere ich mich so, wie ich bin«. Klopfen Sie mehrere Runden, bis Ihre Anspannung deutlich reduziert ist. Eventuell kann es hilfreich sein, die Anspannung an konkreten Körpergefühlen festzumachen. Ausgehend von der Idee der Adrenalinallergie oder -unverträglichkeit, ist es sinnvoll, Adrenalinausstöße möglichst sofort zu behandeln und die aktuell zirkulierende Menge an Adrenalin im Blut zu senken. Wann immer Sie einen Ausstoß von Adrenalin bemerken - sei es beim Fernsehen, im Straßenverkehr, in der Arbeit oder zu Hause –, klopfen Sie sofort. Sie können dazu entweder volle EFT-Durchgänge einsetzen oder nur den Jochbeinpunkt (JB) auf beiden Seiten massieren: »Auch wenn ich jetzt zu viel Adrenalin in mir habe, liebe ...« Während des Klopfens können Sie z. B. den Erinnerungssatz »Zu viel Adrenalin in mir« verwenden.

2. Auf Dauer ist es hilfreich, auch die entgleiste Fähigkeit Ihres Körpers, mit dem Adrenalin umzugehen, wiederherzustellen. Dazu klopfen Sie bitte folgenden Satz über mehrere Runden:
   »Auch wenn ich ›allergisch‹ auf mein eigenes Adrenalin reagiere, liebe …« Während des Klopfens können Sie z. B. den Erinnerungssatz »Meine Adrenalinallergie« verwenden, oder Sie ändern den Satz so ab, dass Sie ihn gut verstehen und er Ihren Bedürfnissen entspricht. Auch diese Routine wiederholen Sie bitte mehrmals täglich.

> Als sehr hilfreich hat es sich erwiesen, wenn Sie sich ein Bild von der körperlichen Veränderung machen, die während des Klopfens in Ihnen stattfindet. Wichtig dabei ist weniger die physiologische oder medizinische Korrektheit Ihrer Vorstellung, sondern dass Sie eine Metapher wählen, die sich Ihnen einprägt.
> Das kann z. B. eine bildhafte Vorstellung der Adrenalinrezeptoren im Körper sein. Stellen Sie vor, wie die Zellen Ihres Körpers kleine Fühler haben, mit denen sie auf das Adrenalin reagieren. Diese Fühler könnten z. B. rot sein, wenn sie die natürliche Reaktion verlernt haben, und dann – Zelle für Zelle – wieder auf Grün umschalten. Stellen Sie sich während des Klopfens möglichst intensiv vor, wie zunächst eine Zelle umschaltet und sich die Grünfärbung der Fühler dann über den ganzen Körper ausbreitet. Sie können natürlich statt der Fühler auch jedes andere Bild verwenden, solange es Ihnen einleuchtet.

Diese tägliche Übungen gegen die »Adrenalinallergie« behalten Sie bitte über die gesamte Behandlungsdauer bei.

2. Lerne, gesund zu denken

Ihr Körper und sein Alarmsystem reagieren auf gedankliche Reize und vorgestellte Bedrohungen ebenso heftig wie auf äußere Gefahren.

Unser Gehirn ist immer darauf bedacht, möglichst effektiv zu arbeiten. Also werden viele Vorgänge automatisiert. Das betrifft das Fahrradfahren und Schuhebinden genau so wie das Denken. Vor allem emotionale Gedanken, die wir oft hegen, prägen sich so sehr ein, dass wir sie kaum noch wahrnehmen. Wie ein automatisch ablaufender Film sind sie in unserem Hinterkopf ständig aktiv. Viele dieser unwillkürlichen automatisierten Gedanken sind hilfreich und sinnvoll. Aber gerade in Bezug auf psychische Probleme zeigt sich oft die negative Auswirkung dieses Automatismus. Wir denken Gedanken, die uns schaden und beispielsweise Panik auslösen, ohne uns dessen bewusst zu sein.

Deshalb ist es so wichtig, den eigenen – oft unwillkürlichen – Gedanken auf die Spur zu kommen. Viele der Betroffenen wissen zu Beginn einer Behandlung überhaupt nicht, welchen großen Einfluss sie mit ihren Gedanken auf den Körper haben. Und sie sind sich der Angst auslösenden Gedanken oft nicht bewusst. Dennoch haben diese massive Auswirkungen auf unseren Körper – sie steigern die Panik immer weiter und weiter.

Um diese Gedanken greifbar zu machen, schlage ich als Übung das so genannte »Gedankenprotokoll« vor:

Nehmen Sie sich ein Blatt Papier und protokollieren Sie auf diesem eine Panikattacke.

(Sie können hierzu die Vorlage zum Gedankenprotokoll aus dem Anhang benutzen oder die Datei von meiner Internetseite laden: www.eftundmehr.info.)

Wählen Sie dazu eine typische Panikattacke aus oder eine, an die Sie sich sehr gut erinnern. Besonders sinnvoll ist das Gedankenprotokoll natürlich, wenn Sie es schreiben, während Sie tatsächlich eine Panikattacke erleben, auch wenn das für viele Betroffene eher schwierig ist.

Auf dem Blatt notieren Sie zunächst in Kurzform Datum und Zeit sowie eine Situationsbeschreibung in einem Satz. Dann führen Sie alle körperlichen Symptome auf, die Ihnen während der Attacke auffallen, und bewerten jedes Symptom auf der 10er-Skala. Anschließend notieren Sie Ihre Gedanken und Befürchtungen. Welche Gedanken gehen Ihnen während der Attacke durch den Kopf, insbesondere wenn Sie an die notierten körperlichen Symptome denken? Wichtig sind hier vor allem solche Gedanken, die Sie am liebsten schnell wieder verdrängen würden und/oder die Sie nicht mehr aus Ihrem Kopf bekommen.

Beispiele für solche Gedanken sind: »Mein Herz rast. Ich bekomme bestimmt einen Herzinfarkt. Wenn das so weitergeht, werde ich noch verrückt. Gleich falle ich um, und dann ist niemand da, der mir helfen kann. Ich muss hier weg, sonst werde ich ohnmächtig. Ich kriege keine Luft mehr, ich ersticke gleich. Ich halte es im Dunkeln nicht aus. Ich bin ganz allein, das halte ich nicht aus.«

Nun überprüfen Sie, welche dieser Gedanken objektiv betrachtet a) irrational oder gar falsch sind oder b) die Panik weiter anheizen. Dabei können Ihnen folgende Fragen unter Umständen weiterhelfen:

1. Ist dieser Gedanke wahr? Ist er realistisch?
2. Wie wahrscheinlich ist meine Befürchtung?
3. Würde ein objektiver Beobachter die Bedrohung auch für real halten?
4. Hilft mir dieser Gedanke, mich so zu fühlen, wie ich möchte?
5. Oder hilft er mir, mich besser zu fühlen?

Unterstreichen Sie drei bis fünf Gedanken, die besonders irrational sind, heftige Gefühle auslösen und die Panik anheizen. Dann behandeln Sie jeden dieser Gedanken mit einigen Runden EFT.

Die Einstimmungs- und Erinnerungssätze können dann lauten:

- *Einstimmungssatz:* »Auch wenn mein Herz rast, liebe und akzeptiere ich mich so, wie ich bin.«
- *Erinnerungssatz:* »Mein Herzrasen.«
- *Einstimmungssatz:* »Auch wenn ich furchtbare Angst vor einem Herzinfarkt habe, liebe …«
- *Erinnerungssatz:* »Meine Angst vor einem Herzinfarkt.«
- *Einstimmungssatz:* »Auch wenn ich Angst habe, verrückt zu werden …«
- *Erinnerungssatz:* »Meine Angst, verrückt zu werden.«
- *Einstimmungssatz:* »Auch wenn ich panische Angst habe, umzufallen …«
- *Erinnerungssatz:* »Meine Angst, umzufallen.«
- *Einstimmungssatz:* »Auch wenn keiner da ist, der mir helfen kann …«
- *Erinnerungssatz:* »Es ist keiner da, der mir helfen kann.«
- *Einstimmungssatz:* »Auch wenn ich es nicht aushalte …«
- *Erinnerungssatz:* »Ich halte es nicht aus.«

Wichtig: Hören Sie nicht auf, bevor die emotionale Belastung auf 0 ist oder Sie mindestens fünf Runden geklopft haben. Und denken Sie daran: Die Symptome einer Panikattacke entstehen, weil Ihr Körper Energie für eine Bedrohung bereitstellt. Wenn Sie gedanklich aus dem Teufelskreis aussteigen, hören die Symptome auf.

3. Vertraue deinem Körper

Viele Menschen, die an Panik leiden, haben »verlernt«, dem eigenen Körper zu vertrauen. Zu Beginn unseres Lebens, als Säuglinge und auch als Kinder, machen wir uns normalerweise keine Gedanken darüber, ob unser Körper funktioniert oder warum. Die meisten Menschen gehen einfach davon aus: »Ich bin gesund. Krankheiten passieren nur anderen« u. dgl.

Ein Mensch, der unter Panikattacken leidet, hat genau dieses Vertrauen verloren. Eine Klientin berichtete beispielsweise, dass sie sich und ihren Körper immer und ständig sorgenvoll beobachte. Jedes ungewöhnliche Körpersignal wurde sofort hinterfragt und gab Anlass zu angstvollen Gedanken. »Könnte das ein Tumor sein? Das ist bestimmt eine Thrombose! Das ist ein Schlaganfall, Herzinfarkt, Parkinson ...« Es gab kaum eine Krankheit, die ihr in solchen Momenten nicht in den Sinn kam, was die Anspannung natürlich wieder verstärkte.

Genau diese sorgenvolle Wahrnehmung des eigenen Körpers verhindert oft, dass die Panik überwunden wird. Die Angst wird geradezu als »Verbündeter« betrachtet. »Wenn ich meinen Körper nicht ständig überprüfe, könnte ich ja die ersten Symptome einer ernsten Erkrankung übersehen und sie erst bemerken, wenn es zu spät ist.« Das kann dazu führen, dass alle Versuche, die Panik zu überwinden, unbewusst sabotiert werden. Deshalb ist es wichtig, dieses Urvertrauen in den eigenen Körper zurückzugewinnen.

Besonders ausgeprägt ist diese Tendenz oft bei Menschen, die in ihrer Familiengeschichte emotionale Erpressung oder Verstrickung erlebt haben. Hier kommt zu der genannten Angst oft noch ein unbewusstes Muster von Schuld und Selbstbestrafung zum Zuge, das die Panik zusätzlich aufrechterhält. In diesem Fall rate ich dazu, die Lebensgeschichte, die Themen Schuld und Scham sowie besonders die Selbstbestrafung – eventuell zusammen mit einem erfahrenen Therapeuten – in einem Persönlichen Friedensprozess zu behandeln. Näheres dazu finden Sie in Kapitel 3 dieses Buches.

Um das Vertrauen in den eigenen Körper zurückzugewinnen, empfehle ich folgende Einstimmungssätze:

- »Auch wenn ich ständig Angst habe, mein Körper könnte plötzlich versagen, liebe und akzeptiere ich mich so, wie ich bin.«

- »Auch wenn ich furchtbare Angst habe, todkrank zu sein, liebe ...«
- »Auch wenn ich kein Vertrauen mehr in meinen Körper habe, liebe ...«
- »Auch wenn ich ständig Angst vor dem nächsten Schicksalsschlag habe, liebe ...«

Ergänzen Sie diese Beispielsätze durch eigene Formulierungen. Auch hier gilt: Es ist nicht wichtig, ob die Sätze »schön formuliert« oder fehlerfrei sind. Sie sollten stattdessen unbedingt Ihr eigenes Gefühl, Ihre Wortwahl und Ihre Art zu sprechen widerspiegeln. Es hat sich als hilfreich erwiesen, sich beim Sprechen dieser Sätze auf die Körperwahrnehmungen zu konzentrieren, die die entsprechenden Ängste begleiten.

Zusätzlich eignet sich dieses Thema auch für den Einsatz der EFT-Choices. Das könnte z. B. so aussehen:

- *Einstimmungssatz:* »Auch wenn ich kein Vertrauen mehr in meinen Körper habe, entscheide ich, ich habe Vertrauen in meinen Körper.« (Selbst wenn Ihnen diese Formulierung auf den ersten Blick widersinnig erscheinen mag: Probieren Sie es aus.)
- *Erinnerungssatz:* »Ich habe kein Vertrauen in meinen Körper.«
- *Entscheidungssatz:* »Ich entscheide, ich habe Vertrauen in meinen Körper.«

Führen Sie auch diese Übung für einen längeren Zeitraum täglich durch. Das können Sie immer dann tun, wenn Sie entsprechende Befürchtungen bei sich wahrnehmen, oder aber Sie wählen dazu einen festen Zeitpunkt in Ihrem Tagesablauf.

Vielleicht stellen Sie bei der Bearbeitung dieser Themen fest, dass es Ihnen nicht leicht fällt, diese Ängste ganz zu lösen, oder dass diese dazu neigen, wieder zurückzukommen. Dann könnte es Zeit sein, sich alten traumatischen Erfahrungen und den ersten erlebten Panikattacken zuzuwenden.

4. Heile alte Verletzungen

Am Anfang dieses Abschnitts habe ich den Zusammenhang zwischen traumatischen Erlebnissen, der damit verbundenen Dissoziation und späteren Problemen dargestellt. Das trifft auf Panikattacken ganz besonders zu. Oft ist es die Erinnerung an eine einzige erste oder prototypische Attacke, die das spätere Reaktionsmuster bei Panik bestimmt. Der Betroffene will diese »furchtbare Erfahrung« nie wieder machen. Er hat das Gefühl, das auch in Zukunft nicht aushalten zu können. Die Störungen, die das Erlebnis in seinem Energiesystem hinterlassen hat, sind zu ausgeprägt.

Glücklicherweise haben wir mit EFT eine Methode, um genau solche Störungen dauerhaft zu beseitigen. Und am besten eignet sich hier die in Kapitel 3 beschriebene »Filmtechnik«.

Erinnern Sie sich an Ihre erste, schlimmste und letzte Panikattacke, geben Sie diesen einen Titel und bearbeiten Sie sie mit der Filmtechnik, bis Sie keine Belastung mehr spüren.

Wenn Sie die Erfahrungen auf diese Weise behandelt und die Schritte 1 bis 3 auch hinter sich haben, dann ist Ihre Panik insgesamt im Grunde genommen schon weitgehend überwunden.

> Beachten Sie dabei, dass Sie bei der Anwendung von EFT auf körperliche Symptome ebenso eingehen sollten wie auf Ihre Gedanken und auf die Gefühle, die Sie in den entsprechenden Situationen hatten.

Manchmal steckt »hinter« einer Panik aber – wie ich oben beschrieben hatte – auch ein ganz anderes Erlebnis, an das wir keine bewusste Erinnerung mehr haben oder das wir mit der Panik überhaupt nicht in Verbindung bringen würden. Dennoch können solche alten Störungen einen wesentlichen Beitrag zu unseren Ängsten darstellen. Auch hierfür bietet EFT eine Lösung, zumindest, wenn man es mit einer Technik aus der Schematherapie kombiniert.

Mit »Schema« sind hier komplexe Muster aus Gedanken, Gefühlen und Körperreaktionen gemeint, die aus früheren belastenden Lebenserfahrungen stammen und sich bis ins aktuelle Leben belastend auswirken. Die Technik, eine Art Zeitreise, stammt von Professor Jeffrey E. Young. Sie hilft, unbekannte Zusammenhänge zwischen aktuellen Gefühlen und früheren traumatischen Situationen zu zeigen und aufzulösen. Ich habe sie für die Behandlung von Panikattacken mit EFT kombiniert und in meinen Therapien schon oft angewandt:[22]

1. Beschreiben Sie eine möglichst aktuelle Situation, in der Ihr Problem auftaucht: Versetzen Sie sich mit Ihrer Aufmerksamkeit ganz hinein. Wo sind Sie in dem Moment, wer ist noch dabei, was sehen, hören Sie; was denken, was fühlen Sie, welche Körperreaktionen können Sie spüren?
   Ganz wichtig: Wenn Sie in der Situation »angekommen« sind, stellen Sie sich bitte die Fragen »Was hätte ich in dieser Situation eigentlich gebraucht?« und »Was ist meine größte Angst, meine schlimmste Befürchtung?«.
2. Jetzt behalten Sie bitte das komplette Muster aus Gefühlen, Gedanken, Körperreaktionen in sich aktiv und blenden in Ihrer Vorstellung die dazugehörige Situation langsam aus. Konzentrieren Sie sich nur auf dieses Schema. Behalten Sie dann dieses Muster im Fokus Ihrer Aufmerksamkeit und bewegen Sie sich in Ihrer Vorstellung rückwärts in Ihre Geschichte, bis Sie auf eine Erinnerung stoßen, in der dieses Gefühl schon einmal ganz stark war und die Ihnen helfen wird, diese Panik zu lösen.

22 Mehr Informationen zur Schematherapie finden Sie in den Büchern von Jeffrey E. Young, z. B. *Schematherapie. Ein praxisorientiertes Handbuch* (s. »Quellen«).

> Nehmen Sie ohne Wertung die erste Erinnerung, die Ihnen einfällt. Es ist sinnvoll, diese Situation zu behandeln, selbst wenn es anschließend nötig sein sollte, eine noch frühere Situation aufzusuchen und zu lösen.

3. Versetzen Sie sich auch hier mit Ihrer Aufmerksamkeit ganz hinein. Wo waren Sie in dem Moment, wer war noch dabei, was haben Sie gesehen, gehört; was haben Sie gedacht und gefühlt, welche Körperreaktionen konnten Sie spüren?
   Und hier lauten jetzt ebenso die wichtigen Fragen »Was hätte ich eigentlich gebraucht?« und »Was war damals meine größte Angst, meine schlimmste Befürchtung?«.
4. Wenn Sie diese ursprüngliche Befürchtung spüren können, dann behandeln Sie bitte die damalige Situation mit EFT: alle Gefühle, Gedanken, Körperreaktionen, die schlimmste Befürchtung. Klopfen Sie so lange, bis die Belastung auf 0 ist. (Eventuell ist auch hier die Filmtechnik sinnvoll.) Überprüfen Sie das neue Gefühl, indem Sie die Situation in Gedanken noch einmal durchgehen. Sind irgendwelche Reste negativer Gefühle noch da? Dann lösen Sie auch diese mit EFT auf.
5. Wenn sich Ihre Gefühle, Gedanken und Körperreaktionen beruhigt haben, dann trennen Sie dieses neue Muster wieder von der damaligen Situation und kommen Sie in Ihrer Vorstellung zurück in die Ausgangslage. Versetzen Sie sich wieder genau hinein in diese aktuelle Situation. Spüren Sie die Veränderung.

Wenn Sie mit diesen Techniken die erste(n) Paniksituation(en) und eventuelle frühere belastende Auslöser behandelt haben, dann sind Sie bereit für den letzten Schritt, der Ihre Panik endgültig besiegen wird. Klopfen Sie sich ruhig anerkennend auf die Schulter. Sie haben viel erreicht.

5. Keine Panik vor der Panik

Im Umgang mit der Panik herrscht zu Beginn oft eine ausgeprägte Vermeidungshaltung vor. Das betrifft nicht nur Situationen, in denen die Panik auftritt, sondern oft auch das, was ich die »Kernangst« nenne. Diese Kernangst wird häufig als so bedrohlich erlebt, dass selbst der Gedanke daran vermieden wird.

Denken Sie bitte einmal daran, wie es wäre, in 5 Minuten an der Stelle zu sein, an der Sie Ihre schlimmste Panik erlebt haben. Oder daran, wie es wäre, in einer halben Stunde eine richtig heftige Panikattacke zu bekommen. Versetzen Sie sich regelrecht in die Situation hinein. Verursacht Ihnen dieser Gedanke Angst?

Wenn nein, dann können Sie sich diesen Schritt sparen, weil Sie ihn – ohne es zu merken – bereits gegangen sind. Herzlichen Glückwunsch. Sie haben es geschafft.

Wenn ja, dann gibt es noch eine Kernangst, die Sie nicht behandelt haben. Diese sollten Sie separat bearbeiten, um Ihre Panik wirklich vollständig und dauerhaft zu überwinden. Das Ziel ist es, wie eine meiner Klientinnen sagen zu können: »Ich glaube nicht, dass ich irgendwann noch einmal eine Panikattacke bekommen werde. Aber wenn doch, wäre es auch nicht schlimm.«

> Dadurch, dass die Panik von belastenden Ängsten angeheizt wird, ist es die beste Vorbeugung, die Sie gegen Panik erreichen können, wenn Sie tatsächlich »Keine Panik vor der Panik« haben.

Für diesen letzten Schritt kann es hilfreich sein, sich einen guten Freund als Begleiter zu suchen, weil wir unsere eigenen blinden Flecke manchmal nicht sehen. Dann stellen Sie sich folgende Fragen (immer wieder und wieder):

- »Was ist – während einer Panikattacke – meine schlimmste Angst?«

- »Was wäre das Schlimmste, was passieren könnte?«
- »Wovor habe ich eigentlich Angst?«

Gehen Sie dieser Vorstellung, diesem Muster aus Gefühlen und Gedanken, nach. Lösen Sie dieses Muster mit EFT.

Anschließend gehen Sie einen Schritt weiter: Was wäre, wenn diese schlimmste Angst einträte? Und dann? Was würde das bedeuten? Gehen Sie auch diesem Muster nach und lösen Sie es mit EFT.

Wiederholen Sie diese Übung, bis Sie keinerlei Angst mehr verspüren. Manchmal ist es überraschend, welche Ängste »hinter« der Panik stehen, eventuell kommen Ihnen diese Gedanken auch vertraut vor. Wichtig ist, dass Sie wirklich hartnäckig bleiben und die Ängste bis zum Schluss »verfolgen«.

Ich gebe Ihnen ein **Fallbeispiel**, das Ihnen helfen kann, Ihre eigenen Ängste zu entdecken: Eine junge Frau, erfolgreich im Beruf, litt an ausgeprägten Panikattacken, die sich in unterschiedlichen Situationen auswirkten. Am schlimmsten waren diese Ängste beim Fahren auf der Autobahn. Aber obwohl sie gegen Ende der Behandlung bereits wieder größere Strecken mit dem Wagen unterwegs sein konnte, waren die Ängste nicht vorbei. Wir wendeten die oben genannte Technik an und kamen zu folgendem Ablauf, den ich hier verkürzt wiedergebe.

»Was ist Ihre größte Angst in der Situation?« – »Eine Panikattacke zu erleiden, während ich fahre.« – »Was wäre dann?« – »Ich könnte einen Unfall verursachen.« – »Was würde das bedeuten?« – »Ich wäre schwer verletzt oder tot.« – »Was wäre das Schlimmste davon?« – »Schwer verletzt zu sein.« – »Was würde das für Sie bedeuten?« – »Ich könnte einen dauerhaften Schaden davontragen.« – »Was wäre das Schlimmste daran?« – »Wenn ich bettlägerig und von anderen Menschen abhängig wäre.«

Diese Frau hatte irgendwann in ihrer Lebensgeschichte und aus frühen Lebenserfahrungen heraus unbewusst entschieden, dass sie nie von anderen Menschen abhängig sein wollte. Die

Panik konfrontierte sie schließlich genau mit dieser Situation und dieser Angst. Als die Angst gelöst war, hatte die Panik ihren Schrecken verloren.

Ihre Ängste können ganz anders aussehen, und eventuell ist die schlimmste Angst diejenige, zu sterben oder verrückt zu werden. Sie erkennen die »Kernangst« daran, dass Sie starke Gefühle auslöst. Bleiben Sie hartnäckig. Lösen Sie diese Angst mit EFT, dann haben Sie gewonnen:

- »Auch wenn ich Angst habe, zu sterben, liebe und akzeptiere ich mich so, wie ich bin.«
- »Auch wenn ich Angst habe, verrückt zu werden, liebe ...«
- »Auch wenn ich Angst habe, die Kontrolle zu verlieren, liebe ...« usw.

Das waren die fünf Schritte gegen die Panik. Damit haben schon viele Menschen ihre Angst überwunden. Ich wünsche Ihnen, dass es auch Ihnen gelingt. Wenn Sie bis hierher gelesen haben, ohne die Übungen auch durchzuführen, möchte ich Ihnen Mut machen. Sie haben nichts zu verlieren, außer Ihrer Angst. Gehen Sie es an. Sie können das schaffen.

Einschränkende Glaubenssätze

»Wir glauben nur, was wir sehen –
leider sehen wir nur, was wir glauben wollen.«
Peter Atteslander

Im Abschnitt »Der persönliche Friedensprozess« des 3. Kapitels bin ich bereits auf das Thema einschränkende Glaubenssätze kurz eingegangen. Dabei ging es um innere Wahrheiten, die durch ein vergangenes negatives Erlebnis »entstanden« sind. An dieser Stelle werde ich auf Glaubenssätze eingehen, die sehr grundlegend für den Menschen sein können und viele Bereiche seines Lebens tangieren. Man nennt sie auch »Kern- oder Schlüsselglaubenssätze«; sie können uns entweder einschränken oder positiv beeinflussen.

Schlüsselglaubenssätze

Leider sind uns diese inneren Wahrheiten oft gar nicht bewusst und müssen erst einmal »entlarvt« werden. Dazu haben Sie mehrere Möglichkeiten:

- Formulieren Sie eine Zielaussage im Hinblick auf Ihre Gesundheit, Beziehung, Ihre Finanzen oder Ihren Beruf. Sprechen Sie diesen Satz zweimal laut aus und/oder stellen Sie sich Ihr Ziel so realistisch wie möglich vor. Notieren Sie alle eventuell auftauchenden Widerstände (Tailender). Diese Gedanken sind Ihre inneren Wahrheiten.
- Was waren die drei schlimmsten Erfahrungen in Ihrem Leben?
  - Stellen Sie sich die Frage: »Welche Überzeugungen, Gedanken, Glaubenssätze über mich, andere, Gott und die Welt sind aus diesen Erlebnissen entstanden?«
  - Notieren Sie Ihre Antworten.
- Beobachten Sie Ihre Gedanken und Gespräche. Achten Sie auf Formulierungen wie »Ich bin ...«, »Ich kann nicht ...«, »Ich darf nicht ...«, »Ich bin es nicht wert ...«, »Ich verdiene es nicht ...«, »Ich bin schuld ...«, »Alle ...«, »Immer ...«, »Jeder ...«, »Menschen ...«, »Die Welt ist ...« oder »Gott ist ...«. Viele unserer Wahrheiten beginnen mit dieses Wörtern.
- Vielleicht gibt es auch einschränkende Glaubenssätze, die Ihnen bewusst sind, wie »Ich bin wertlos«, »Ich verdiene es nicht, reich zu sein«, »Ich bin ein Versager«, »Die Welt ist schlecht«, »Ich verdiene es nicht, gesund zu sein«, »Ich bin hässlich« usw.

- Welche Ihrer Überzeugungen haben Sie übernommen von Ihren Eltern, Verwandten, Freunden, Bekannten, Lehrern, der Kirche, aus Büchern, Zeitschriften, Magazinen und nicht zuletzt dem Fernsehen? Welche schränken Ihr Leben ein?

Der nächste Schritt besteht nun darin, den entlarvten Glaubenssatz zu löschen. Mit EFT haben Sie dazu das ultimative Werkzeug:

- *»Normales«* EFT: Denken Sie dabei an die Formulierung und Installation einer positiven Affirmation, z. B.: »Auch wenn ich ein Versager bin, liebe und akzeptiere ich mich so, wie ich bin.«
- EFT-*Choices:* Auch hier wird neben der Löschung des einschränkenden Glaubenssatzes gleichzeitig ein neuer positiver Glaubenssatz installiert, beispielsweise: »Auch wenn ich es nicht verdiene, glücklich zu sein, entscheide ich, ich verdiene es, glücklich zu sein.«
- Oder versuchen Sie es mit der Behandlung der zugrunde liegenden Negativerfahrungen, der anschließenden Installation einer Zielaussage bzw. eines Entscheidungssatzes und der eventuellen Umschreibung der Geschichte. Dies ist die beste und gründlichste der drei Möglichkeiten.

Es ist meist nicht notwendig alle Behandlungspunkte bei der Installation zu klopfen. Oft reicht dazu einer. Bewährt haben sich für diese Aufgabe vor allem der Gamut- und der Handkantenpunkt. Klopfen Sie den einen oder anderen, während Sie mehrere Male laut Ihren neuen positiven Glaubenssatz aussprechen. Tun Sie dies mehrmals am Tag über einen längeren Zeitpunkt, bis diese Aussage zu einer festen Überzeugung geworden ist.

Das Schläfenklopfen (Temporal Tap)

Alternativ zu diesem Vorgehen können Sie auch das so genannte Temporal Tap (Schläfenklopfen) einsetzen. Es basiert auf der Arbeit eines Arztes aus der damaligen Tschechoslowakei, der die Methode benutzte, um Patienten das Rauchen abzugewöhnen. Dabei beeinflusste er das Schläfenbein, während er positive Affirmationen anbot. Goodheart erforschte diesen Ansatz in den 70er Jahren und entwickelte eine effektive Methode. Er fand heraus, dass bei Rechtshändern das Schläfenklopfen auf der linken Seite des Kopfes dazu führt, dass positive Aussagen akzeptiert werden, während sich das Klopfen der rechten Seite auf die Annahme von negativ formulierten positiven Aussagen auswirkt.

Es kursieren viele Hypothesen, warum das Schläfenklopfen so effektiv sein soll. Fakt ist, dass sich gerade in diesem Bereich sehr viele Akupunkturpunkte befinden. Vielleicht liegt es auch daran, dass wir den Dreifachen-Erwärmer-Meridian hier entgegen seinem eigentlichen Verlauf klopfen, was zu einer Sedierung führen könnte.

Dieser Meridian ist zuständig für Widersprüche gegen neue Verhaltensweisen oder Gedankengänge. Durch die Sedierung treten diese nun nicht oder weniger auf, und der neue positive Glaubenssatz wird angenommen.

Die Vorgehensweise

Goodheart schlägt vor, eine negativ formulierte positive Aussage wie z. B. »Ich bin nicht wertlos« oder »Ich bin nicht nicht wertvoll« auf der rechten Kopfseite »einzuklopfen« (s. Abb.). Während der Stimulation mit möglichst allen Fingerspitzen wird die Aussage mehrmals (drei- bis fünfmal) laut wiederholt. Das Gleiche geschieht nun auf der linken Kopfseite mit der positiv formulierten Aussage wie z. B. »Ich bin wertvoll«.

Das Muster *kann* bei einem Linkshänder umgekehrt sein.

Auch bei dieser Methode ist es meist notwendig, sie mehrmals (fünf- bis siebenmal) pro Tag über einen längeren Zeitraum durchzuführen.

Die Wirkung des Schläfenklopfens hält mindestens 30 Minuten an. Deshalb sollte der Abstand zwischen zwei Anwendungen auch wenigstens diese Zeitspanne betragen!

Das Schläfenklopfen wird in EFT-Kreisen sehr oft und mit großem Erfolg angewendet. Die meisten verzichten dabei auf die negativ formulierte positive Aussage, beschränken sich auf die positiv formulierte und klopfen diese so ein, wie es angenehm für sie ist. Das kann beidseitig, auf der linken oder auch der rechten Kopfseite sein. Ich bevorzuge das beidseitige Klopfen.

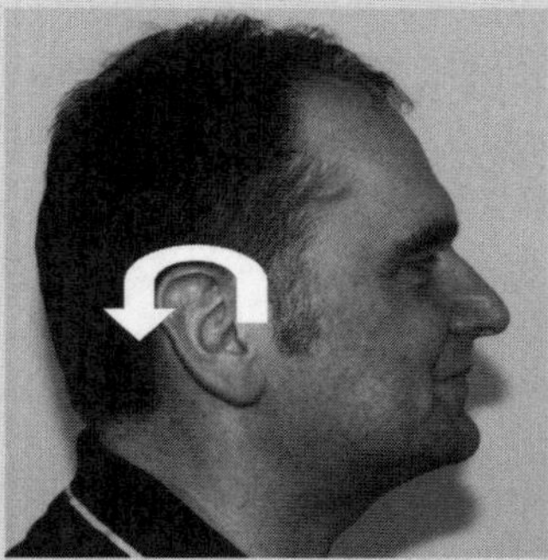

Das Schläfenklopfen (Temporal Tap):

- Identifizieren Sie etwas, was Sie ändern möchten.
- Formulieren Sie eine positive Affirmation.
- Klopfen Sie drei- bis fünfmal um die Spitze Ihres Ohrs, während Sie jeweils die positive Affirmation laut aussprechen.
- Wiederholen Sie dies mehrmals täglich, bis das erwünschte Ziel erreicht ist.
- Die Zeit zwischen zwei Anwendungen sollte mindestens 30 Minuten betragen!

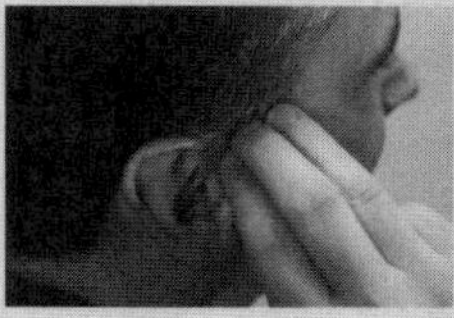
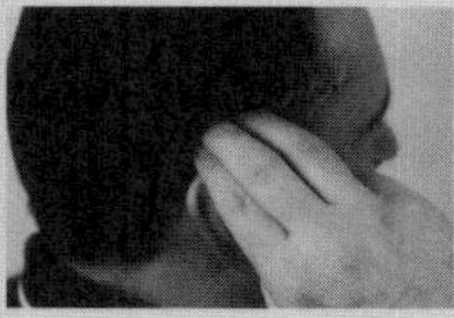
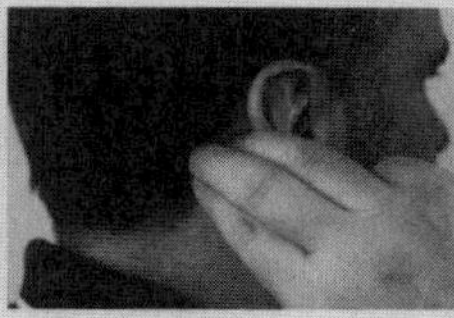

Körperliche Beschwerden

»Ich habe viel in der Krankheit gelernt,
was ich niemals in meinem Leben hätte lernen können.«
Johann Wolfgang von Goethe

Es war bereits mehrfach die Rede davon, wie Sie EFT bei körperlichen Beschwerden einsetzen können. In diesem Abschnitt werde ich die wichtigsten Gesichtspunkte kurz zusammenfassen:

1. Beschreiben Sie das Symptom so spezifisch wie möglich:
   - *Lokalität:* Wo genau?
   - *Qualität:* Wie fühlt es sich an? (Metaphern verwenden!)
   - *Intensität:* Welche Stärke hat das Symptom auf einer Skala von 0 bis 10?
2. Verwenden Sie das Format »Verfolge den Schmerz« für die Behandlung.
3. Wenn es nicht so funktioniert:
   - Stellen Sie eine bessere Verbindung zu dem Symptom her, indem Sie eine Hand auf die betreffende Stelle legen.
   - Stellen Sie sich vor, ein Wesen mit wundersamen Heilkräften würde seine Hände auf den Körperteil legen.
   - Atmen Sie während des Klopfens in den Ort der Beschwerde hinein und lassen Sie mit dem Ausatmen die blockierte Energie los.
   - Beantworten Sie die folgenden Fragen, integrieren Sie etwaige Emotionen bzw. behandeln Sie die emotionalen Ursachen:
   - Was macht es (das Problem) mit Ihnen? Welche Emotion löst es bei Ihnen aus?
   - Wenn diese Beschwerde eine Emotion wäre, was für eine wäre es?
   - Wenn dieses Unbehagen eine Stimme hätte, was würde sie sagen?

- Wenn es eine emotionale Ursache für Ihr körperliches Problem gäbe, was wäre diese?
- Wann ist diese Beschwerde zum ersten Mal aufgetreten, und was waren die genauen Umstände?
- Wenn es einen Grund gäbe, warum dieses Problem weiter bestehen sollte, was wäre dieser?
- Bleiben Sie hartnäckig dran und verwenden Sie das EFT-NeiGong für die Behandlung.

Oft sind physische Beschwerden auch ein Hilfeschrei des Körpers oder der Seele bei Überlastung. Das Symptom hat sozusagen die Funktion eines Barometers. Es zeigt Ihnen an, wenn es mal wieder notwendig wäre, etwas kürzer zu treten.

Bearbeiten Sie in einem solchen Fall erst einmal den zugrunde liegenden Stress mit EFT und gönnen Sie sich mehr Erholungsphasen.

Nicht immer ist EFT die alleinige Lösung aller Probleme. Zusätzliche Veränderungen des Umfeldes, das Delegieren von Aufgaben, tägliche Entspannungsübungen, Ernährungsumstellungen und sportliche wie auch soziale Aktivitäten sind oft der Garant für einen dauerhaften Erfolg.

Gerade bei körperlichen Problemen vergessen wir oft, dass wir ein so wirkungsvolles Instrument wie EFT an der Hand haben. Denken Sie also in Zukunft auch an EFT bei:

- Akne,
- Arthritis, Arthrose,
- Asthma, Allergien, Unverträglichkeiten,
- Augenproblemen, Kurz- und Weitsichtigkeit,
- Bluterguss,
- Bluthochdruck,
- Brechreiz,
- Diabetes,
- Durchfall, Verstopfung,
- Lippenherpes,
- Muskelkater, Organfunktionsstörungen,
- Reise- und Seekrankheit,
- Rheuma,
- Schluckauf,
- Schmerzen aller Art,
- Schnittverletzungen,
- sexuellen Funktionsstörungen,

- Heiserkeit, Husten, Schnupfen, Fieber,
- Herzrhythmusstörungen,
- Hörproblemen, Tinnitus,
- Juckreiz, Knochenbrüche,
- Koliken,
- Sodbrennen,
- Stoffwechselproblemen,
- Verbrennungen, Abschürfungen, Sonnenbrand, Verspannungen, Verkrampfungen usw.

Fallbeispiel:[23] »Natürlich habe ich reichlich eigene Erfahrungen gemacht, am meisten faszinierte mich jedoch folgendes Beispiel.

Mit heißem Wasserdampf hatte ich mir zwei Finger so stark verbrannt, dass ich sie vor Schmerzen nicht berühren konnte. Sofort nach der Verbrennung begann ich mit dem Beklopfen der Behandlungspunkte (außer den Fingern der linken Hand). Mit dem Gefühl des starken Schmerzes und dem Erinnerungssatz ›Mein starker Schmerz‹ klopfte ich mehrere Runden, bis meine Finger vollkommen schmerzfrei waren. An den Fingern war noch nicht einmal die bei Verbrennungen übliche Rötung zu sehen.«

Allergien

Die Bezeichnung »Allergie« stammt von dem Wiener Arzt Clemens v. Pirquet (1874–1929). Er verstand darunter (in einer Publikation aus dem Jahre 1906) »... eine andersartige Reaktionsweise eines Organismus als die erwartete, und zwar nach einer im Körper vorangegangenen Immunreaktion«.

Das Wort »Allergie« stammt aus dem Griechischen und heißt frei übersetzt und übertragen »andere Reaktionslage«.[24] Eine zusätzliche Unterscheidung könnte man auch noch treffen in Allergien und Unverträglichkeiten (z. B. von Nahrung).

23 Ein Erfahrungsbericht von Vera Vogl, EFT-Practitioner aus Rhodt (Südpfalz).
24 Vgl. Doris Rapp und Alfred Frankland: *Allergie – Fragen und Antworten.* Thieme-Verlag, Stuttgart 1988.

> **Wichtig:** Besteht die Gefahr eines anaphylaktischen Schocks, der lebensbedrohlich sein kann, sollte die Behandlung und besonders das spätere »Austesten« nur im Beisein eines Arztes durchgeführt werden!

In der Praxis hat man es weit häufiger mit Unverträglichkeiten zu tun als mit »handfesten« Allergien. Beide sind nicht nur ein Problem für sich, ihr Vorliegen kann sich auch negativ auf den Erfolg einer EFT-Behandlung auswirken. Zudem kann *jedes* Symptom die Folge einer allergischen Reaktion oder Unverträglichkeit sein. Dies sind unter Umständen Beschwerden wie:

- Ängste,
- Arthritis,
- Atemprobleme,
- chronische Erkältung,
- Depressionen,
- Gewichtszunahme,
- Hyperaktivität,
- Kopfschmerzen,
- Lernschwierigkeiten,
- Müdigkeit,
- Muskelschmerzen,
- Panikattacken,
- trockener Hals,
- Verdauungsprobleme usw.

Da buchstäblich alles für irgendjemanden unverträglich sein kann, ist es weder möglich noch sinnvoll, eine umfassende Liste aufzustellen. Einige wichtige Substanzen möchte ich jedoch hier aufführen:

- Alkohol,
- Eier,
- Farben,
- Gräser,
- Haarspray,
- Insektenstiche,
- Kernobst,
- Koffein,
- Milch,
- Mineralien,
- Nikotin,
- Nüsse,
- Parfüm,
- Pollen,
- Schimmel,
- Tiere,

- Körperpflegemittel,
- Lacke,
- Mais,
- Medikamente,
- Vitamine,
- Waschmittel,
- Weizen oder
- Zucker usw.

Die wesentlichen drei Schritte bei der Bearbeitung von Allergien und Unverträglichkeiten sind:

1. das Erkennen, ob eine Allergie bzw. Unverträglichkeit vorliegt,
2. die Identifizierung der Substanz,
3. die Behandlung.

Erkennen

- Sie wissen, dass Sie an einer Allergie/Unverträglichkeit leiden.
- Sie lassen sich kinesiologisch testen (oder testen sich selbst, s. u.) mit der Aussage: »Es liegt eine Allergie/Unverträglichkeit vor!«
- Sollte eine EFT-Behandlung erfolglos sein und sind alle anderen Möglichkeiten ausgeschöpft, so kann dies auf ein Energie-Toxin hindeuten. Hierbei könnte es sich auch um eine Allergie/Unverträglichkeit handeln.
- Achten Sie auf: rote Ohrläppchen und Wangen, dunkle Augenringe, glasige und glänzende oder geschwollene Augen, Nasenreiben.
- Führen Sie ein Allergietagebuch: Mit seiner Hilfe können Sie Aufschluss darüber erhalten, was einer negativen körperlichen oder emotionalen Reaktion vorausging. Sollten Sie beispielsweise abends um 18 Uhr beim Abendessen ein Baguette, Käse, Salami und ein Glas Cola zu sich nehmen und 20 Minuten später beim Fernsehen auf der Couch treten Symptome wie Panik, plötzliche Müdigkeit oder Bauchkrämpfe auf, könnte dies auf eine Unverträglichkeit von Weizen, Eiweiß, Zucker oder Koffein hindeuten. Ein solches Tagebuch sollten

Sie über einen längeren Zeitraum (ein bis zwei Wochen) führen, um einen konkreten Aufschluss über eventuelle Unverträglichkeiten oder Allergien zu erhalten. Notieren Sie Datum, Uhrzeit, Lokalitäten (Arbeitsplatz, Bade-, Wohn-, Esszimmer, Keller usw.), alle Aktionen (Duschen, Waschen, Anziehen, Essen, Arbeit, Fernsehen, Computer, Telefonieren, Rauchen usw.), Substanzen (Haarspray, Seife, Duschgel, Zahnpasta, Kleidung, Vitamine, Nahrungsmittel, Getränke, Rauchwaren usw.) und negative Reaktionen (Schmerzen, Ängste, Aggressionen, Unruhe, Müdigkeit, Traurigkeit usw.) und die betreffende Intensität.

Allergietagebuch

Datum	**Uhrzeit**	**Ort**	**Aktion/ Substanz**	**Reaktion/ Emotion**	**SUD**
20.3. 2006	18:00	Esszimmer	Abendessen/ Baguette, Käse, Salami, ein Glas Cola		
20.3. 2006	18:20	Wohnzimmer	Fernsehen auf der Couch	plötzliche Müdigkeit	9

Datum	**Uhrzeit**	**Ort**	**Aktion/ Substanz**	**Reaktion/ Emotion**	**SUD**

Identifizieren (1)

- Mithilfe eines kinesiologischen Tests – lassen Sie sich testen (bzw. testen Sie sich selbst):
  - Nachdem Sie den Namen der Substanz laut ausgesprochen haben. Andere Möglichkeiten wären, ein Fläschchen mit der Substanz zu halten oder ein Blatt anzuschauen, auf dem der Name der Substanz steht.
  - Nachdem Sie folgenden Satz ausgesprochen haben: »... (Name der Substanz), ich will gesund sein.«
  - Nachdem Sie folgenden Satz ausgesprochen haben:

»... (Name der Substanz), ich will krank sein.« (Schritt 2 und 3 beziehen eine mögliche PU mit ein.)

Sollte das Testergebnis »stark – stark – schwach« lauten, so liegt mit hoher Wahrscheinlichkeit keine Unverträglichkeit vor. Jedes andere Ergebnis weist auf eine Unverträglichkeit hin!

- Stellen Sie sich folgende Fragen: »Wenn es eine Substanz gäbe, die unverträglich für mich ist, was wäre das wohl?« Oder: »Wo treten die Symptome bevorzugt auf?«
- Ärztliche Untersuchung.
- Meist ist auch gerade das bevorzugte Nahrungsmittel, Kleidung, Genussmittel usw. für den Klienten/Patienten unverträglich. Fragen wie »Was esse und trinke ich am liebsten/ziehe ich am liebsten an?« können einen Hinweis auf die Substanz geben.
- Allergietagebuch.

Behandeln

Es gibt viele Methoden, Allergien und Unverträglichkeiten zu behandeln. Die gebräuchlichsten sind wohl die folgenden: das Meiden der Substanz, die Akupunktur und die Desensibilisierung.

Auch der Einsatz von EFT hat sich in vielen Fällen als sehr erfolgreich erwiesen. Dutzende von Erfahrungsberichten auf Gary H. Craigs Homepage zeigen, wie effektiv und schnell EFT in diesem Bereich wirken kann. Meist genügt es, »die Substanz selbst mit EFT zu behandeln«:

- etwa mit »normalem« EFT (»Auch wenn ich schlecht auf ... [Substanz] reagiere, liebe und akzeptiere ich mich so, wie ich bin«) oder
- mit EFT-Choices (»Auch wenn ich schlecht auf ... [Substanz] reagiere, entscheide ich, ... [Substanz] tut mir gut/ich reagiere gut auf ... [Substanz]«).

Machen Sie so viele EFT-Runden, bis Sie sich besser fühlen oder der kinesiologische Test ein positives Ergebnis bringt.

Nach einer erfolgreichen Behandlung ist es von Vorteil, die ehemals unverträgliche Substanz noch für 25 Stunden zu meiden. Trinken Sie in dieser Zeit möglichst viel Wasser. Auch sollten Sie mit dem Allergen später vorsichtig, in Maßen oder im Beisein eines Arztes wieder in Kontakt kommen.

Es gibt allerdings auch Fälle, in denen die alleinige Behandlung der betreffenden Substanz nicht ausreicht und sich der Erfolg dementsprechend in Grenzen hält. Dann ist es notwendig, sich die weiteren Aspekte der Allergie/Unverträglichkeit genauer anzusehen und zu bearbeiten, wie:

- Emotionen (Ärger, Wut, Angst ...) wegen der Allergie/Unverträglichkeit: »Was macht es mit mir, dass ich dieses Problem habe?«
- Die auftretenden Symptome wie laufende Nase, juckende Augen, Schwindel, Kopfschmerzen, Unruhe, Müdigkeit, Panik, Magenkrämpfe usw.
- Mit der Substanz zusammenhängende belastende Erlebnisse: »Was war das erste, schlimmste, letzte Erlebnis?«
- Negative Erfahrungen, die der Allergie/Unverträglichkeit vorausgingen und darum ursächlich sein können: »Wann trat mein Problem zum ersten Mal auf, und gab es zu dieser Zeit einschneidende Veränderungen oder Ereignisse in meinem Leben?«
- Zukünftige Befürchtungen: »Wann komme ich wieder mit der Substanz in Kontakt?«
- Eventuelle »Krankheitsgewinne«: »Welche Vorteile bringt es, dass ich dieses Problem habe?« Oder: »Was bleibt mir dadurch erspart?«

Tipp: Bei allen komplexen Themen kann der Einsatz der Magic Box oder des Slow-EFT eine wertvolle Hilfe sein!

Nachdem Sie nun die wichtigsten Informationen haben, wie Sie mit EFT Allergien und Unverträglichkeiten behandeln können, sollten Sie dieses Wissen jetzt gleich einmal in die Tat umsetzen.

Wählen Sie ein Thema aus der Sparte »Allergien und Unverträglichkeiten« von Ihrer Problemliste (s. S. 54). Die betreffende Substanz sollte keine intensiven Reaktionen bei Ihnen auslösen. Wenn Sie frei von Allergien/Unverträglichkeiten sind, wählen Sie für diese Übung eine Substanz aus der obigen Liste wie Weizen, Zucker, Milcheiweiß oder Mais.

Bevor Sie mit der Behandlung beginnen, prüfen Sie erst einmal, ob dieser Stoff für Sie unverträglich ist. Tun Sie dies mit einem der kinesiologischen Tests, die ich Ihnen jetzt kurz erläutere.

Kinesiologische Selbsttests

Vielen von Ihnen ist vielleicht schon der Muskeltest bekannt. Hierbei kontrolliert der kinesiologisch geschulte Berater oder Therapeut die Auswirkung einer Substanz, Aussage oder Vorstellung auf einen spezifischen isolierten Muskel. Dies geschieht meist als das Drücken auf den ausgestreckten Arm des Klienten oder Patienten. Der betreffende Muskel »antwortet« daraufhin mit einer starken oder schwachen Reaktion. »Stark« bedeutet, dass z. B. der Arm nicht oder nur mit großem Kraftaufwand, »schwach«, dass er leicht heruntergedrückt werden kann. Man bezeichnet dies auch als »ein-« oder »ausgeschalteten« Muskel.

Im Prinzip wird hierbei nicht die Stärke des Muskels, sondern die Energie gemessen, die eine Substanz, Vorstellung oder Aussage auf ihn ausübt. Es ist also eher ein Energietest.

Das akkurate Muskeltesten bei anderen ist eine Kunst für sich und sollte sorgfältig in entsprechenden Seminaren gelernt werden. Mit den kinesiologischen Selbsttests, die ich Ihnen jetzt gleich vorstelle, haben Sie die Möglichkeit, im Bedarfsfall auch einmal ohne einen Kinesiologen auszukommen. Sollten Sie jedoch Zweifel an den eigenen Ergebnissen haben oder es sich um ernsthafte Themen bzw. schwere Allergien/Unverträglichkeiten handeln, so suchen Sie für das Testen und die Behandlung bitte einen »Profi« auf.

Die drei Selbsttests, die Sie gleich ausprobieren können, sind:

1. der Ganzkörperpendeltest,
2. der Fingertest und
3. der O-Ringtest.

Seien Sie während des Testens so objektiv wie nur möglich und neugierig auf das Resultat.

Sollten Sie beim Selbsttesten Schwierigkeiten haben, so machen Sie vorher einige Übungen zur Korrektur einer möglichen Neurologischen Desorganisation (s. S. 136–146) wie Überenergiemethode und Thymusklopfen oder Three Thumps und Hook-Up.

Der Ganzkörperpendeltest

Stellen Sie sich aufrecht hin, die Füße hüftbreit auseinander und die Knie leicht gebeugt. Legen Sie nun eine Hand auf Ihren Nabel (dient der Erdung) und atmen Sie normal:

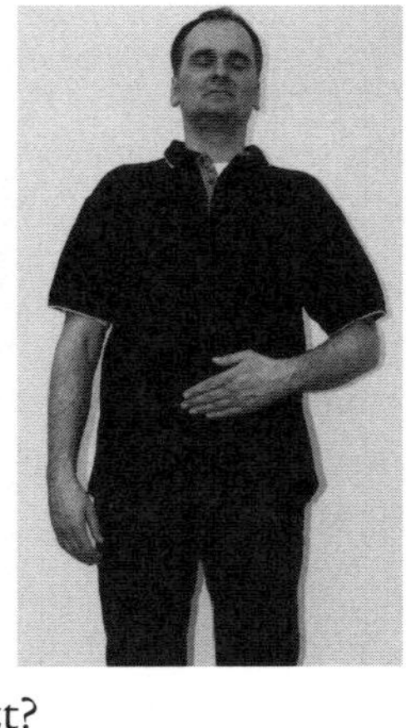

1. Schließen Sie die Augen, sagen Sie einmal laut: »Ich heiße ... (Ihr Name)!«, und achten Sie auf die Reaktion Ihres Körpers. Hat er die Tendenz, nach vorn zu »gehen«, nach hinten oder nach links oder rechts?
   Die entsprechende Richtung ist für Sie nun das Äquivalent zu einem »starken« Muskel.
2. Sagen Sie nun als Nächstes einmal laut: »Ich heiße ... (ein falscher Name)!« In welche Richtung tendiert Ihr Körper jetzt?
   Dies entspricht nun einem »schwachen« Muskeltest.

3. Wiederholen Sie zur Absicherung noch einmal Schritt 1. Beenden Sie eine Testrunde immer mit einer »starken« Reaktion!

Der Fingertest

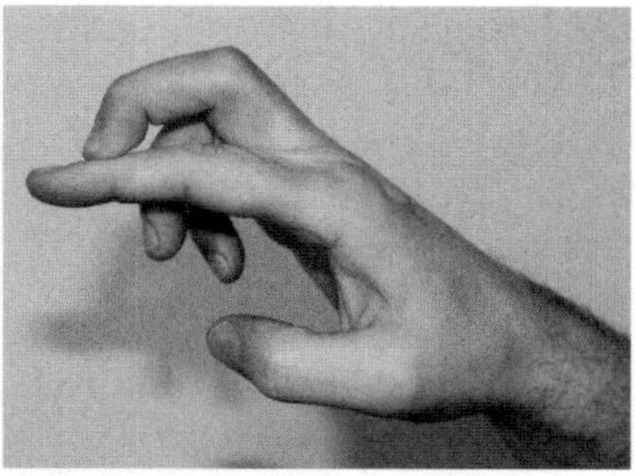

Legen Sie die Fingerspitze Ihres Mittelfingers gleich hinter den Fingernagel des Zeigefingers derselben Hand auf das erste Fingergelenk:

1. Sagen Sie einmal laut: »Ich heiße ... (Ihr Name)!« und versuchen Sie gleich anschließend, den ausgestreckten Zeigefinger (erzeugen Sie mit diesem einen Gegendruck) mit Ihrem Mittelfinger herunterzudrücken.
2. Wie 1, nur mit der Aussage: »Ich heiße ... (ein falscher Name)!«
   Fiel es Ihnen nun leichter, den Zeigefinger herunterzudrücken? Wenn Sie einen klaren Unterschied bemerkten (1-stark, 2-schwach), so scheint dieser Test für Sie zu funktionieren.
3. Wiederholen Sie Schritt 1.

Der O-Ringtest

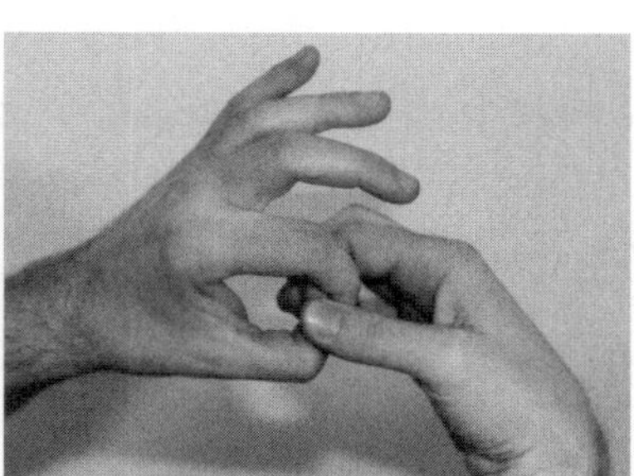

Dies ist wohl der bekannteste der kinesiologischen Selbsttests. Bringen Sie hierzu die Fingerspitzen von Daumen und Zeigefinger der gleichen Hand so zusammen, dass Sie ein O bilden.

1. Sagen Sie einmal laut: »Ich heiße ... (Ihr Name)!« Drücken Sie gleich anschließend Daumen und Zeigefinger fest zusammen und versuchen Sie, mit dem Zeigefinger der anderen Hand dieses O zu »sprengen«.
2. Wie 1, nur mit der Aussage: »Ich heiße ... (ein falscher Name)!«
   Fiel es Ihnen nun leichter, Daumen und Zeigefinger auseinander zu bringen? Wenn Sie einen klaren Unterschied bemerkten (1-stark, 2-schwach), so scheint dieser Test für Sie zu funktionieren.
3. Wiederholen Sie Schritt 1.

Sollten Daumen und Zeigefinger zu stark für diesen Test sein, so versuchen Sie es einmal mit Daumen und kleinem Finger.

Identifizieren (2)

Wählen Sie nun den Selbsttest, der für Sie am besten funktioniert hat, und überprüfen Sie damit, ob die gewählte Substanz für Sie schlecht verträglich ist.

1. Sagen Sie einmal laut den Namen der Substanz (z. B. Weizen) und führen Sie gleich darauf den von Ihnen bevorzugten Test durch.
2. Testen Sie die Aussage: »... (Substanz), ich will gesund sein!«, z. B.: »Weizen, ich will gesund sein!«
3. Testen Sie die Aussage: »... (Substanz), ich will krank sein!«

Sollte das Ergebnis lauten: 1-stark, 2-stark, 3-schwach, so können Sie davon ausgehen, dass diese Substanz verträglich für Sie ist. Wählen Sie in diesem Fall eine andere und testen Sie erneut.

Jedes andere Ergebnis weist auf eine Unverträglichkeit hin, und Sie können diese nun gleich mit EFT behandeln.

Behandeln

Für die Behandlung können Sie nun das »normale« EFT oder auch die EFT-Choices verwenden.

EFT

Da eine Bewertung der Intensität hier nicht möglich ist, beginnen Sie sofort mit der Einstimmung: »Auch wenn ich schlecht/allergisch/mit ... (Symptom, z. B. Atemnot) auf ... (Substanz) reagiere, liebe und akzeptiere ich mich so, wie ich bin.«

Machen Sie einmal »Sequenz – 9G – Sequenz« oder eine von Ihnen gewählte Kurzform mit einem Erinnerungssatz wie: »Ich reagiere schlecht/allergisch/mit ... (Symptom) auf ... (Substanz).«

Machen Sie zusätzlich eine modifizierte EFT-Runde:

- »Auch wenn ich noch ein wenig schlecht/allergisch/mit ... (Symptom) auf ... (Substanz) reagiere, liebe ...«
- »Ich reagiere noch ein wenig schlecht/allergisch/mit ... (Symptom) auf ... (Substanz).«

Testen Sie nun die Substanz wie zuvor. Sollte das Ergebnis noch immer nicht »stark – stark – schwach« sein, so machen Sie weitere modifizierte Runden, bis dies der Fall ist.

EFT-Choices

Formulieren Sie zur Problemaussage einen Entscheidungssatz:

- »Ich entscheide, ... (Substanz) tut mir gut.«
- »Ich entscheide, ich reagiere gut auf ... (Substanz).«
- »Ich entscheide, mein Körper ist in Resonanz mit ... (Substanz)«
- »Ich entscheide, mein Körper findet ... (Substanz) o. k.«

Choices-Runde

- *Einstimmungssatz:* »Auch wenn ich schlecht/allergisch/mit ... (Symptom, z.B. Atemnot) auf ... (Substanz) reagiere, entscheide ich, ... (Substanz) tut mir gut.«
- *Choices-Trio (s. S.* 157 f. *und* 167–171*) mit Erinnerungssatz:* »Ich reagiere schlecht/allergisch/mit ... (Symptom) auf ... (Substanz).«
- *Entscheidungssatz:* »Ich entscheide, ... (Substanz) tut mir gut.«

Modifizierte Choices-Runde
- *Einstimmungssatz:* »Auch wenn ich noch ein wenig schlecht/allergisch/mit ... (Symptom, z. B. Atemnot) auf ... (Substanz) reagiere, entscheide ich, ... (Substanz) tut mir gut.«
- *Choices-Trio mit Erinnerungssatz:* »Ich reagiere noch ein wenig schlecht/allergisch/mit ... (Symptom) auf ... (Substanz).«
- *Entscheidungssatz:* »Ich entscheide, ... (Substanz) tut mir gut.«

Testen Sie nun die Substanz wie zuvor. Sollte das Ergebnis noch immer nicht »stark – stark – schwach« sein, so machen Sie weitere modifizierte Runden, bis dies der Fall ist.

Wenn dieses Vorgehen auch nach mehreren Runden nicht den erwünschten Erfolg bringen sollte, ist es vielleicht nötig, auch noch andere Aspekte (Emotionen, Symptome, Erfahrungen, Befürchtungen, Krankheitsgewinne) der Allergie/Unverträglichkeit zu behandeln.

Im Fall einer erfolgreichen Behandlung meiden Sie, wenn möglich, die Substanz für 25 Stunden. Trinken Sie während dieser Zeit mindestens sieben Gläser Wasser (kalt, lauwarm oder heiß), um die Entgiftung des Körpers zu unterstützen.

Fallbeispiel:[25] »Birgit (Name geändert), 34 Jahre, wollte bei einem EFT-Vortrag den Raum verlassen, weil sie Beklemmung in

25 Von Horst Benesch, Heilpraktiker für Psychotherapie, EFT-Trainer und Autor aus Unterschleißheim bei München (www.eft-benesch.de).

ihrer Brust mit erschwerter Atmung verspürte. Wie sich herausstellte, reagierte sie auf Katzenhaare, welche sich auf der Kleidung einer anderen Frau befanden, die einen engen Kontakt mit Katzen pflegte.

Wir wendeten EFT auf die akute, sie am meisten belastende Symptomatik an mit ›Auch wenn ich dieses Engegefühl in meiner Brust wegen der Katzenhaare habe, das mir den Atem nimmt, akzeptiere ich mich voll und ganz und löse diese Reaktion jetzt auf‹ (Einstimmung) und ›Dieses Engegefühl wegen der Katzenhaare‹ (Klopfsequenz). Von einer anfänglichen 8 bei der Einwertung ihrer Problematik sank die Belastung nach fünf Klopfrunden sichtbar auf eine 2. Birgit berichtete davon, dass sie sich jetzt wieder entspannter fühlte und nur noch etwas Unruhe verspürte. Zwei Runden Klopfsequenz auf diese Unruhe genügten, und Birgit war wieder ruhig, die Atmung normal und die Enge in der Brust befreit. Auch der folgende Test bei intensivem Kontakt mit Katzenhaaren änderte an diesem positiven Ergebnis nichts: Sie zeigte keine Reaktion mehr.«

Ernsthafte/chronische Erkrankungen

»Ich glaube, dass Krankheiten Schlüssel sind,
die uns gewisse Tore öffnen können.
Denn ich glaube, es gibt gewisse Tore,
die nur die Krankheit öffnen kann.«
André Gide

Bei der Behandlung von ernsthaften und auch chronischen Erkrankungen sollte man sich von der Vorstellung verabschieden, jedes Thema mit EFT in wenigen Minuten oder Sitzungen lösen zu können. Dies ist zwar gerade bei chronischen Problemen immer noch möglich, jedoch eher die Ausnahme.

Im EFT gibt es keine schweren oder leichten Probleme. Es gibt nur Themen mit vielen und wenigen Aspekte. Ernsthafte und chronische Erkrankungen haben die Tendenz, viele Aspekte aufzuweisen. Deswegen bezeichnet man sie vielleicht auch gerne als »schwer«.

Um bei Beschwerden dieser Art mit EFT erfolgreich zu sein, ist es meist notwendig, dass alle vorhandenen Aspekte behandelt werden.

Sollten Sie an einer chronischen oder ernsthaften Erkrankung leiden und diese mit EFT behandeln wollen, so ist es empfehlenswert, zunächst einige Sitzungen bei einem erfahrenen EFT-Anwender oder Therapeuten für die Behandlung der Kernaspekte Ihres Leidens in Betracht zu ziehen. Alle weiteren Gesichtspunkte können Sie dann gegebenenfalls zu Hause angehen. Da sich diese Selbstbehandlung über eine längere Zeit hinziehen kann, sollten Sie Strategien entwickeln, möglichst viel Spaß dabei zu entwickeln. Klopfen Sie beispielsweise zusammen mit anderen Leidensgenossen oder an Plätzen, die mit positiven Erinnerungen verbunden sind, oder Sie stellen sich vor, Sie befänden sich an einem Ort der Heilung und Erneuerung, während Sie Ihr Thema mit EFT bearbeiten; und freuen Sie sich schon auf den nächsten Besuch.

Wichtig für ein konsequentes Dranbleiben sind natürlich auch Motivation und eine klare Zielvorstellung: Was möchten Sie erreichen und was ist das Tollste daran?

Beantworten Sie sich erst diese Fragen, bevor Sie mit der Problembehandlung beginnen. Formulieren Sie eine Zielaussage nach den bekannten Kriterien und stellen Sie eine Liste auf mit allen positiven Effekten, die Ihnen einfallen, wenn Sie daran denken, dass Sie das Ziel erreichen.

Für die Behandlung der Erkrankung gibt es kein richtiges oder falsches Rezept. Entscheiden Sie intuitiv, wie Sie vorgehen wollen.

Im Folgenden finden Sie nun eine Aufzählung von möglichen Themen und Aspekten, welche im Falle einer ernsthaften und auch chronischen Erkrankung auftreten können. Diese sollten Sie dann nach und nach mit EFT bearbeiten:

- die Erkrankung selbst,
- die körperlichen und emotionalen Symptome wie Müdigkeit, Schmerzen, Schlafprobleme u. dgl.,
- die beteiligten Emotionen wie Ängste, Wut, Depression, Sorge, Hilflosigkeit, Hoffnungslosigkeit, Abhängigkeit, Scham, Schuld etc.,
- mögliche Traumata und Erlebnisse, die mit der Erkrankung verbunden sind, z. B. die Untersuchung, die Diagnose, die Chemotherapie/Bestrahlung, der Tod von Angehörigen mit ähnlicher Erkrankung usw.,
- massive, tief liegende und kriterienbezogene Psychoenergetische Umkehrungen (s. S. 130–136),
- Nebenwirkungen von Therapie und Medikamenten (s. a. auch den Abschnitt über Allergien in diesem Kapitel),
- systemische Aspekte wie die Sorge um die Familie, um Freunde, Bekannte, den Arbeitsplatz usw.,
- finanzielle Aspekte, Geldsorgen, Existenzängste,
- globale Glaubenssätze wie »Die Welt ist schlecht« und spezifische Glaubenssätze wie:
  - »... bedeutet den Tod«,
  - »... ist unheilbar«,
  - »Nichts und niemand kann mir helfen«,
  - »Ich schaff das nicht«,
  - »... bedeutet, ich bin schlecht«,
  - »Ich habe keine Unterstützung«,
  - »Ich bin hilflos«,
  - »Alles ist vorbei«,
  - »Sterben ist schrecklich«,
  - »Ich bin nur eine Belastung« oder
  - »Ich verdiene es nicht, wieder gesund zu werden« u. dgl. m.,
- Frustration über scheinbar erfolglose Behandlung und Selbstbehandlung,
- Glaube an die Genesung,
- Tailender, die gegen eine (vollständige) Genesung »sprechen«,
- Suchtbehandlung, wenn die Suchtsubstanz gemieden werden muss, z. B. Zigaretten, Zucker, Kaffee,

- »Aversionen« gegenüber gesunden, heilungsfördernden Substanzen wie z. B. Tee, Wasser, Obst, Gemüse,
- Angst vor dem Tod,
- Verlust des Glaubens an eine höhere Macht (Gott) und/oder das Leben nach dem Tod,
- eventuelle Krankheitsgewinne – usw.

Bauen Sie positive Zustände und Kraftquellen auf wie:

- Vertrauen in sich, die Therapie, EFT, Gott usw.,
- Glaube an Genesung,
- Liebe,
- Vergebung (sich selbst und anderen gegenüber),
- Dankbarkeit,
- Durchhaltevermögen und
- Motivation.

Installieren Sie kraftvolle Glaubenssätze wie:

- »Ich bin von grenzenlos guter Gesundheit.«
- »Es ist einfach für meinen Körper, dies zu entfernen/überwinden.«
- »Sobald die Heilung vollständig ist, werde ich wissen, wer ich bin, und eine ganz neue Welt wird sich für mich öffnen.«
- »Ich liebe und akzeptiere mich.«
- »Ich fülle meine Welt mit/bin voller Vertrauen, Liebe und Freude.«
- »Ich bin in Sicherheit, gesund und frei.«

»Eine medikamentöse Behandlung ist
nicht immer erforderlich,
wohl aber immer der Glaube an die Genesung.«
Norman Cousins

Setzen Sie die in diesem Buch beschriebenen Behandlungsmethoden ein. Klopfen Sie vor allem, wenn möglich, täglich mehrmals für Ihr Problem EFTNeiGong (s. 3. Kapitel). Dies bringt Ihr Energiesystem wieder in Balance und korrigiert innere unbewusste und bewusste Widerstände (PU, Tailender), die bei einer schweren Erkrankung immer vorliegen.

Fallbeispiel: Ende 2004 kam eine Patientin in meine Praxis, die seit vielen Jahren an Ohrgeräuschen (Tinnitus) litt. In der ersten Sitzung machte ich eine ausführliche Anamnese und zeigte ihr die EFT-Methode, indem wir sie auf ihr Rauschen im rechten Ohr anwandten. Leider kam es dabei zu keiner Verbesserung dieses Symptoms. Eine Woche später rief sie mich an und sagte unser nächstes Treffen aus finanziellen Gründen ab. (Am Schluss von Kapitel 4 werde ich ausführlich auf das Thema »Ziele erreichen« in Bezug auf Geld und Finanzen eingehen. Sie können das dort vorgestellte Format jedoch auch gern für die Bearbeitung von ernsthaften/chronischen Erkrankungen verwenden.)

Im Februar 2005 erhielt ich wiederum einen Anruf von ihr mit der Bitte um einen neuen Termin. Dabei erzählte sie mir, dass nach der Sitzung Ende 2004, als sie wieder in ihrem Auto saß, ihr Ohrgeräusch plötzlich verschwunden war (verspäteter Eintritt), aber nach etwa zwei Wochen wieder aufgetaucht sei.

In drei Sitzungen bearbeiteten wir daraufhin erfolgreich mögliche Aspekte ihres Leidens und auch das Symptom, das Rauschen im rechten Ohr. Einige weitere Termine verwendeten wir, um das Ergebnis zu stabilisieren und ihre Ängste vor einem »Wiederkommen« des Problems zu behandeln.

Die letzte Sitzung hatten wir etwa drei Monate nach dem Auflösen ihres Ohrgeräuschs, und das positive Ergebnis hatte zumindest bis dahin Bestand.

Dieses Beispiel zeigt eindrucksvoll, dass EFT auch bei chronischen Themen schnell und effektiv sein kann.

Süchte und Gewichtsprobleme

»Gewohnheit ist entweder der beste aller Diener
oder der schlechteste aller Herren.«
Nathaniel Emmons

Sucht

Sucht ist die Abhängigkeit von einer Substanz oder einer Verhaltensweise, die das Leben eines Menschen beeinträchtigt oder bis zu einem gewissen Grade schädigt. Der Antrieb für die Abhängigkeit liegt in der beruhigenden (d. h. Angst verdeckenden) Wirkung der entsprechenden Substanz oder des Verhaltens.[26] Dies bedeutet, dass das Suchtmittel oft als Tranquilizer eingesetzt wird, um eine Angst zu unterdrücken.

In meiner Praxis geht es hauptsächlich um Süchte wie das Verlangen nach einem bestimmten Lebens- oder Genussmittel, z. B. Schokolade, Chips und Cola oder auch Zigaretten und Kaffee. Unterscheiden muss man Suchtstoffe auch in Substanzen, die

- körperlich,
- psychisch oder
- körperlich und psychisch

abhängig machen. Nikotin ist z. B. eine Substanz, die beides verursacht. Dabei bereitet die körperliche Abhängigkeit nicht das große Problem. Bereits nach drei bis sieben Tagen ist diese ausgestanden, doch wirkt sich das nur in geringem Maße auf das Verlangen nach dem Suchtstoff aus. Vielleicht setzt es jetzt später

26 Roger J. Callahan: *Der unwiderstehliche Drang. Süchte und was Sie dagegen tun können.* VAK Verlags GmbH, Kirchzarten 2003.

am Tag ein oder ist nicht mehr ganz so stark, aber es ist noch da. Die psychische Abhängigkeit tritt nun in den Vordergrund; und diese ist es auch, die den Raucher meist wieder zu einer Zigarette greifen lässt. Es gibt ehemalige Raucher, die auch noch nach Jahren der Abstinenz in bestimmten Situationen wieder dieses Verlangen spüren.

Im Folgenden werde ich speziell auf die Anwendung von EFT auf das Thema Rauchen eingehen. Dieses Muster lässt sich aber genauso auf andere Substanzen wie auch Verhaltensweisen anwenden. Es wird Ihnen helfen, Ihre Sucht zu überwinden und freier durchs Leben zu gehen.

Eine mögliche Vorgehensweise

»Ein leidenschaftlicher Raucher, der immer von der Gefahr
des Rauchens für die Gesundheit liest,
hört in den meisten Fällen auf – zu lesen.«
Sir Winston Churchill

Akzeptanz

Sie müssen erst etwas vollständig annehmen, bevor Sie es loslassen können! Immer wieder hört man von Rauchern, dass sie gar nicht süchtig wären und jederzeit wieder mit dem Rauchen aufhören könnten. Für einige mag dies wohl gelten, für die Mehrzahl jedoch nicht.

Der erste Schritt besteht nun darin, Ihre Abhängigkeit zu akzeptieren. Sagen Sie einmal laut: »Ich bin Raucher und süchtig nach Zigaretten. Ich akzeptiere das und kann es ändern.«

Wirkliches Wollen – Tailender (1)

Bei keinem Problem ist es so wichtig, sich die Eröffnungsfrage zu stellen, wie beim Thema Süchte: »Ist es o. k., *jetzt* mit diesem Problem zu arbeiten, und bin ich bereit, es *jetzt* (komplett) loszulassen?«

Fragen Sie sich zusätzlich noch: »Will ich *wirklich* mit dem Rauchen aufhören?«

Sollten Sie auf eine oder auch beide Fragen als Antwort kein klares »Ja« erhalten, so ist nicht das Rauchen, sondern erst einmal Ihr Widerstand gegen das Aufhören das Problem. Notieren Sie in diesem Fall alle Gründe, die *gegen* das Aufhören bzw. *für* das Weiterrauchen sprechen. Dies könnten Aspekte sein wie:

- Angst vor Gewichtszunahme,
- Angst vor Entzugserscheinungen,
- Angst, nicht mehr dazuzugehören,
- Angst, dem Stress nicht mehr gewachsen zu sein,
- die Auffassungen »Rauchen gibt mir Halt« und
- »Rauchen lässt mich durchatmen, ich kann Dampf ablassen« – usw.

Bearbeiten Sie alle Gesichtspunkte mit EFT und stellen Sie sich die beiden Eingangsfragen erneut.

Sollten die Antworten noch immer nicht zu 100 % »Ja« sein und Sie auch keine weiteren Gründe finden, die gegen ein Aufhören bzw. für ein Weiterrauchen sprechen, so können einige EFT-Choices-Runden zu dem erwünschten Ergebnis führen:

- *Einstimmungssatz:* »Auch wenn ich, aus welchen Gründen auch immer, nicht wirklich mit dem Rauchen aufhören will, entscheide ich, ich will frei sein.«
- *Erinnerungssatz:* »Ich will nicht wirklich mit dem Rauchen aufhören.«
- *Entscheidungssatz:* »Ich entscheide, ich will frei sein!«

Motivation

Machen Sie nun noch eine Liste mit den Punkten, die *für* ein Aufhören sprechen, wie etwa:

- bessere Gesundheit und Fitness,
- längere Lebenserwartung,
- besserer Atem,
- besserer Geruch der Kleidung und in der Wohnung,
- mehr Geld für Urlaub und Freizeitaktivitäten,
- keine Abhängigkeit = mehr Freiheit,
- Vorbild für andere (z. B. die eigenen Kinder).

Überlegen Sie sich nun, was das Allertollste daran wäre, wenn Sie Ihr Ziel (dauerhafte Freiheit von Zigaretten) erreichten. Dies könnte beispielsweise ein Traumurlaub auf den Malediven (von dem gesparten Geld) oder auch der Stolz sein, etwas Großes geschafft zu haben.

Notieren Sie dies auf einer kleinen Karte, die Sie immer bei sich tragen und die Sie insbesondere in Situationen der Schwäche an Ihre positiven Aussichten erinnert.

Emotionen

Behandeln Sie nun die Emotionen (Ärger, Wut, Traurigkeit, Scham, Frustration usw.), die das Thema »Rauchen« bzw. »Nicht mehr rauchen« bei Ihnen auslöst, mit EFT: »Was macht es mit mir?«

Tailender (2)

Legen Sie als Nächstes einen Termin (mit Uhrzeit) für die letzte Zigarette in Ihrem Leben fest. Sagen Sie nun zweimal laut den folgenden Satz: »Am ... (Termin) um ... Uhr rauche ich die allerletzte Zigarette meines Lebens!«

Notieren Sie alle Widerstände (Tailender), die als Folge auftauchen, wie Gedanken, Emotionen, Bilder, Erinnerungen oder Körpergefühle und behandeln Sie diese mit EFT.

Kreieren Sie nun ein Bild oder einen kleinen Film, die Sie als Nichtraucher zeigen. Wählen Sie hierfür eine Situation und Umgebung, in der Sie normalerweise *nicht* auf eine Zigarette verzichten.

Schauen Sie sich diese Vorstellung einige Minuten an und notieren Sie auch hier alle aufkommenden Tailender, die Sie anschließend wieder mit EFT bearbeiten.

Nehmen wir einmal an, nun ist die Stunde Ihrer letzten Zigarette gekommen. Rauchen Sie diese noch einmal mit Genuss und verabschieden Sie sich von Ihrer Sucht. Sagen Sie anschließend zweimal laut: »Ich bin frei!«

Auch hierbei können Widerstände aufkommen. Notieren und behandeln Sie diese.

Zukunftsprojektion

Im 3. Kapitel haben Sie erfahren, wie man die Filmtechnik auch für zukünftige Ereignisse einsetzen kann. Für den folgenden Schritt verzichten wir auf das Beklopfen des Filmtitels und kommen gleich zur Bearbeitung des Films.

Nachdem nun alle möglichen Widerstände bearbeitet sind, stellen Sie sich vor, wie Ihre nächsten rauchfreien 24 Stunden wohl verlaufen werden. Achten Sie während der Imagination auf auftauchende negative Reaktionen wie Unruhe, Ängste, Suchtimpulse, Bilder, Erinnerungen, Körpergefühle, Gedanken usw. Bearbeiten Sie diese sofort, spulen Sie den Film zurück und beginnen Sie von vorn. Tun Sie dies so lange, bis Sie sich durchweg wohl bei der gesamten Vorstellung fühlen.

Wählen Sie nun abschließend noch drei Situationen Ihres täglichen Lebens, in denen Sie es bisher nie oder nur schwer schafften, auf eine Zigarette zu verzichten, und behandeln Sie diese mit der Filmtechnik. Dies könnten sein:

- nach dem Frühstück,
- in der Mittagspause,
- nach der Arbeit,
- zu Alkohol,
- vorm Zu-Bett-Gehen oder
- nach dem Sex usw.

Akutes Verlangen

Ein weiterer wichtiger Schritt während des Entzugs und der Entwöhnung ist die Behandlung des akuten Verlangens: »Auch wenn ich jetzt dieses furchtbare Verlangen nach einer ... (Zigarettenmarke) habe, liebe und akzeptiere ich mich so, wie ich bin.«

Oder als Entscheidung: »Auch wenn ich jetzt dieses furchtbare Verlangen nach einer .... (Zigarettenmarke) habe, entscheide ich, ich bin frei!«

Klopfen Sie das Verlangen, bis es auf 0 ist!

Diese Behandlung sollten Sie dann immer wieder machen, wenn der Suchtdrang auftritt. Warten Sie nicht, bis dieser einen hohen Wert hat, sondern klopfen Sie schon beim geringsten Anzeichen.

Es könnte sein, dass Sie anfänglich jede Stunde oder noch öfters EFT auf Ihr Verlangen anwenden müssen. Dies ist im Allgemeinen jedoch nur für wenige Tage notwendig, da Sie mit dem häufigen Klopfen nach und nach jeden Aspekt Ihrer Sucht »erwischen«.

Sollten Sie trotz alledem einmal schwach werden und eine Zigarette rauchen, so ist das kein Beinbruch. Sie brauchen sich nicht dafür schuldig zu fühlen. Notieren Sie den Aspekt, der Sie dazu gebracht hat, und bearbeiten Sie ihn mit EFT.

Elaters (Stimmungsmacher)

Bei allen Arten von Süchten ist es auch wichtig, den positiven Anteil (Elater) in die Behandlung mit einzubeziehen. Stellen Sie sich die Frage: »Was ist das Tolle/Tollste am Rauchen?« Dies könnte z. B. der Geschmack, das tiefe Durchatmen, das »Dampfablassen«, das Weiten der Brust oder das »coole« Aussehen sein.

Sie haben nun zwei Möglichkeiten, im EFT mit Elaters zu arbeiten:

1. Einbeziehung in die Klopfrunde: Während des Klopfens der Behandlungspunkte wird der positive Aspekt der Sucht im Erinnerungssatz zusätzlich zum Verlangen angesprochen, wie z. B. »Mmh, das schmeckt«, »Das ist so cool«, »Lecker, lecker, lecker«, oder man imitiert das tiefe Durchatmen bzw. Dampfablassen usw.
2. Nachdem das Verlangen behandelt ist, wird der Elater identifiziert, das Tollste an der Sucht bzw. dem Suchtstoff. Dieser wird dann auf einer Skala von 0 bis 10 bewertet, wobei 10 sozusagen das »höchste der Gefühle« ist. Die Absicht ist nun, diesen Wert auf 0 zu bringen, z. B. mit Formulierungen wie: »Auch wenn Rauchen das Coolste auf der Welt ist/super schmeckt/mich durchatmen lässt, liebe und akzeptiere ich mich so, wie ich bin.«

Durch die Behandlung der Elaters haben Sie nun ein Werkzeug, um die Gefahr eines Rückfalls zu minimieren.

Kurzformen

Gerade bei Süchten ist es von Vorteil, eine Kurzform (Shortcut) für die Selbstbehandlung des Verlangens an der Hand zu haben. Diese besteht aus der Einstimmung und dem Klopfen von wenigen Behandlungspunkten, die sich bewährt haben. Die

9-Gamut-Folge wird hierbei nur angewandt, wenn sich nichts »bewegt«.

Folgende Shortcuts möchte ich Ihnen ans Herz legen:

- Einstimmung – längeres Klopfen der Punkte Jochbein (JB) (Roger Callahan).
- Einstimmung – Jochbein (JB), Unter dem Arm (UA), Schlüsselbein (SB).
- Einstimmung – Jochbein (JB), Unter der Nase (UN), Schlüsselbein (SB), Unter dem Arm (UA) (Gwenn Bonell).

Weitere Aspekte

Sollten die beschriebenen Schritte »Akzeptanz bis Kurzformen« nicht das erhoffte Ergebnis bringen, so gilt es, weitere Aspekte des Rauchens zu behandeln. Dies können sein:

- körperliche Nebenwirkungen des Nikotinentzugs,
- der ursächliche Antreiber: Angst,
- »Rituale«, bevorzugte Tageszeiten, Gelegenheiten, Orte – z. B. nach dem Essen, zum Kaffee, beim »Feierabendbier«, im Auto,
- das »Wofür steht die Zigarette?«, wie z. B. Halt, Kontrolle, Belohnung, Entspannung (Durchatmen), Geselligkeit, Dazugehörigkeit, Anderssein, Rebellion, Pause (Suchtgewinne),
- das »Woran oder an wen erinnert dich das Rauchen?« wie die erste Liebe, Spaß, Freiheit, Leichtigkeit, das Erwachsenwerden,
- Glaubenssätze: »Ich schaffe es nie, aufzuhören!«, »Ich bin ein Versager!«, »Exraucher sind aggressiv«, »Nichtraucher sind nicht gesellig/tolerant« usw.,
- massive, tief liegende und kriterienbezogene Psychoenergetische Umkehrungen (PU),

- die Kluft zwischen der Sucht und dem erwünschten Verhalten oder
- eventuelle verbundene Traumata und belastende Erinnerungen.

Hilfreich könnte auch ein Suchttagebuch sein. Dies würde das Wann, Wo, den Anlass, die Gedanken, Emotionen und die Intensität des Verlangens aufzeigen. Daraus lassen sich dann Muster herauslesen und effiziente Ansatzpunkte für eine EFT-Behandlung. Es können Schwerpunkte gesetzt werden, wenn z. B. eine Emotion oft auftaucht und diese auch einen hohen SUD zur Folge hat. Die Behandlungsdauer ließe sich damit verkürzen. Auch bekämen Sie einen Überblick über Ihr Suchtverhalten, und unbewusste Vorgänge würden Ihnen bewusst.

Suchttagebuch

vom _______ bis _______

Datum/ Uhrzeit	**Ort**	**Anlass**	**Gedanken**	**Haupt-emotion**	**SUD**

Datum/ Uhrzeit	Ort	Anlass	Gedanken	Haupt-emotion	SUD

Gewichtsprobleme

»Übergewicht ist nur eine Frage der Größe.«
Karl Schwarzer

Nicht immer führt allein das Weglassen eines bestimmten Nahrungsmittels auch zu einer Gewichtsabnahme. Die Frustration ist sehr groß, wenn beispielsweise der Verzicht auf Chips, Cola oder Kuchen sich nicht auch im Verlust von ein paar Kilo Leibesfülle zeigt. Neben den bereits aufgeführten Aspekten für Süchte gibt es bei der Behandlung von Übergewicht also noch weitere Gesichtspunkte, die beachtet und behandelt werden sollten. Dies sind:

- ein falsches Körperbild (man sieht sich dicker, als man ist),
- der Gewinn aus dem Übergewicht (Schutz, Aufmerksamkeit, fester Stand, Abstand usw.),
- niedriger Stoffwechsel,
- Bewegungsmangel (fehlende Motivation für sportliche Aktivitäten),
- fehlende Selbstakzeptanz und Selbstliebe oder
- fehlender Selbstwert.

Wie könnte nun ein effektives Vorgehen mit EFT bei Übergewicht aussehen?

Wirkliches Wollen – Tailender (1)

Stellen Sie sich die Eröffnungsfrage: »Ist es o. k., *jetzt* mit diesem Problem zu arbeiten, und bin ich bereit, es *jetzt* (komplett) loszulassen?«

Fragen Sie sich zusätzlich noch: »Will ich *wirklich* abnehmen?«

Sollten Sie auf eine oder auch beide Fragen als Antwort kein klares »Ja« erhalten, so notieren Sie in diesem Fall alle Gründe, die gegen das Abnehmen bzw. für das Übergewicht (Krankheitsgewinn) sprechen, und behandeln diese mit EFT.

Stellen Sie sich anschließend die beiden Eingangsfragen erneut. Sollten die Antworten noch immer nicht zu 100 % »Ja« sein und finden Sie auch keine weiteren Gründe, die gegen ein Abnehmen bzw. für das Übergewicht sprechen, so können einige EFT-Choices-Runden zu dem erwünschten Ergebnis führen:

- *Einstimmungssatz:* »Auch wenn ich, aus welchen Gründen auch immer, nicht wirklich abnehmen will, entscheide ich, ich will schlank und gesund sein.«
- *Erinnerungssatz:* »Ich will nicht wirklich abnehmen.«
- *Entscheidungssatz:* »Ich entscheide, ich will schlank und gesund sein!«

Machen Sie nun eine Liste mit den Gründen, die *für* ein Abnehmen sprechen. Überlegen Sie sich ebenfalls, was das Allertollste daran wäre, wenn Sie Ihr Ziel (Wunschgewicht) erreichten.

Behandeln Sie als Nächstes die Emotionen (Ärger, Wut, Traurigkeit, Scham, Frustration usw.), die das Thema bei Ihnen auslöst. »Was macht es mit mir?«

Außerdem müssen Sie etwas erst vollständig annehmen, bevor Sie es loslassen können! Stellen Sie sich nackt vor einen großen Spiegel und beklopfen Sie alle auftauchenden Aspekte, bis Sie das, was Sie sehen, zu 100 % akzeptieren.

Tailender (2)

Formulieren Sie eine Zielaussage bzw. einen Entscheidungssatz wie z. B.: »Ich entscheide, ich wiege … (Wunschgewicht) kg, und das ist mein Gewicht!« Sagen Sie diesen Satz zweimal laut, notieren Sie eventuelle Widersprüche und behandeln Sie diese.

Kreieren Sie ein Zielbild in Ihrer Vorstellung, das Sie mit dem erwünschten Gewicht zeigt. Bleiben Sie einige Minuten bei dieser Imagination und notieren und bearbeiten Sie wiederum alle auftauchenden Tailender.

Installieren der Zielaussage bzw. des Entscheidungssatzes
Für das Verankern Ihrer Affirmation empfiehlt sich vor allem das Schläfenklopfen (Temporal Tap). Verbinden Sie das Aussprechen Ihrer Zielaussage bzw. Ihres Entscheidungssatzes mit intensiven positiven Gefühlen wie Stolz, Freude, Glück usw.

Wählen Sie zusätzlich eine Ihrer Lieblingsmelodien und singen Sie während des Klopfens Ihre Affirmation.

Wiederholen Sie das Schläfenklopfen fünf- bis siebenmal täglich bis zu dem Zeitpunkt, da Sie Ihr Wunschgewicht erreicht haben.

EFT-Stoffwechsel-Protokoll[27]

Zusätzlich zur Bearbeitung der emotionalen Aspekte kann auch noch Ihr Körper (Stoffwechsel) für die Erreichung Ihres Wunschgewichts eine große Hilfe sein. Je mehr Diäten Sie schon hinter sich gebracht haben, desto mehr ist auch Ihr Stoffwechsel in Mitleidenschaft gezogen worden. Mit den folgenden Protokollen haben Sie die Möglichkeit, diesen wieder auf ein optimales Niveau zu erhöhen, welches das Abnehmen erleichtern wird.

1. *Messung:* Auf welcher Höhe (in %) funktioniert zurzeit Ihr Stoffwechsel? Sind es 60 %, 70 %, mehr oder weniger? Sollten Sie Probleme dabei haben, eine Zahl zu finden, so raten Sie einfach.
2. *Erste Klopfrunde:* »Auch wenn mein Körper (Stoffwechsel) nur auf ... % ›läuft‹, liebe und akzeptiere ich meinen Körper.«
   Erinnerungssatz: »Mein Körper (Stoffwechsel) ›läuft‹ nur auf ... %!«

Dies klärt die meisten offensichtlichen Blockaden gegen den ganzen Prozess und führt uns zum nächsten und spezielleren Schritt.

3. *Zweite Klopfrunde:* »Ich lasse alles los, was meinen Körper (Stoffwechsel) verlangsamt/beeinträchtigt, und ich liebe und akzeptiere meinen Körper.«
   Erinnerungssatz: »Ich lasse alles los, was meinen Körper (Stoffwechsel) verlangsamt/beeinträchtigt!«
   Sie können »Körper« mit »Stoffwechsel« ersetzen, wenn Sie möchten, jedoch ist »Körper« sehr nützlich, da der Stoffwechsel von vielen miteinander arbeitenden Systemen beeinflusst wird.

27 Von Silvia Hartmann. Frei übersetzter Artikel von www.emofree.com (s. a. »Quellen«).

4. *Dritte Klopfrunde:* »Ich heile alles, was meinen Körper (Stoffwechsel) verlangsamt/beeinträchtigt, und ich liebe und akzeptiere meinen Körper.«
   Erinnerungssatz: »Ich heile alles, was meinen Körper (Stoffwechsel) verlangsamt/beeinträchtigt.«

Machen Sie nun eine erneute »Messung« und lassen Sie es fürs Erste damit genug sein.

Folgebehandlungen

Vielleicht sind während der ersten Behandlung Aspekte wie Erinnerungen, Probleme bei der Diät, Gedanken oder Verhaltensweisen in Ihr Bewusstsein gekommen, die Sie getrennt behandeln möchten.

Wenn Sie den ersten Behandlungsschritt beendet haben, können Sie folgendermaßen weiter verfahren:

1. Stellen Sie sich ein 100%-Messgerät vor, welches das perfekte Funktionsniveau Ihres eigenen Stoffwechsels in diesem Moment anzeigt.
   Dies ist außerordentlich wichtig – erhöhen Sie Ihren Stoffwechsel nicht weiter, als es genau in diesem Augenblick sicher für Sie ist.
   Durch klares Aussprechen, dass Sie Ihren eigenen, persönlichen Pegel von 100 % suchen, können Sie Ihre Sicherheitsgrenze nicht überschreiten.
   Wie beim Sport bauen Sie Ihr Stoffwechselniveau sachte und Schritt für Schritt über einen gewissen Zeitraum auf, sodass Sie auf sanfte und ökologische Weise davon profitieren können.
2. Machen Sie in Ihrer Vorstellung eine Messung, wie hoch Ihr Niveau zurzeit ist.
3. Behandeln Sie den Messwert mit einer Einstimmung Ihrer Wahl, etwa: »Mein Stoffwechsel funktioniert perfekt, und ich

liebe und akzeptiere mich so, wie ich bin, meine Persönlichkeit und meinen Körper.«
Erinnerungssatz: »Mein Stoffwechsel funktioniert perfekt!«
4. Wiederholen Sie Schritt 3, bis Sie die 100 % erreicht haben oder Sie sich mit dem Ergebnis glücklich fühlen und aufhören möchten.

Eine regelmäßige Anwendung dieser Maßnahme wird Ihr Energieniveau erhöhen; und Sie können dieses Mehr an Energie nutzen, um Ihre Gesundheit, Mission, Arbeit, Kreativität oder Ihre Beziehungen zu verbessern.

Es kommt vor, dass Menschen, die nicht für einen höheren Stoffwechsel »bestimmt« sind, sagen, dass sie nachts nicht einschlafen können – sie wären zu geladen mit Energie. Ein Grund dafür ist, dass man weniger Schlaf braucht, wenn das Energieniveau höher ist, und man alles mit mehr Leichtigkeit erledigt. Dies sollte man akzeptieren und die gewonnene Zeit sinnvoll nutzen. Außerdem können Sie sich auf die gleiche Art, wie Sie Ihren Stoffwechsel erhöht haben, auch selbst beruhigen – nämlich indem Sie für Ruhe und Entspannung klopfen.

Vereinfachtes EFT-Stoffwechsel-Protokoll mit Choices

1. Testen oder bestimmen (raten) Sie, wie hoch (in %) Ihr Stoffwechsel im Moment ist, dann, bis zu welcher Höhe Sie momentan sicher gehen können bzw. welche Höhe zurzeit sicher und perfekt wäre.
2. Machen Sie einige Runden EFT-Choices mit dem Satz »Auch wenn mein Stoffwechsel nur auf ... % läuft, liebe und akzeptiere ich mich so, wie ich bin, meine Persönlichkeit und meinen Körper, und entscheide, mein Stoffwechsel ist auf sicheren, perfekten ... %«, bis der sichere, perfekte Wert erreicht ist.

Anmerkung: Diese beiden Formate lassen sich auch auf andere Themen wie Selbstbewusstsein bzw. Selbstwertgefühl, Mut, Ruhe, Akzeptanz, Präsenz im Hier und Jetzt, Motivation usw. anwenden.

Bouncing

Bouncing ist eine kleine, einfache Übung, die helfen kann, das Energieniveau und damit auch den Stoffwechsel zu erhöhen, sie macht Laune und kann auch bei der Gewichtsreduktion helfen.

Stellen Sie sich aufrecht hin, Füße in Schulterbreite. Beide Knie sind leicht gebeugt, Ihr Oberkörper ist gerade und entspannt. Beginnen Sie nun damit, in schnellem Rhythmus kleine Kniebeugen (5 bis 10 cm auf und nieder) zu machen. Ihr Oberkörper bleibt entspannt, die Arme können dabei wie beim Laufen bewegt werden. Diese Übung sollten Sie ein- bis dreimal am Tag mit zirka hundert Wiederholungen durchführen. Besonders effektiv ist sie vor dem Essen.

Tipp: Da Süchte und Gewichtsprobleme meist Themen mit vielen Aspekten sind, ist auch die Anwendung von Methoden wie das Slow-EFT und die Magic Box zu empfehlen! Mithilfe dieser Vorgehensweisen und Übungen wird es Ihnen gelingen, Ihr Wunschgewicht zu erreichen. Durch die Ausrichtung Ihres Unterbewusstseins auf Ihr Ziel, unterstützt durch das Schläfenklopfen, werden Sie vielleicht sogar feststellen, dass sich Ihre Ernährung mit der Zeit zu einer gesünderen verändert.

Fallbeispiel: Dieses Beispiel zeigt, dass eine Behandlung mit EFT auch manchmal seine Grenzen hat und dass eine Auflösung eines Suchtverhaltens (Zucker) nicht immer eine Gewichtsverminderung bringt.

Eine Patientin kam zu mir mit der Bitte, ihr bei ihrem Gewichtsproblem zu helfen. Augenscheinlich war wenig an ihrer Figur zu beanstanden, sie hielt sich jedoch für zu dick. Sie erzählte mir, dass sie vor allem den süßen Genüssen sehr zugeneigt sei, und wir behandelten diese Sucht innerhalb von zwei Terminen erfolgreich mit EFT.

Das Auflösen dieses Problems hatte jedoch nicht die erhoffte Verminderung ihres Gewichts zur Folge, und wir behandelten in den folgenden fünf Sitzungen weitere Aspekte (Ängste, Krankheitsgewinne, Selbstakzeptanz usw.) dieses Themas. Nach einem dieser Termine fiel ihr Gewicht sogar innerhalb eines Tages um 2 kg, war jedoch nach ein, zwei Wochen wieder auf fast dem gleichen Niveau.

Positiv war am Ende der insgesamt sieben Sitzungen, dass sie sich nicht mehr so viele Gedanken um ihr Gewicht machte. Einmal sagte sie sogar: »Ich fühle mich zwar immer noch dick, aber es ist mir egal!« Doch auch dies war nicht von langer Dauer.

Hat EFT nun versagt, lag es damals an meiner Unerfahrenheit, oder waren sieben Termine einfach zu wenig?

> Nicht »Wenn ich mein Wunschgewicht erreiche, dann akzeptiere ich mich«, sondern »Wenn ich mich akzeptiere, dann erreiche ich mein Wunschgewicht« ist die Lösung.

Vielleicht lag es auch daran, dass unsere Ziele unterschiedlich waren. Für sie war das Abnehmen die erste Priorität, für mich, dass sie sich selbst erst einmal so akzeptierte, wie sie war. In meinen Unterlagen finde ich z. B. eine Stelle, wo sie sagte: »Wenn ich mich so akzeptiere, wie ich bin, dann bleibe ich auch so.«

Aus all diesen Erfahrungen habe ich gelernt, wie wichtig die Selbstakzeptanz gerade beim Thema Gewichtsprobleme ist. Das Annehmen des Status quo ist hier der erste und wichtigste Schritt für eine Veränderung.

Lernen und Prüfungsangst

»Lernen ist wie Rudern gegen den Strom.
Hört man damit auf, treibt man zurück.«
Laotse

Das Thema »Lernen« betrifft heute nicht nur Kinder, Jugendliche und Studenten, sondern uns alle. Die Welt ist schnelllebig geworden, und Veränderungen geschehen im ICE-Tempo. Wir alle müssen, um »up to date« zu bleiben, lernen, lernen, lernen. Es gibt immer mehr Weiterbildungsmaßnahmen, die uns dabei helfen sollen. Diese Schulungen ziehen natürlich auch Prüfungen nach sich – und da haben wir schon das nächste Problem ...

Wie wende ich nun EFT bei Lernschwierigkeiten und Prüfungsangst an? Da auch diese Themen oft viele Aspekten aufweisen, sind Methoden wie Slow-EFT und Magic Box eine gute Wahl. Aber mit »einfachem« EFT kommen wir hier ebenfalls weiter.

Im Folgenden finden Sie eine Liste von Einstimmungssätzen, die Sie so oder in modifizierter Form verwenden können.

Einstimmungssätze

Lernschwierigkeiten

- »Auch wenn ich keinen Bock habe, ... (Fach) zu lernen, liebe und akzeptiere ich mich so, wie ich bin.«

- »Auch wenn ich ... einfach nicht kapiere, liebe ...«
- »Auch wenn ich bei ... auf dem Schlauch stehe, liebe ...«
- »Auch wenn ich ... zum Göbeln finde, liebe ...«
- »Auch wenn ich keine Zeit habe, ... zu lernen, liebe ...«
- »Auch wenn ich viel lieber ..., als ... zu lernen, liebe ...«
- »Auch wenn ich ... nie wieder brauchen werde, liebe ...«
- »Auch wenn mir bei ... immer die Augen zufallen, liebe ...«
- »Auch wenn mich die ganzen dicken Bücher erschlagen, liebe ...«

Prüfung

- »Auch wenn ich nicht zu 100 % auf die ...(Fach)-Prüfung vorbereitet bin, liebe ...«
- »Auch wenn ich nicht daran glaube, die ...-Prüfung zu bestehen, liebe ...«
- »Auch wenn ich panische Angst vor der ...-Prüfung habe, liebe ...«
- »Auch wenn ich bei Prüfungen immer so unsicher bin, liebe ...«
- »Auch wenn ich Angst vor den Fragen der Prüfer habe, liebe ...«
- »Auch wenn ich Angst vor der Willkür der Prüfer habe, liebe ...«
- »Auch wenn die Durchfallquote bei der ...-Prüfung bei ... % liegt, liebe ...«
- »Auch wenn mir jeder sagt, das schaffst du nicht, liebe ...«
- »Auch wenn ich Angst vor einem Blackout bei der ...-Prüfung habe, liebe ...«
- »Auch wenn ich ... (körperliches Symptom) bekomme, wenn ich an die ...-Prüfung denke, liebe ...«
- »Auch wenn ich Angst habe, bei der ... -Prüfung zu versagen, liebe ...«

Die EFT-Choices-Methode können Sie hier ebenfalls hervorragend anwenden. Ersetzen Sie einfach die Aussage »... liebe und akzeptiere ich mich so, wie ich bin« mit einer Entscheidung, die Ihr Ziel ausdrückt, z. B.: »Auch wenn ich panische Angst vor der ...-Prüfung habe, entscheide ich, ich fühle mich bei der ...-Prüfung ruhig und souverän.«

Bearbeiten Sie auch alle negativen Lern- und Prüfungserfahrungen mit EFT bzw. der EFT-Filmtechnik!

Tailender

1. Sprechen Sie eine positive Affirmation, die Ihr Thema Lernen oder Prüfung betrifft, zweimal laut aus und notieren Sie danach alle aufkommenden Widersprüche (Tailender).
2. Imaginieren Sie Ihr Lern- oder Prüfungsziel und notieren Sie wiederum alle aufkommenden Widerstände. Tailender können auftreten als:
   - Bilder,
   - Gedanken, Glaubenssätze,
   - Emotionen oder
   - Körpergefühle usw.
3. Bearbeiten Sie alle aufkommenden Tailender mit EFT.
4. Wiederholen Sie Schritt 1, 2 und 3, bis keine Widersprüche mehr auftauchen.

Zukunftsprojektion mit Filmtechnik

Im Abschnitt »Filmtechnik« des 3. Kapitels habe ich Ihnen bereits beschrieben, wie Sie diese Methode auch für zukünftige Ereignisse verwenden können. Dieses gilt natürlich ebenso für das Thema »Prüfung«. Nehmen Sie sich die Zeit, gehen Sie die Prüfung immer wieder durch, behandeln Sie alle aufkommenden Aspekte und installieren Sie eine positive Affirmation. Ich habe mit diesem Vorgehen nur die besten Erfahrungen gemacht.

Fallbeispiel: Vielleicht erinnern Sie sich an den jungen Mann mit der Angst vor öffentlichem Reden aus der Einleitung dieses Buches. Nachdem wir auf eine belastende Prüfungserfahrung aus seiner Vergangenheit (Abitur) eingegangen waren, beschloss ich, seinen bevorstehenden Vortrag (vor Hunderten von Teilnehmern) mithilfe der Filmtechnik zu behandeln. Als Nächstes klopften wir seine Angst vor dem Vortrag bis auf 0. Anschließend bat ich den Klienten, mir detailliert zu berichten, wie er sich die Zeit vor und während des Ereignisses vorstellte. Er begann die Schilderung mit dem Abend vor seinem Referat.

Ich wies ihn an, seine Erzählung immer dann zu unterbrechen, wenn sich eine unangenehme Emotion bei ihm einstellte. Den jeweiligen Aspekt bearbeiteten wir sogleich mit EFT. Es handelte sich um Gesichtspunkte wie:

- Unruhe vor dem Einschlafen und nach dem Aufwachen,
- Panik direkt vor dem Vortrag,
- Panik beim Anblick der vielen Teilnehmer,
- Angst, dass seine Hände zitterten (bei Anwendung des Laserpointers),
- Angst, Fragen der Teilnehmer nicht beantworten zu können, oder
- Angst, dass man ihm die Nervosität ansehen würde.

Nachdem wir sechs- bis siebenmal den gesamten Zeitabschnitt (Abend vor bis Ende des Vortrags) durchgegangen waren, war er imstande, mir das Ganze ohne jegliches Auftreten von negativen Reaktionen zu erzählen, und wir beendeten die 90-minütige Sitzung. – Wenige Tage später berichtete mir seine Freundin, dass er sich noch nie in seinem Leben so ruhig und sicher bei einem Referat gefühlt habe wie bei diesem.

Der betreffende Mann war einer meiner ersten Patienten. Heute würde ich noch abschließend eine positive Affirmation bei ihm installieren, etwa:

- »(Ich entscheide,) ich fühle mich ruhig und sicher bei jedem Vortrag!«
- »(Ich entscheide,) es macht mir Spaß/ich genieße es, vor vielen Menschen zu reden!«

Ich würde ihm empfehlen, diese Zielaussagen bis zum Eintritt des betreffenden Ereignisses mehrmals täglich mithilfe des Schläfenklopfens zu verstärken.

Fallbeispiel:[28] Ein anderer Fall zeigt, dass auch mit dem einfachen Einsatz der EFT-Choices eine Prüfungssituation erfolgreich gemeistert werden kann:

»Bei den Sitzungen stelle ich immer wieder fest, wie schnell und effektiv EFT wirkt, auch wenn der Klient nicht so recht daran glaubt.

Ein gutes Beispiel ist Fr. K. Sie litt unter so großer Prüfungsangst, dass sie bisher immer wieder versagte. Fr. K. hatte zwei Wochen vor der Führerscheinprüfung solche Angst, sie könne wieder durchfallen, dass sie beim Testen über zwanzig Fehler machte.

Bei der EFT-Sitzung schätzte sie ihre Prüfungsangst auf der Belastungsskala auf einen Wert von 10, nach sechs Klopfrunden lag die Bewertung bei 2. Geklopft wurde die Angst mit dem Entscheidungssatz ›Bei der Prüfung bin ich ruhig und kann alle Fragen beantworten‹. Als Hausaufgabe sollte sie täglich sechs- bis achtmal den Entscheidungssatz klopfen.

Nach einer Woche hatten wir gemeinsam mit zwei Klopfrunden die restliche Angst besiegt. Bis zur Prüfung klopfte Fr. K. weiterhin täglich sechs Runden mit dem Entscheidungssatz. – Sie hat ihre Führerscheinprüfung ruhig und ohne Angst bestanden.«

28 Von Vera Vogl, EFT-Practitioner aus Rhodt.

Spitzenleistung (Peak-Performance)

»Machen wir uns doch nichts vor:
Das Spiel ist zu 95 % kopfgesteuert.
Wenn jemand lausig Golf spielt, braucht er
keinen Golflehrer, sondern einen Psychiater.«
Tom Murphy

Das Thema »Spitzenleistung« wird mehr und mehr auch eine Domäne von EFT-Anwendern. Gerade in den USA gibt es viele, die sich darin spezialisiert haben. Dort gehört der Mentaltrainer schon zum Standard beim Sport, in der Kunst und auch im Arbeitsleben. Dies heißt jedoch nicht, dass Spitzenleistung nur auf diese drei Gebiete begrenzt ist. Überall in unserem Leben werden Spitzenleistungen verlangt:

- in der Schule,
- bei der Ausbildung,
- in der Beziehung oder
- der Erziehung – usw.

Die mentale Verfassung entscheidet

Der Sport ist wohl eines der interessantesten Gebiete für das Spitzenleistungscoaching. Es wird heute sehr viel Geld in die mentale Verfassung des Sportlers investiert. Der Satz »Der Geist ist willig, doch das Fleisch ist schwach« gilt gerade im Spitzensport nur begrenzt. Hier sind die Wettkämpfer auf dem ungefähr gleichen konditionellen, technischen und kraftmäßigen Niveau. Den Unterschied macht deshalb meist »der Kopf«. Der Gewinner ist fast immer der mental Stärkere.

Wenn sich z. B. zwei Boxer gegenüberstehen und beide sind sich ebenbürtig, spricht man oft davon, dass hier die Tagesform entscheidet. Was ist nun diese Tagesform? – Nichts anderes als die mentale Verfassung. Sie macht dann den Unterschied. Die mentale Verfassung aber können wir mit EFT positiv beeinflussen!

Was machte und macht wohl einen Boris Becker, eine Steffi Graf, einen Michael Schumacher, den FC Bayern usw. so stark? – Die mentale Verfassung. Und was war häufig ihre Antwort, wenn sie mal verloren hatten? »Ich war mental nicht gut drauf« oder etwas Ähnliches.

Oft hört man von Fußballspielern und -trainern einen Satz wie: »Wir brauchen nur mal wieder ein Erfolgserlebnis!« Es gibt unzählige Beispiele von Mannschaften der Bundesliga, die nach einer Serie von Niederlagen einmal gewinnen und dann plötzlich eine Serie von Siegen starten.

Was löst nun so ein Erfolgserlebnis bei einer Mannschaft und den einzelnen Spielern aus? Bekommen sie dadurch mehr Kondition, mehr Kraft, oder werden sie technisch besser? Wohl eher nicht. Doch die mentale Verfassung ändert sich natürlich nach einem Sieg, und das setzt wiederum neue Kräfte frei.

Oft dauert es aber sehr lange, bis es zu einem Erfolgserlebnis kommt; und häufig hält der Erfolg auch nicht lange an, weil die Spieler wieder sehr schnell in das alte negative Muster verfallen. Dieses Muster ist meist eine Form von Psychoenergetischer Umkehrung (PU). Negative Erfahrungen, Selbstzweifel, unbewusste Glaubenssätze, Medienberichte usw. lassen diesen Zustand andauern oder lösen ihn (wieder) aus. Hier haben wir Ansatzpunkte für EFT. Die Behandlung von PU ist deshalb im Sportcoaching ein wichtiger erster Schritt! – Weitere Beispiele:

- In den USA gibt es einen berühmten Basketballspieler, der ein glänzender 3-Punkte-Werfer ist, jedoch von der Freiwurflinie, die viel näher zum Korb ist, im Spiel meist versagt. Im Training dagegen trifft er ihn dagegen fast immer.
- Viele Billardspieler haben Probleme gerade bei den Mittellöchern, und dies auch bei einfachen Stellungen.
- Probleme gibt es auch bei Aufschlägen beim Tennis und
- dem Putten beim Golf.

Oft äußert sich eine PU beim Sport dadurch, dass der Spieler verspannt, nervös wird, seine Beine oder Arme werden schwach oder fangen an zu zittern usw. Er ist dadurch nicht mehr in der Lage, seine Bestleistung zu bringen.

Nehmen wir einmal an, Sie sind ein Billardspieler, der hauptsächlich Probleme beim Einlochen der Kugel ins Mittelloch hat. Wie könnte eine effektive EFT-Behandlung in diesem Fall aussehen?

1. Korrigieren einer eventuellen PU:
   - *Einstimmung:* »Auch wenn meine rechte Hand immer anfängt zu zittern, wenn ich auf ein Mittelloch spiele, liebe und akzeptiere ich mich so, wie ich bin.«
   - *Oder als Entscheidung:* »Auch wenn meine rechte Hand immer anfängt zu zittern, wenn ich auf ein Mittelloch spiele, entscheide ich, meine rechte Hand ist ganz locker, wenn ich auf ein Mittelloch spiele.«
2. Einige Runden EFT oder EFT-Choices.
3. Bearbeiten Sie weitere Aspekte wie Schweißausbruch, Verkrampfung, Verspannung, negative Glaubenssätze, Schwäche in den Beinen u. dgl.
4. Nun sollten Sie visualisieren, wie Sie die Kugel aus den unterschiedlichsten Stellungen erfolgreich ins Mittelloch schicken, erst dissoziiert (wie in einem Film) und dann assoziiert (mit allen Sinnen). Gibt es Widerstände (Tailender), behandeln Sie diese mit EFT, bis Sie beim Einlochen der Kugeln in der Vorstellung keine Schwierigkeiten mehr haben.
5. Nun folgt der Test in vivo, d. h. am Billardtisch. Sollten hierbei neue, noch unbehandelte Aspekte auftauchen, so bearbeiten Sie diese sofort.
6. Setzen Sie zur Stabilisierung des Ergebnisses noch das Schläfenklopfen (s. S. 262) in Verbindung mit einer Zielaussage bzw. eines Entscheidungssatzes ein.

Visualisieren

Mit dem Visualisieren (Schritt 4) geben Sie Ihrem Unbewussten positive Erfahrungen. Dieses weiß nicht, ob Bilder real sind oder nur gut vorgestellt. Sie werden so abgespeichert, als wären sie Wirklichkeit. Als Spieler haben Sie nun Referenzerfahrungen von vielen erfolgreichen Mittellochstößen. Dies wird Ihr Spiel und auch Ihre Erfolgsquote erheblich verbessern, denn oft entscheidet nur eine Kugel über Sieg oder Niederlage.

Das Mittel der Visualisation wird gerade im Sport häufig angewendet. So fahren beispielsweise Skifahrer vor dem Start die Strecke im Geiste ab. Viele Menschen haben jedoch so ihre Probleme mit dem Visualisieren. Auch dies ist ein Thema für EFT. Auf unser Billardbeispiel angewendet, könnte dies so aussehen:

- Bewerten Sie Ihre Visualisierungsfähigkeit auf einer Skala von 0 bis 10, wobei 10 »wie in der Realität« bedeutet.
- *Einstimmung:* »Auch wenn ich schlecht im Visualisieren bin, liebe und akzeptiere ich mich so, wie ich bin.«
- *Oder als Entscheidung:* »Auch wenn ich schlecht im Visualisieren bin, entscheide ich, ich kann super visualisieren.«
- Versuchen Sie nun während des ständigen Klopfens der Behandlungspunkte (Sequenz *ohne* Erinnerungs- bzw. Entscheidungssatz) das Visualisieren. Fangen Sie mit etwas Leichtem an, z. B. einem Apfel. Erhöhen Sie die Schwierigkeitsstufe, bis Sie bei dem gewünschten Kontext, die Kugel ins Mittelloch zu spielen, sind. (Anstatt alle EFT-Behandlungspunkte zu klopfen, kann auch die Sequenz »Augenbraue [AB] – Unter dem Arm [UA]« angewendet werden.)

Eine andere Möglichkeit, die Ihnen das Visualisieren erleichtern wird, ist folgende: Entspannen Sie sich so gut wie möglich, legen Sie eine Hand an den Hinterkopf und beschreiben Sie dann laut, was Sie vor Ihrem inneren Auge sehen möchten. Die Bilder werden von ganz allein auftauchen.

Wenige Prozente machen den Sieg aus

Kommen wir zu einer weiteren Besonderheit im Sport: Die Ergebnisse sind meist sehr knapp. Es geht um Hundertstelsekunden, Millimeter, ein Tor, einen Korb, einen Ball oder eine Kugel. Dies bedeutet, es genügt meist eine Verbesserung von nur wenigen Prozentpunkten, um aus einem Verlierer einen Sieger zu machen.

> »Der Unterschied zwischen hervorragend und herausragend sind nur 2 %!«
> *A. Robbins*

Fallbeispiel: Es gibt da die Geschichte eines Basketballtrainers, der neu zu einer guten Mannschaft gekommen ist. Diese Mannschaft war auf die Plätze 2 bis 4 abonniert. An seinem ersten Tag fragte er die Mannschaft, ob wohl jeder bereit und fähig wäre, in dieser Spielzeit 2 % mehr zu geben. Die Spieler waren überrascht darüber, sie hätten mit vielleicht 30 % oder sogar 50 % gerechnet. Dies, und das wusste der Trainer, hätte aber zu Widerständen (PU) geführt. 2 %, das konnte sich jeder *vorstellen*!

Wer weiß, wie knapp die Ergebnisse im Profi-Basketball gerade in den USA und in der Spitze sind, wundert sich nicht darüber, dass die Mannschaft in jener Spielzeit mit dieser Vorgabe Meister wurde. Die 2 % pro Spieler machten vielleicht im Schnitt »nur« sechs bis acht Punkte (von 90 bis 120) aus, diese waren aber meist genau der Unterschied zwischen Sieg und Niederlage.

Probleme an der Spitze

Probleme im Bereich Spitzenleistung können sehr komplex sein. Die Einsatzmöglichkeiten von EFT sind deshalb sehr vielfältig, und zwar bei Themen wie diesen:

- negative Emotionen, das Problem betreffend (»Was macht es mit mir?«),
- Angst:
  - vorm Versagen,
  - vorm Verlieren,
  - sich lächerlich zu machen,
  - vorm Gewinnen/Erfolg,
  - vorm (scheinbar übermächtigen) Gegner,
  - in der Öffentlichkeit zu stehen (Medien) oder
  - vor Verletzungen,
- belastende Erfahrungen, »Traumata«,
- Stress, Druck (den man sich selbst bereitet/vom Umfeld),
- einschränkende Glaubenssätze wie »Ich bin nicht gut genug«, »Ich bin zu alt/zu jung/zu klein/zu groß« oder »Ich muss erst noch ...«,
- Frustrationen,
- »nicht verlieren wollen«,
- »Krankheits«gewinne,
- Selbstbewusstsein, Motivation, Konzentration,
- Vertrauen in die eigene Stärke,
- schnellere Regeneration und Genesung,
- Gesundheitsvorsorge,
- Turnier- oder Spielvorbereitung usw.

Mittlerweile wissen Sie, wie diese Aspekte mit EFT anzugehen sind. Jeder einzelne davon kann wiederum mehrere Gesichtspunkte implizieren. Seien Sie sich dessen bewusst.

Im Folgenden möchte ich Ihnen noch einige Beispiele zu speziellen Punkten geben.

Angst vorm Gewinnen/Erfolg

Dies ist eine weit verbreitete Angst im Spitzenleistungsbereich. Erfolg bedeutet für viele Menschen auch, dass sie nun daran gemessen werden und diesen immer wieder bestätigen müssen.

Auch steht man als Gewinner stets im Interesse der Öffentlichkeit, jeder will etwas von einem, man hat Vorbildfunktion und kaum noch ein Privatleben. Viel leichter hat man es in dieser Hinsicht doch als Verlierer.

Vor einiger Zeit sah ich ein Tennisendspiel zwischen Maria Sharapova und Elena Dementieva. Der Reporter stellte sich die Frage, warum Frau Dementieva die meisten ihrer Finalspiele verloren, Frau Sharapova hingegen die meisten gewonnen habe. Die Antwort darauf gab er sich meines Erachtens wenig später selbst. Er sagte, dass eine der Spielerinnen (Dementieva) die Öffentlichkeit eher meidet, die andere (Sharapova) es indessen genieße, im Fokus der Aufmerksamkeit zu stehen. Welche dieser Einstellungen ist wohl gerade in einem Finale leistungsfördernder?

Nicht verlieren wollen

Viele von Ihnen erinnern sich bestimmt noch an die Tennismatches zwischen Steffi Graf und Gabriela Sabatini. In einem Interview wurde dem Trainer der Argentinierin die Frage nach dem Unterschied zwischen Sabatini und der Deutschen gestellt. Dieser antwortete: »Gabriela will auf keinen Fall verlieren. Steffi will unbedingt gewinnen.« Steffi Graf gewann drei Viertel aller Begegnungen!

Turnier- oder Spielvorbereitung

Ein Turnier oder ein wichtiges Spiel ist im Prinzip auch nichts anderes als eine Prüfung. Bearbeiten Sie dieses zukünftige Ereignis am besten mit der Filmtechnik. Bauen Sie dabei möglichst viele Klippen ein, die vor oder während des Spiels passieren können, wie z. B. (Billard):

- zu kurze Einspielzeit,
- der Gegner scheint übermächtig,

- die Lichtverhältnisse sind schlecht,
- es ist sehr laut und stickig im Lokal,
- der Tisch ist ungewohnt,
- der Schiedsrichter trifft eine falsche Entscheidung,
- es steht unentschieden vor dem letzten Spiel – usw.

Ziehen Sie sich vor dem Spiel noch einmal kurz zurück für eine Energie- oder Entspannungsübung. Sollten während des Matches negative Emotionen auftauchen, so können Sie diese mithilfe der EFT-Kurzentspannung oder Ihres Notfallpunktes auflösen.

Fallbeispiel: Ein beredtes Exempel für Spitzenleistungscoaching mit EFT im Bereich Sport fand ich auf Gary H. Craigs Homepage www.emofree.com. Ich werde diesen Bericht in wenigen Sätzen zusammenfassen. Vielleicht erinnern Sie sich an die Leichtathletik-Weltmeisterschaften in Helsinki 2005 und eventuell noch an den niederländischen Gewinner des Stabhochsprungwettbewerbs Rens Blom. Dieser hatte einen Mentalcoach beauftragt, ihn auf den Wettkampf vorzubereiten und während der Spiele zu unterstützen. Mit einer Kombination aus NLP und EFT arbeiteten die beiden an verschiedenen mentalen Aspekten des Stabhochsprungs.

Während der Titelkämpfe war es nun nicht nur kalt und windig in Helsinki, es regnete auch wie aus Eimern. Dies war genau das Wetter, bei dem sich Blom immer sehr unwohl fühlte. Seine besten Leistungen brachte er durchweg bei gutem Wetter.

Mit Sätzen wie »Auch wenn ich dieses schlechte Wetter hasse, entscheide ich, ich akzeptiere es und gehe professionell damit um ...«, »Auch wenn mich diese schlechten Wetterbedingungen wahnsinnig machen, ...«, »Auch wenn ich diese Bedingungen hasse, ...« bearbeitete er dieses Problem.

Während des Endkampfs hörte er nun seine Mitstreiter, wie sie sich über das schlechte Wetter aufregten. Er hingegen dachte: »O. k., Leute, verschwendet ihr nur eure Energie an das Wetter, ich bleibe bei mir selbst, ich akzeptiere das Wetter, ich bin ein Profi, und ich will meinen Job machen.«

Dieser Sportler wurde nicht nur Weltmeister, die übersprungenen 5,80 m waren für ihn auch persönliche Bestleistung.

Ziele erreichen

»Der Langsamste, der sein Ziel nicht aus den Augen verliert,
geht noch immer geschwinder als jener,
der ohne Ziel umherirrt.«
Gotthold Ephraim Lessing

Jeder hat seine Träume, Wünsche und Visionen, doch nur wenige von uns schaffen es, sie auch zu realisieren. Das liegt in den seltensten Fällen daran, dass wir es nicht wollen. Wir sind vielmehr meist so damit beschäftigt, Unannehmlichkeiten aus dem Weg zu gehen, dass wir unsere Vorhaben aus dem Auge verlieren. Die Konzentration auf das, was wir wirklich wollen, ist jedoch der einzige effektive Weg, es auch zu schaffen.

Das Thema »Ziele erreichen« soll nun der Höhepunkt und gleichzeitig der Abschluss dieses Kapitels sein. Viele der hier vorgestellten Vorgehensweisen werden Ihnen bereits aus den zurückliegenden Abschnitten bekannt sein. Dies wird es Ihnen erleichtern, die einzelnen Schritte schnell und effektiv durchzuführen.

Es gibt drei primäre Bereiche in unserem Leben. Dies sind Gesundheit, Beziehungen und Beruf/Finanzen. Ich bin bisher häufig auf die körperliche und emotionale Gesundheit eingegangen. Da mein Fokus im Coaching und auch in den Seminaren mehr auf den Bereich Beruf/Finanzen als Beziehungen ausgerichtet ist, werde ich den folgenden Prozess auch darauf beziehen. Die gleiche Vorgehensweise empfehle ich aber auch für die beiden anderen Themen.

Der Palast der Möglichkeiten

Unsere fortwährenden Gedanken werden zu unserer Realität: Wir alle leben in einem Palast der Möglichkeiten. Darin gibt es große Zimmer mit Freude, Glück, Erfolg, Gesundheit, Reichtum und Überfluss. Leider suchen wir diese Räume sehr selten auf und beschränken uns stattdessen auf die Räume, die wir kennen und in die wir zu gehören glauben. Hier befinden wir uns in unserer Komfortzone. Wenn wir diese Kammern verlassen und Neuland betreten, so ist dies oft mit Ängsten und Befürchtungen verbunden.

Unsere vertrauten Zimmer haben natürlich auch Wände. Auf diesen stehen unsere inneren Wahrheiten, nach denen wir uns richten. Es sind dies Glaubenssätze, Überzeugungen, Meinungen, Einstellungen, Werte, Gebote und Regeln, die uns unterstützen, jedoch auch einschränken können.

Wir sehnen uns z. B. nach finanziellem Reichtum und möchten gern in diesem Raum leben. Leider stehen viele unserer Wahrheiten konträr zu diesem Wunsch:

- »Reiche Leute sind schlecht/geizig/egoistisch.«
- »Eher kommt ein Kamel durch ein Nadelöhr als ein Reicher in den Himmel.«
- »Geld ist nicht spirituell.«
- »Geld ist die Wurzel allen Übels.«
- »Man muss hart arbeiten, um reich zu werden.«
- »Wenn ich reich bin, dann wollen alle etwas vor mir.«
- »Wer hoch fliegt, kann tief fallen.«

Solange nun diese Glaubenssätze für uns gültig sind, wird es sehr schwierig sein, unsere Komfortzone zu verlassen und den »Reichtumsraum« des Palastes zu betreten.

Woher stammen nun dieses »Schriften auf unseren Wänden«? Sie können einerseits das Resultat negativer eigener Erfahrungen und andererseits Wahrheiten sein, die wir von Verwandten, Bekannten, der Kirche oder den Medien etc. übernommen haben.

Alles, was wir tun oder sagen, erfolgt in Absprache mit jenen »Schriften«. Diese werden zu unseren fortwährenden Gedanken und damit zu unserer Realität. Um sie nun zu ändern, ist es notwendig, die einschränkenden Wahrheiten zu identifizieren, zu eliminieren und zu ersetzen.

Der Prozess

»Das Glück deines Lebens hängt
von der Beschaffenheit deiner Gedanken ab.«
Marc Aurel

Im Folgenden werde ich Ihnen nun eine Vorgehensweise vermitteln, die Ihnen helfen soll, Erfolgsblockaden zu überwinden und Ihre finanziellen Ziele zu erreichen. Sie können dieses Format später auch für andere Bereiche verwenden, wie Gesundheit, Beziehung, Sport usw.

Ziel

Notieren Sie Ihr finanzielles Ziel für die nächsten zwölf Monate:

Formulieren Sie jetzt eine positive Affirmation, Ihr Ziel betreffend, nach den bekannten Kriterien:

- erste Person,
- Gegenwartsform,

- spezifisch,
- attraktiv und ins Glaubenssystem passend,
- nur sich selbst betreffend,
- kurz, prägnant und leicht aussprechbar.

Beispiel: »Ich verdiene/erhalte leicht und dauerhaft ... Euro netto im Monat.«

Tipp: Den gesamten Prozess sollten Sie später auch noch für Ihre mittel- und langfristigen finanziellen Ziele wiederholen.

Globale Glaubenssätze

Beenden Sie die folgenden Sätze. Schreiben Sie das auf, was Ihnen als Erstes einfällt:

- »Die Welt ist ...«
- »Das Leben ist ...«
- »Die Menschen sind ...«
- »Ich bin ...«

Unterstützen diese »Wahrheiten« nun die Erreichung Ihres Ziels, oder sind Sie eher kontraproduktiv? Bearbeiten Sie die einschränkenden Glaubenssätze mit EFT oder EFT-Choices (s. a. Kapitel 4, Abschnitt »Einschränkende Glaubenssätze«).

Dieser Vorgang kann etwas Zeit in Anspruch nehmen, wird sich jedoch garantiert auszahlen.

Tailender (1)

Notieren Sie nun alle Ihnen bewussten Gründe, die *gegen* das Erreichen Ihres Ziels bzw. für die Erhaltung des Status quo sprechen:

Nehmen Sie anschließend das Argument, welches Ihrem Ziel Ihrer Meinung nach am meisten im Weg steht, und bearbeiten Sie es mit EFT.

Motivation

Notieren Sie nun alle Gründe, die *für* das Erreichen Ihres Ziels sprechen:

Was ist das Allertollste an der Erreichung Ihres Ziels? Welcher Traum geht für Sie dann in Erfüllung? Notieren Sie auch dies:

»Erleben« Sie nun einige Minuten dieses »Allertollste«. Was sehen Sie, wenn Sie es erreicht haben? Was hören, fühlen, riechen und schmecken Sie? Erleben Sie es mit all Ihren Sinnen.

Ist dies Motivation genug für Sie? Wenn nicht, suchen Sie weiter nach etwas, was Sie wirklich motiviert, eine Herzensangelegenheit, die Sie sich dann erfüllen könnten.

Tailender (2)

Schreiben Sie noch einmal Ihre Zielaussage auf. Vielleicht hat sich diese ja inzwischen verändert, bzw. Sie möchten sie abändern:

Sprechen Sie nun diesen Satz zweimal laut aus und notieren Sie alle aufkommenden Widerstände (Tailender) wie negative Erinnerungen, Bilder, Glaubenssätze, Gedanken, Emotionen oder Körpergefühle:

Stellen Sie sich nun Ihr Ziel bildhaft vor (dissoziiert und assoziiert) und notieren Sie alle auftauchenden Tailender:

Vervollständigen Sie jetzt die folgenden Sätze. Schreiben Sie das auf, was Ihnen als Erstes einfällt:

- »Geld ist ...«
- »Reichtum ist ...«
- »Reiche Menschen sind ...«
- »Erfolg ist ...«
- »Erfolgreiche Menschen sind ...«
- »Wenn ich viel Geld verdiene, dann ...«

Notieren Sie nun noch alle restlichen einschränkenden »Wahrheiten« über Geld und finanziellen Erfolg, die aus Ihren eigenen Erfahrungen resultierten, und diejenigen, die Sie übernommen haben von Eltern, Verwandten, Bekannten, Kirche, Arbeitsplatz, Rundfunk, Fernsehen, Büchern und Zeitschriften:

Wählen Sie nun wiederum den Gesichtspunkt aus dem Abschnitt »Tailender (2)«, von dem Sie glauben, dass er das Erreichen Ihres Zieles am meisten behindert, und bearbeiten Sie ihn mit EFT.

Werte

»Werte sind mit Bojen vergleichbar,
die wir auf unserer Lebensreise beachten,
die uns Fahrrinnen zeigen, damit wir nicht stranden.«
Friedrich Schorlemmer

Es gibt zwei verschiedene Arten von Werten, Appetenz- und Aversionswerte. Erstere sind positive emotionale Zustände wie Liebe, Gesundheit, Sicherheit, Freiheit, Nähe, Vertrauen oder Erfolg, nach denen wir streben. Letztere hingegen sind negative emotionale Zustände wie Ablehnung, Wut, Frustration, Einsamkeit, Angst, Stress und Erniedrigung, die wir unter allen Umständen vermeiden wollen. Werte können uns, ähnlich wie unsere Glaubenssätze, beim Erreichen unserer Ziele unterstützen, aber auch behindern.

Jeder hat eine so genannte Wertehierarchie, die von Mensch zu Mensch verschieden ist. Für den einen steht beispielsweise »Sicherheit« an erster Stelle, für den anderen ist es die »Gesundheit«. Diese Rangfolgen können auch von Kontext zu Kontext unterschiedlich sein. So mag für jemanden im Beruf der Wert »Freiheit«, in der Beziehung das »Vertrauen« die Rangliste anführen.

Für das Erreichen Ihrer finanziellen Ziele ist es von großem Vorteil, Ihre Wertehierarchie zu kennen und diese eventuell zu korrigieren.

Beispiel (Appetenzwerte): Ihr Ziel ist es, Ihr Einkommen um 100 % zu erhöhen. Dazu wäre es aber notwendig, einige kostspielige Investitionen zu tätigen oder gar ein bestehendes Arbeitsverhältnis zu verlassen und sich selbstständig zu machen. Beides wäre natürlich nicht ohne Risiko.

An oberster Stelle Ihrer Wertehierarchie im beruflichen und finanziellen Kontext steht nun Sicherheit. Welche Entscheidung werden Sie treffen? Werden Sie das Wagnis eingehen? Wohl eher nicht.

Sie hätten jetzt vier Optionen: Sie könnten die Rangfolge Ihrer Werte verändern, andere Möglichkeiten suchen, ohne finanzielles Risiko Ihr Ziel doch noch zu erreichen, Ihr Ziel verändern, oder Sie finden sich mit dem Status quo ab.

Ebenso entscheidend kann die Rangfolge Ihrer Aversionswerte sein. Beispiel: Sie haben eine Coaching-Praxis und möchten Ihr Einkommen um das Doppelte steigern. Dazu wäre es notwendig, mit vielen Unternehmen, Sportvereinen und Sportlern in Kontakt zu treten und Ihre Dienste anzubieten. In Ihrer Rangfolge der Zustände, die Sie unter allen Umständen vermeiden wollen, steht nun Zurückweisung an allererster Stelle. Ist dies nun förderlich für Ihr Unterfangen? Wohl eher nicht.

Nach ein, zwei Absagen werden Sie wahrscheinlich genug haben, Ihr Schicksal bedauern und vielleicht irgendwann einmal akzeptieren.

Appetenzwerte

Notieren Sie nun bitte die fünf positiven Zustände (Werte), die im Kontext Beruf und Finanzen für Sie am wichtigsten sind, und bringen Sie diese in die richtige Reihenfolge:

Ist diese Hierarchie nun förderlich für das Erreichen Ihres Ziels?

Wie müsste die Rangfolge hierfür aussehen und gibt es noch andere Werte wie Hartnäckigkeit, Teamwork, Abenteuer oder Erfolg, die wichtig bzw. wichtiger wären?

Schreiben Sie nun die ideale und Ihr Ziel unterstützende Wertehierarchie auf:

Die Arbeit mit Appetenzwerten ist meist sehr komplex und soll hier nicht ausführlich erörtert werden. Auf einen Gesichtspunkt möchte ich jedoch eingehen: Sollten Sie einen Wert identifiziert haben, der Ihres Erachtens zu hoch in Ihrer Hierarchie steht und das Erreichen Ihres Zieles erschwert, so können Sie dies mit EFT verändern.

Kommen wir zurück zum ersten Beispiel. Der Wert »Sicherheit« steht bei Ihnen an erster Stelle, welches für Ihr Vorhaben kontraproduktiv ist. Hohe Appetenzwerte haben meines Erachtens etwas von Süchten. Wir haben dieses übermäßige Verlangen nach Sicherheit, Kontrolle, Freiheit oder Nähe. Sollte dies nun unser Leben einschränken, so können wir es folglich auch wie einen Suchtdrang bearbeiten. Dabei geht es nicht darum, diesen Wert gänzlich zu eliminieren, sondern um die Behandlung der Übermäßigkeit.

Für den vorliegenden Fall könnte eine EFT-Behandlung folgendermaßen aussehen:

- Stellen Sie sich die Eröffnungsfrage.
- Stellen Sie sich zusätzlich noch die Frage: »Will ich wirklich dieses übermäßige Verlangen nach Sicherheit loslassen?«
- Bearbeiten Sie eventuelle Tailender.
- Bestimmen Sie die Intensität des Verlangens auf einer Skala von 0 bis 10 (0 = kein übermäßiges Verlangen).
- *Einstimmung:* »Auch wenn ich dieses (restliche) übermäßige Verlangen nach Sicherheit habe, liebe und akzeptiere ich mich so, wie ich bin.«
- *Oder im Choice-Format:* »Auch wenn ich dieses (restliche) übermäßige Verlangen nach Sicherheit habe, entscheide ich, ich bin frei.«
- Machen Sie nun so viele Runden EFT oder EFT-Choices, bis Ihr Streben nach Sicherheit auf einem »gesunden« Niveau ist.
- Notieren Sie abschließend die neue Hierarchie Ihrer Werte.

Dies war nur ein Beispiel. Gibt es bei Ihnen einen Wert, der in dieser Art und Weise bearbeitet werden sollte, so tun Sie dies jetzt.

Aversionswerte

Notieren Sie nun fünf negative emotionale Zustände, die Sie unter allen Umständen vermeiden wollen, und legen Sie eine Rangfolge fest:

Welcher dieser Aversionswerte erschwert das Erreichen Ihres Ziels am meisten?

Die Arbeit mit Aversionswerten ist nun ganz einfach. Sie können hierfür »normales« oder auch das EFT-Choices-Format verwenden. Für unser zweites Beispiel (Aversionswert: Zurückweisung) wäre dies:

- »Auch wenn ich eine furchtbare Angst vor Zurückweisung habe, liebe und akzeptiere ich mich so, wie ich bin.«
- »Auch wenn ich eine furchtbare Angst vor Zurückweisung habe, entscheide ich, jedes ›Nein‹ bringt mich einem ›Ja‹ näher.«

Bearbeiten Sie nun Ihren am meisten einschränkenden Aversionswert in dieser Art und Weise.

Wörter

»Worte sind Luft. Aber die Luft wird zum Wind,
und der Wind macht die Schiffe segeln.«
Arthur Koestler

Wörter wirken sich auf unser Energiesystem und damit auf unser Gefühlsleben aus. Es gibt Wörter, bei denen es uns warm ums Herz wird, aber auch solche, die unangenehme Gefühle hervorrufen. Diese letztere Gruppe gilt es nun zu identifizieren und gegebenenfalls zu bearbeiten. Auch hier wollen wir uns auf den Bereich Beruf und Finanzen konzentrieren. Auf welche Wörter reagieren Sie sozusagen »allergisch«? Sind es Wörter wie »Nein«, »Arbeit«, »Disziplin«, »Erfolg«, »Reichtum«, »Geld«, »Problem«, »Stress«? Notieren Sie diese:

Sie haben nun mindestens zwei Möglichkeiten, diese Wörter zu bearbeiten:

1. Sie ersetzen sie durch Begriffe mit einer positiven Bedeutung wie beispielsweise »Problem« durch »Herausforderung«, »Arbeit« durch »Berufung«, »Stress« durch »Gefragtsein« und »Reichtum« durch »finanzielle Freiheit«.
2. Sie behandeln sie mit EFT, wie Sie es mit einem Allergen tun würden.

In meinen Erfolgsseminaren gehe ich an dieser Stelle immer auf die Behandlung von »Nein« und »Geld« ein. Dieses Vorgehen werde ich Ihnen auch hier kurz beschreiben.

Im Abschnitt »Allergien« haben Sie gelernt, wie Sie sich selbst testen können. Wählen Sie nun einen dieser kinesiologischen Selbsttests und überprüfen Sie Ihre Reaktion auf das Wort »Nein« im Gegensatz zu dem Wort »Ja«.

Sollte diese bei »Nein« schwach ausfallen, so bearbeiten Sie die energetische Störung nun mit EFT oder EFT-Choices:

- »Auch wenn ich (noch etwas) schlecht auf ›Nein‹ reagiere, liebe ....«
- »Auch wenn ich (noch etwas) schlecht auf ›Nein‹ reagiere, entscheide ich, ›Nein‹ tut mir gut/ist o. k./bringt mich einem ›Ja‹ näher.«

Machen Sie so viele Runden EFT oder EFT-Choices, bis der kinesiologische Test das erwünschte Ergebnis (»Nein« = stark oder neutral, »Ja« = stark) bringt.

Es kann sein, dass für die erfolgreiche Behandlung des »Nein« mehrere Sitzungen notwendig sind. Die negative Reaktion auf dieses Wort ist bei uns so tief verwurzelt, dass es schwer sein kann, das Muster zu durchbrechen. Es lohnt sich jedoch. Sie werden in Zukunft wesentlich besser mit Zurückweisungen umgehen können, wenn Sie neutral oder gar positiv einem »Nein« gegenüberstehen.

> In Amerika gibt es einen sehr erfolgreichen Autoverkäufer, dessen Wahlspruch es ist: »Nach dem siebten ›Nein‹ beginnt für mich das Verkaufsgespräch!«

Kommen wir zum Wort »Geld«. Es ist kaum zu glauben, für wie viele Menschen Geld etwas Böses, Schlechtes oder Schmutziges ist. Dies gilt vor allem in spirituellen Kreisen. Viele Heiler und auch Therapeuten haben Schwierigkeiten mit dem Verlangen und der Annahme von Geldbeträgen. Dabei ist Geld auch nur Energie und damit die Bezahlung ein Energieausgleich.

Überlegen Sie einmal, wie viel Gutes Sie tun könnten, wenn Sie wesentlich mehr Geld hätten, als Sie benötigen. Ist die finanzielle Unterstützung von Bedürftigen nicht auch etwas Spirituelles?

Um Reichtum zu erhalten, müssen Sie natürlich auch offen dafür sein. Ihre diesbezüglichen Grenzen können Sie mithilfe eines kinesiologischen Tests ausloten.

Für welches monatliche Nettoeinkommen wären Sie offen? Beginnen Sie mit dem Testen bei Ihren aktuellen Einkünften. Sagen Sie laut: »Ich erhalte monatlich ... Euro netto«, und testen Sie.

Erhöhen Sie diese Zahl um 1000 Euro und testen Sie erneut. Sollte der Test jetzt schon schwach ausfallen, so haben Sie Ihre Vorstellungsgrenze bereits überschritten.

Sie können diese Grenze finden, indem Sie wieder um 500 Euro zurückgehen, testen, gegebenenfalls wieder 200 Euro drauflegen, testen – usw.

Sollte die Reaktion bei der Erhöhung um 1000 Euro noch stark ausfallen, so gehen Sie weiter in Tausenderschritten, bis Sie schwach testen oder 10 000 Euro erreicht haben.

Testen Sie weiter die Beträge von 20 000, 50 000, 100 000, 500 000, 1 000 000 Euro usw., bis Sie Ihre Grenze erreicht haben. Notieren Sie diesen Schwellenwert:

Sind Sie damit zufrieden, oder möchten Sie für noch ein »paar« Euro mehr offen sein? In diesem zweiten Fall können Sie das folgende EFT-Geldprotokoll verwenden, um Ihren Schwellenwert zu erhöhen.

EFT-Geldprotokoll

»Geld allein macht nicht glücklich, aber es ist besser, in einem Taxi zu weinen als in der Straßenbahn.«
Marcel Reich-Ranicki

Einstimmung: »Auch wenn ich Probleme mit viel Geld habe, auf viel Geld schlecht reagiere und es auch unbewusst von mir fern halte, liebe und akzeptiere ich mich so, wie ich bin und entscheide, aus tiefstem Herzen akzeptiere, erhalte und behalte ich viel, viel Geld.«

Machen Sie anschließend jeweils eine Sequenz (Kurz- oder Langform) mit den negativen Erinnerungssätzen:

- »Probleme mit viel Geld.«
- »Ich reagiere schlecht auf viel Geld.«
- »Unbewusst halte ich viel Geld von mir fern.«

Abschließend jeweils eine Sequenz (Kurz- oder Langform) mit den positiven Erinnerungs- bzw. Entscheidungssätzen:

- »(Ich entscheide,) aus tiefstem Herzen akzeptiere ich viel Geld.«
- »(Ich entscheide,) aus tiefstem Herzen akzeptiere und erhalte ich viel Geld.«
- »(Ich entscheide,) aus tiefstem Herzen akzeptiere, erhalte und behalte ich viel, viel Geld.«

Testen Sie nun erneut Ihre »Geldgrenze«. Beginnen Sie mit dem letzten Betrag, auf den Sie vorher noch stark testeten, und erhöhen Sie diese Zahl weiter bis zur nächsten Schwelle.

Sie werden bemerken, dass Sie jetzt viel offener auch für höhere Beträge sind. Was würde wohl passieren, wenn Sie dieses Geldprotokoll in den nächsten drei Wochen einmal täglich durchführten ...?

Identität

»Unsere Identität bestimmt unser Verhalten.«
Anonym

Bevor wir nun zu einer abschließenden dreiteiligen Übung kommen, möchte ich noch kurz auf den Gesichtspunkt »Identität« eingehen.

Diese Ebene unseres Seins beschreibt, wer wir sind. Jedes Mal, wenn wir einen Satz mit »Ich bin ...« beginnen, befinden wir uns auf dieser Stufe. Dabei sind wir mehr als »nur Menschen«: Wir sind Mutter, Vater, Bruder, Schwester, Freund, Kollege, Heilpraktiker, Heiler, Arzt, Therapeut, Trainer, Lehrer, freundlich, nett, hilfsbereit, humorvoll, liebevoll usw.

Wer oder was müssen Sie nun vielleicht zusätzlich noch sein, um Ihr finanzielles Ziel zu erreichen? Vielleicht Verkäufer, Spieler, Unternehmer, kreativ, spontan, erfinderisch, vertrauensvoll, hartnäckig, diszipliniert? Notieren Sie diese Eigenschaften:

Wählen Sie nun den wichtigsten Gesichtspunkt aus der Liste und sagen Sie zweimal laut: »Ich bin ... (Eigenschaft)!«

Notieren Sie alle aufkommenden Tailender und behandeln Sie den Ihrer Meinung nach entscheidenden mit EFT.

Unser Verhalten wird zu unserer Identität: Tun Sie in den nächsten Wochen so, als hätten Sie diese neue Identität schon.

Übung zur Überwindung von Erfolgsblockaden und zur Zielerreichung

»Wir sind, was wir immer wieder tun.«
Aristoteles

Diese dreiteilige Übung finden Sie auch auf der beiliegenden DVD in Kapitel 4.

Im bisherigen Verlauf des Abschnittes »Ziele erreichen« haben Sie bereits viele Aspekte identifiziert und einige der primären schon mit EFT behandelt. Mithilfe der folgenden dreiteiligen Übung haben Sie nun die Möglichkeit, alle restlichen Gesichtspunkte mit einem Mal aufzulösen und Ihr Ziel dauerhaft zu verankern. Lesen Sie die Übung ganz, bevor Sie anfangen, damit Sie einen Gesamteindruck davon bekommen.

Notieren Sie jetzt bitte noch einmal alle bisher nicht behandelten Aspekte und Widerstände (Glaubenssätze, Gedanken, Bilder, Emotionen, Körpergefühle, Erinnerungen, Werte, Wörter) auf einem separaten Blatt Papier (Negativliste) und legen Sie es vor sich hin.

Schreiben Sie zusätzlich noch Ihre Zielaussage bzw. Ihren Entscheidungssatz auf ein wenn möglich farbiges visitenkartengroßes Kärtchen und legen Sie dieses darunter.

Der ganze Prozess dauert etwa 30 Minuten, nehmen Sie sich also genügend ungestörte Zeit.

1. Teil: Motivation

Wir machen jetzt eine kleine Zeitreise durch Ihr vergangenes, jetziges und auch zukünftiges Leben. Ihre Konzentration gilt dabei erst einmal Ihrer Negativliste.

Vergangenheit:

- Was hat Ihnen das Festhalten an diesen einschränkenden Aspekten in Ihrer Vergangenheit gebracht?
- Welchen emotionalen, gesundheitlichen und finanziellen Preis mussten Sie dafür zahlen?
- Wie viele Chancen, wie viel Freude und Glück sind Ihnen dadurch entgangen?

Tauchen Sie ein in die Schmerzen, die diese Fragen bei Ihnen auslösen.

Gegenwart

- Was bringt Ihnen das Festhalten an diesen einschränkenden Gesichtspunkten heute?
- Welchen emotionalen, gesundheitlichen und finanziellen Preis zahlen Sie zurzeit dafür?
- Wie viele Chancen, wie viel Freude und Glück entgehen Ihnen dadurch in Ihrem jetzigen Leben?

Zukunft:

Und nun stellen Sie sich vor, Sie halten auch weiterhin an diesen alten einschränkenden Aspekten fest:

- Welchen emotionalen, gesundheitlichen und finanziellen Preis zahlen Sie dafür in den nächsten fünf, zehn, zwanzig, dreißig oder vierzig Jahren?
- Wie viele Chancen, wie viel Freude und Glück entgehen Ihnen dadurch in der Zukunft?
- Was werden Sie wohl denken und fühlen, wenn Sie an Ihrem Lebensende Ihr Leben Revue passieren lassen?
- Werden Sie den entgangenen Möglichkeiten nachtrauern und werden Sie bereuen, nicht Ihr ganzes Potenzial ausgeschöpft zu haben?

Legen Sie nun Ihre Negativliste beiseite und konzentrieren Sie sich auf Ihr Kärtchen mit Ihrer Zielaussage bzw. Ihrem Entscheidungssatz.

Stellen Sie sich nun vor, Sie hätten alle Ihre Einschränkungen und Blockaden über Bord geworfen und wären auf dem Weg zu Ihrem Ziel:

- Wie würde Ihr Leben dann wohl heute oder in naher Zukunft verlaufen?
- Was wären Ihre nächsten Schritte?
- Wie würden Sie sich dabei fühlen?

Und stellen Sie sich nun vor, Sie hätten Ihr Ziel erreicht:

- Wie fühlen Sie sich dabei?
- Was sehen, hören, riechen und schmecken Sie?
- Welche Emotionen löst dies aus?
- Wer sind Sie, wenn Sie dieses Ziel erreicht haben?
- In welcher positiven Art und Weise wird sich Ihr Leben nun verändern?

- Welchen Traum können Sie sich nun erfüllen?
- Welche weiteren Ziele sind nun für Sie erreichbar, welche Möglichkeiten haben Sie jetzt?
- Wie wird Ihr Leben sich in den nächsten fünf, zehn, zwanzig oder mehr Jahren gestalten?

Ich stelle Ihnen jetzt die entscheidende Frage:

Wollen Sie alle Blockaden, Ihr Ziel betreffend, zu 100 % loslassen und dieses Ziel wirklich erreichen?

Stehen Sie auf, ballen Sie die Faust und sagen Sie dreimal laut: »Ja!«

2. Teil: Auflösen der Blockaden mit der Magic Box

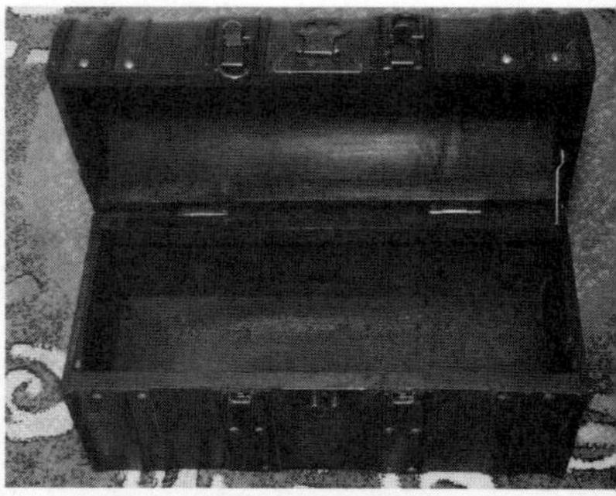

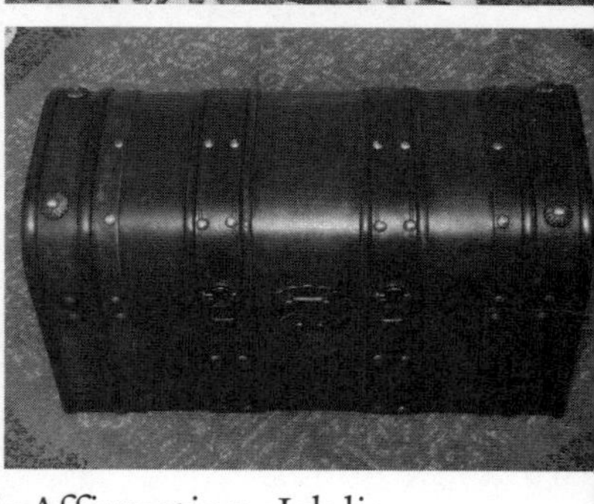

Geben Sie alle notierten einschränkenden Aspekte in eine imaginäre Magische Truhe, die sich irgendwo in Ihrem Zimmer befindet. Wenn Sie mit der DVD arbeiten, verwenden Sie die Truhe auf dem Bildschirm.

Bitten Sie dann Ihr Unterbewusstsein, Ihnen ein »Päckchen« mit allen unbewussten Aspekten zu geben, das Sie dann auch noch in die Truhe »legen«. Verschließen Sie diese danach.

Bewerten Sie nun den gesamten Inhalt der Truhe auf einer Skala von 0 bis 10.

Bleiben Sie mit der Aufmerksamkeit auf der Truhe und machen Sie nun so viele EFT-Runden, bis der Wert für die gesamte Truhe bei 0 ist.

Nehmen Sie für die Einstimmung nur die Affirmation »Ich liebe und akzeptiere mich so, wie ich bin«. Während der Sequenz und eventuell 9G richtet sich die Konzentration auf die Truhe und ihren Inhalt. Sie benötigen daher *keinen* Erinnerungssatz.

Sollte es während des Prozesses vorkommen, dass neue Aspekte auftauchen, so geben Sie sie sofort mit in die Truhe.

Wenn der Wert für die Magische Truhe einmal stagniert, so liegt dies meist an Kernaspekten, die eine separate Behandlung benötigen.

Ist der Wert bei 0 für die gesamte Truhe, zerreißen Sie Ihre Negativliste in so viele Schnipsel wie nur möglich.

Nehmen Sie nun Ihr Kärtchen mit Ihrer Zielaussage bzw. Ihrem Entscheidungssatz. Machen Sie zwei bis drei Sequenzen EFT mit dieser Aussage und bleiben Sie mit der Aufmerksamkeit währenddessen auf der geschlossenen Truhe.

Öffnen Sie nun wieder die Truhe und sehen Sie nach, ob sich Ihr Thema in eine Ressource verwandelt hat. Diese könnte eine Art von Energie sein, ein Symbol, eine Farbe oder ein Bild. Lassen Sie sich überraschen!

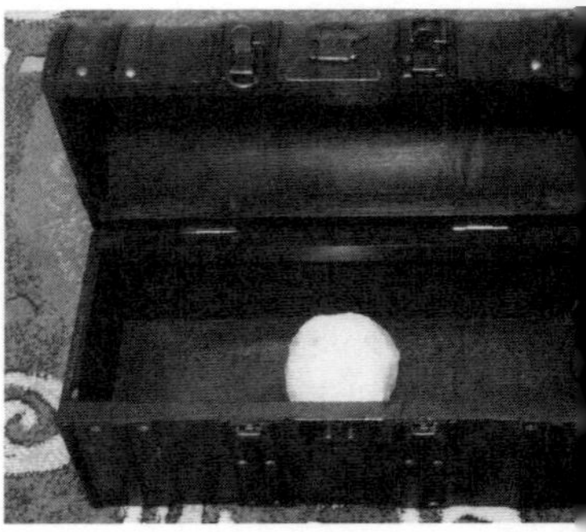

Bedanken Sie sich für dieses Geschenk und nehmen Sie diese Kraftquelle in den Teil Ihres Körpers auf, wo sie gebraucht wird. Legen Sie eine oder auch beide Hände auf diese Stelle, sehen, fühlen, hören, riechen und schmecken Sie diese Energie und erlauben Sie ihr, sich über Ihren gesamten Körper auszubreiten, bis Sie vollkommen eins mit ihr sind. Wiederholen Sie an dieser Stelle dreimal ihre Zielaussage (bzw. Ihren Entscheidungssatz). Mit dieser haben Sie dann in Zukunft immer wieder Zugang zu jener Kraftquelle!

3. Teil: Das Ziel verankern

Kreieren Sie nun in Ihrer Vorstellung ein Zielbild oder einen kurzen Zielfilm. Lassen Sie sich dazu genügend Zeit. Diese Imagination sollte so anziehend wie nur möglich sein.

Verbinden Sie sich wieder mit Ihrer Kraftquelle und gehen Sie langsam gedanklich auf dieses Ziel zu. Sollten auf diesem Weg noch Befürchtungen auftauchen, so lassen Sie diese los, es ist nur Energie. Sagen Sie laut Ihre Zielaussage bzw. Ihren Entscheidungssatz, dies wird das Loslassen unterstützen.

Steigen Sie nun in Ihr Zielbild bzw. Ihren Zielfilm ein und erleben Sie Ihr Ziel mit allen Sinnen:

- Was sehen Sie jetzt, was hören, fühlen, riechen und schmecken Sie?
- Welche Emotionen löst das Erreichen Ihres Zieles bei Ihnen aus?
- Wo fühlen Sie dieses positive Gefühl am stärksten?

Legen Sie eine oder beide Hände auf die Stelle und lassen Sie diese Energie sich über Ihren ganzen Körper und darüber hinaus ausbreiten, bis Sie vollkommen eins mit ihr sind.

Sprechen Sie an diesem Höhepunkt dreimal laut Ihre Zielaussage bzw. Ihren Entscheidungssatz aus.

Bleiben Sie »in« dieser Energie und werfen Sie nun abschließend noch einen Blick in die Zukunft:

- Was bedeutet das Erreichen dieses Ziels für Sie und was ist das Tollste daran?
- Welche Wünsche und Träume können Sie sich nun erfüllen?
- Welche weiteren Ziele können Sie nun erreichen?

Bleiben Sie noch einige Augenblicke bei diesen Aussichten und kehren Sie dann wieder in die Gegenwart zurück.

Stabilisierung des Ergebnisses

Zuerst einmal möchte ich jeden beglückwünschen, der den Abschnitt »Ziele erreichen« und den abschließenden Prozess absolviert hat. Die positiven Auswirkungen der Beseitigung Ihrer Erfolgsblockaden und das Verankern Ihres Zieles werden schon bald Früchte tragen. Bleiben Sie in den nächsten Wochen und Monaten wachsam für neue Möglichkeiten und registrieren Sie alle positiven Veränderungen.

Um das Ergebnis dieses Prozesses noch zu stabilisieren und damit Ihre Erfolgschancen weiter zu erhöhen, rate ich Ihnen, die folgende »3-Minuten-Übung« täglich mehrmals (drei- bis fünfmal) durchzuführen (für wenigstens drei Wochen):

Lassen Sie bewusst alles, was gerade »da« ist, für 3 Minuten los. Atmen Sie dazu einmal tief ein, halten Sie kurz den Atem an und lassen Sie mit dem Ausatmen einfach los. Es ist nur Energie.

Führen Sie nun das Schläfenklopfen (s. S. 262) durch mit Ihrer Zielaussage bzw. Ihrem Entscheidungssatz. Verbinden Sie sich wieder mit dem positiven Gefühl, das Ziel erreicht zu haben. Erleben Sie diese Emotionen so intensiv wie möglich.

Seien Sie dankbar bzw. bedanken Sie sich, bei wem auch immer (Gott, Universum, höhere Macht usw.), dafür.

Aktionsplan

»Keine Aufgabe ist besonders schwer,
wenn man sie in viele kleine Arbeiten aufteilt.«
Ray Kroc (Gründer von McDonald's)

Sie haben alle Blockaden auf dem Weg zu Ihrem Ziel über Bord geworfen und sind überzeugt davon, es zu erreichen. In dieser positiven Energie sollten Sie noch einen Aktionsplan für die nächsten Tage und Wochen aufstellen. Er sollte Gesichtspunkte zum Inhalt haben wie:

- »Wen rufe ich an, mit wem nehme ich Kontakt auf und treffe ich mich in dieser Woche?«

- Namens- und Adressenliste dieser Personen.
- »Welche Arbeiten bringen mich schon morgen/in dieser Woche meinem Ziel näher?«
- »Welche Arbeiten kann ich delegieren?«
- »Von was (oder wem) trenne ich mich, um mein Ziel zu erreichen?«
- Investitionen.
- »Wie kann ich möglichst viel Spaß bei der Arbeit haben?«
- Pausen, Zeit für Familie, Freunde, Wohnung, Gesundheit (Sport) ...
- Belohnungen – usw.

Gehen Sie über diese Liste und behandeln Sie die Aspekte, die negative Emotionen bei Ihnen auslösen, mit EFT. Bearbeiten Sie die unangenehmen Aufgaben zuerst. Das wird Ihnen umso mehr Energie für die angenehmen geben. Und denken Sie an eins: »Der Weg ist das Ziel« (Konfuzius). – Empfinden Sie so viel Glück wie möglich im Hier und Jetzt, bei allem, was Sie tun.

»Immer die kleinen Freuden aufpicken,
bis das große Glück kommt ...
und wenn es nicht kommt, dann hat man
wenigstens die kleinen Glücke gehabt.«
Theodor Fontane

Kapitel 5: EFT in Beratung und Therapie

»Ein Neurotiker ist ein Mensch, der ein Luftschloss baut.
Ein Psychotiker ist der Mensch, der darin lebt.
Und ein Psychiater ist der, der die Miete kassiert.»
Jerome Lawrence

Dieses Kapitel ist insbesondere für den professionellen EFT-Anwender konzipiert. Mit jedem Tag steigt die Anzahl der Berater, Heilpraktiker und Therapeuten, die EFT in ihre Arbeit mit Klienten und Patienten einbeziehen. Viele von ihnen verbinden EFT erfolgreich mit anderen Therapieansätzen bzw. integrieren es in ihr Behandlungssystem.

Ein gutes Beispiel hierfür ist wohl mein eigener Werdegang. Bevor ich EFT kennen lernte, hatte ich schon einige effektive Behandlungsansätze studiert. Warum sollte ich nun all dieses Wissen über Bord werfen und nicht nach Möglichkeiten der Integration suchen? Heute kombiniere ich EFT mit Elementen aus dem Neurolinguistischen Programmieren (NLP), der Kinesiologie und anderen Ansätzen aus dem Bereich der Energetischen Psychologie, wie dem EmoTrance und dem BSFF.

Trotz alledem ist EFT noch immer das »Werkzeug«, das ich primär in meiner Arbeit mit Patienten verwende. Ich habe weder vor noch nach EFT eine effektivere Methode gefunden.

In diesem Kapitel werde ich auf folgende Themen eingehen:

- EFT mit anderen,
- Rapport,
- Erstsitzung,
- Traumabehandlung,
- EFT und Reframing sowie
- EFT in Gruppen.

Zur Vereinfachung werde ich die Bezeichnungen »Therapeut«, »Patient« und »Therapie« verwenden. »Therapeut« steht hier gleichermaßen für »Berater«, »Heilpraktiker«, »Psychologe«, »Heiler« oder »Coach«; »Patient« steht für »Klient« oder »Kunde«; und »Therapie« heißt auch »Beratung« oder »Coaching«.

EFT mit anderen[29]

Menschen, die zum ersten Mal von EFT hören, haben oft Probleme, sich für diese Technik zu öffnen. Um den Prozess der Akzeptanz zu unterstützen, können Sie versuchen, eine »Brücke zu bauen«, indem Sie an Konzepte anknüpfen, die für Sie bekannt und glaubwürdig sind, z. B.: »EFT ist wie Akupunktur für die Gefühle, allerdings verwenden wir keine Nadeln, sondern stimulieren die Energie in den Meridianen durch Klopfen.«

Die Behandlung von anderen mit EFT erfordert Aufmerksamkeit und Einfühlungsvermögen. Es ist eine Kunst, die sich durch Erfahrung und beständiges Weiterlernen entwickelt. Die folgenden Tipps sollen als Einstieg dienen.

Lassen Sie sich zunächst das Problem des Patienten kurz beschreiben. Achten Sie dabei genau auf seine Wortwahl. Am besten machen Sie sich kurze Notizen. Beobachten Sie auch die Körpersprache, den Gesichtsausdruck und die Stimmlage. Sie geben Ihnen Hinweise darauf, welche Aussagen besonders emotional belastet sind.

29 Aus dem *EFT Level 2 Seminarskript* von Dell u. a. (s. »Quellen«).

Bei der Behandlung gibt es generell zwei Möglichkeiten:

1. Der Patient klopft selbst, oder
2. Sie klopfen die Punkte am Patienten.

Zu 1:

- Erklären und zeigen Sie an sich selbst, wo die Punkte liegen. Lassen Sie den Patienten sie bei sich berühren und korrigieren Sie ihn gegebenenfalls.
- Klopfen Sie alle Punkte am eigenen Körper und lassen Sie den Patienten bei sich klopfen, indem er Ihrem Vorbild folgt.
- Während der eigentlichen Behandlung führen Sie den Patienten, indem Sie die jeweiligen Sätze oder Worte vorsprechen und an sich selbst klopfen. Der Patient wiederholt die Worte und folgt Ihrem Beispiel.
- Benutzen Sie nach Möglichkeit das Vokabular des Patienten und bitten Sie ihn, Sie zu korrigieren, falls eine Aussage für ihn nicht stimmig ist.
- Bei der 9-Gamut-Folge geben Sie nur verbale Anleitung. Falls der Patient Probleme mit den Augenbewegungen hat, lassen Sie ihn mit seinen Augen Ihrem Finger folgen. »Zwingen« Sie ihn gegebenenfalls, in alle »Ecken« zu gehen.

Diese Vorgehensweise hat den Vorteil, dass Ihr Klopfen durch die stellvertretende Funktion den Prozess des Patienten unterstützt. Gleichzeitig können Sie es als Borrowing Benefits für sich nutzen (s. Kapitel 3, Abschnitt »Geborgter Nutzen«).

Zu 2:

Manchmal ist es sinnvoll, das Klopfen für den Patienten zu übernehmen. Das kann z. B. der Fall sein, wenn

- er zu aufgewühlt oder zu schwach ist, um selbst zu klopfen,
- er sich nicht auf sein Problem konzentrieren kann, weil er zu besorgt ist, es richtig zu machen,

- er trotz wiederholten Korrigierens die Punkte weit verfehlt oder zu fest, zu leicht oder zu langsam klopft,
- sich kein Erfolg einstellt, obwohl Sie schon »alles« probiert haben. Manchmal ist die menschliche Berührung das fehlende Element.

Beim Klopfen am Patienten ist Folgendes zu beachten:

- Selbstverständlich muss Ihre rechtliche Lage geklärt sein.
- Bitten Sie den Patienten zuerst um Erlaubnis, ihn berühren zu dürfen.
- Fragen Sie nach, ob es Körperbereiche gibt, die wegen Operationen oder Verletzungen ausgelassen werden sollten.
- Bitten Sie ihn, Ihnen sofort Rückmeldung zu geben, wenn ihm etwas unangenehm ist, und achten Sie auf entsprechende Signale.
- Ein Hinweis für männliche Therapeuten: Es ist ratsam, bei der Behandlung weiblicher Patienten den Klopfpunkt RP (Rippenpunkt) auszulassen.
- Platzieren Sie sich halb seitlich vom Patienten, sodass Sie *nicht* mit ausgestreckten Zeige- und Mittelfinger von vorn auf seinen Kopf zukommen. Das könnte bei körperlich missbrauchten Patienten eine starke Reaktion auslösen.

Jede dieser beiden Vorgehensweisen hat ihre Vor- und Nachteile. Im Allgemeinen ist es positiv, wenn Therapeut und Patient bei sich selbst klopfen. Letzterer wird die positive Erfahrung dann mit sich selbst verknüpfen und weniger dem Therapeuten zuschreiben. Das steigert seine Motivation auch für häusliche Selbstanwendungen.

Für den Therapeuten hat dieses Vorgehen ebenfalls einen Nutzen: Durch das Mitklopfen ist die Gefahr eines »emotionalen Übernehmens« praktisch gleich null. Außerdem werden eventuelle Parallelen zwischen den Problemen des Patienten und Therapeuten gleich mitbehandelt.

Es gibt wohl keine Behandlungsmethode, bei welcher der Therapeut so intensiv von einer Sitzung profitiert. Fast jede Behandlung ist auch für ihn eine weitere kleinere oder größere emotionale Befreiung.

Rapport

»Die kürzeste Verbindung zwischen
zwei Menschen ist ein Lächeln.«
Spruch

Einen »guten Draht« zum Patienten aufzubauen und zu behalten, ist essenziell für eine erfolgreiche Therapie. Auch EFT macht hier keine Ausnahme: Aus eigener Erfahrung und aus den Schilderungen anderer EFT-Anwender weiß ich, dass sich bei einem guten Rapport positive Ergebnisse schneller und auch leichter einstellen. Gibt es jedoch Widerstände des Therapeuten gegen den Patienten oder umgekehrt, wirkt sich dies meist negativ auf die Therapie aus.

Sollten solche Widerstände schon am Anfang oder auch während der Therapie auftreten, so müssen diese angesprochen und gegebenenfalls mit EFT »beseitigt« werden.

Was können Sie nun tun, um schnell einen Rapport aufzubauen bzw. einen verlorenen möglichst bald wiederherzustellen?

Sie können die Methode des Pacings (Spiegelns) aus dem NLP nutzen. Beim Spiegeln gleicht der Therapeut z. B. seine Körperhaltung der des Patienten an. Dabei sollte unter allen Umständen ein »Nachäffen« vermieden werden. Auch darf diese Technik nur zum Wohle des Patienten eingesetzt werden. Was kann man nun alles »spiegeln«? Hier einige Beispiele:

- Atmung,
- Bewegungen,
- Lidschlag,
- Mimik,

- Blickrichtung,
- Gestik,
- Körperhaltung,
- Lautstärke,
- Sprechrhythmus,
- Sprechtempo,
- Tonhöhe oder
- typische Wörter und Gesten.

Von Vorteil kann es auch sein, zu wissen, welches Repräsentationssystem der Patient bevorzugt. Nicht jeder »tickt« sozusagen auf dem gleichen Kanal. Für den einen ist es wichtiger, was er sieht, für den anderen, was er hört, und für einen Dritten, was er fühlt.

Im NLP würde man sagen, der Erste ist mehr visuell, der Zweite mehr auditiv und der Dritte mehr kinästhetisch veranlagt. In jeder Art von Beziehung ist es von Vorteil, zu wissen, welchen Kanal mein Partner, Kollege, Klient oder Patient bevorzugt. Nur so kann man sich auf seine Ebene begeben, und dies schafft Rapport.

Nehmen wir einmal an, eine kinästhetische Frau sei mit einem eher auditiven Mann zusammen. Am Anfang der Beziehung hat dieser alle drei wichtigen Repräsentationssysteme »befriedigt«. Er machte ihr Geschenke (visuell), sagte ihr, wie sehr er sie liebt (auditiv), und umarmte sie oft herzlich (kinästhetisch). Mit der Zeit beschränkte er sich aber immer mehr auf seinen Kanal. Er sagte ihr zwar wiederholt, dass er sie liebe (auditiv), die Umarmungen, der Kanal auf dem seine Frau »tickt«, blieben jedoch aus. Kein Wunder also, dass sie sich nicht mehr geliebt fühlt. Das gleiche Muster »funktioniert« nun vielleicht auch andersherum. Nun fühlt sich keiner mehr geliebt, und irgendwann kommt der Gang zum Scheidungsrichter.

Dies alles passiert millionenfach täglich auf der ganzen Welt. Hätten die beiden gewusst, was wichtig für den anderen ist, hätten sie ihr Verhalten wahrscheinlich dahin gehend angleichen können.

Wie können Sie nun herausfinden, welches Repräsentationssystem Sie selbst, Ihr Partner, Freund, Klient oder Patient bevorzugt?

Stellen Sie ihr/ihm die Frage, was wichtiger für sie/ihn ist oder woran sie/er »erkennt«, dass sie/er geliebt wird. Sind es eher die visuellen, auditiven oder kinästhetischen Faktoren? Diese Frage können Sie sich natürlich auch selbst stellen.

Und denken Sie daran: Es gibt Menschen, für die zwei oder auch alle drei Repräsentationssysteme gleich wichtig sind. Sollte z. B. Ihr Partner zu dieser Gruppe gehören, dann gibt es für Sie etwas mehr zu tun ...

Sie können das bevorzugte Repräsentationssystem aber auch gut daran ablesen, wie der andere sich bewegt, am Lese- oder Sprechstil, den Wörtern, die verwendet werden, und daran, wo sich die Pupillen überwiegend befinden:

- *visuell* – Bewegung: ruhig; Lesen, Sprechen: schnell; Wörter: sehen, betrachten, bemerken, scheinen, klar, trüb; Pupillen: oben;
- *auditiv* – Bewegung: gleichmäßig; Lesen, Sprechen: mittel-, gleichmäßig; Wörter: hören, klingen, sprechen, Harmonie, Einklang, Zustimmung; Pupillen: Mitte;
- *kinästhetisch* – Bewegung: bewegt sich viel; Lesen, Sprechen: langsam; Wörter: begreifen, erfassen, handhaben, fühlen, »Ich pack es nicht«, Belastung; Pupillen: unten.

Dies können Sie nun alles spiegeln. Auch das Zurückspiegeln des gerade Gesagten in eigenen Worten schafft Rapport und trägt außerdem zum besseren Verstehen bei.

Weitere Möglichkeiten, Rapport zu schaffen oder wiederzuerlangen, sind:

- im Hier und Jetzt sein,
- offen sein,
- Empathie zeigen, ebenso wie
- Akzeptanz und Respekt,
- Kopfnicken,
- den Namen des anderen zwei- bis dreimal nennen (dann vergisst man ihn selbst auch nicht!),
- Fragen stellen,

- Smalltalk: Fragen Sie den Patienten nach seinen Zielen, Lieblingsorten, Hobbys usw.

> Gary H. Craig hat das Thema »Rapport«
> in einem genialen Satz zusammengefasst:
> »Sei interessiert und nicht interessant!«

Die Erstsitzung

Am Anfang steht die Anamnese

Wie bei jeder anderen psychotherapeutischen Behandlung oder psychologischen Beratung sollte auch eine EFT-Erstsitzung mit einer gründlichen Anamnese beginnen. Auch sollte der Patient die Möglichkeit bekommen, ausführlich über sein Problem reden zu dürfen. Viele Anfänger machen den Fehler, ziemlich schnell mit der EFT-Behandlung zu beginnen, was unter Umständen zu einem Rapport-Verlust führen kann.

Weiterhin wird es von Vorteil sein, Informationen über das Allgemeinbefinden des Patienten wie Energie, Schlaf, Verdauung, Appetit, Libido ... zu erfragen. Oft verbessern sich Beschwerden in diesem Zusammenhang während einer Therapie. Da *Verbesserungen* des Allgemeinempfindens oft nicht bemerkt werden, fragt man am besten alle drei bis fünf Sitzungen nach, ob sich diesbezüglich etwas verändert hat.

Der Patient sollte auf jede positive Veränderung aufmerksam gemacht werden.

Manchmal ist es leider so, dass sich bei dem eigentlichen Problem, mit dem der Patient zu Ihnen kommt, nicht viel während der ersten Sitzungen verändert. Verbessert sich dabei jedoch das Allgemeinbefinden, so steigt meist auch die Motivation fürs Weitermachen.

Gute Erfahrungen habe ich ebenso damit gemacht, dem

Patienten nach je fünf Sitzungen (exklusive der ersten) eine kostenlose Behandlung anzubieten. Darauf weise ich natürlich schon in der Erstsitzung hin. Fast alle meine Patienten nehmen dieses Angebot wahr.

Oft ist das eigentliche Problem schon nach drei bis vier Behandlungen gelöst. Um das positive Ergebnis zu stabilisieren, ist es jedoch immer von Vorteil, den Patienten noch eine Weile zu begleiten. Die Motivation dazu steigt bei ihm durch diese freie Sitzung. Dabei wähle ich dann größere Abstände zwischen den einzelnen restlichen Treffen von drei bis vier Wochen.

Es ist nicht immer notwendig, schon in der Erstsitzung mit dem Patienten zu klopfen. Ich stelle hier mich und die Methoden, mit denen ich arbeite, vor und mache eine gründliche Anamnese. Während der Patient von seinem Problem berichtet, fertige ich ausführliche Notizen an und markiere insbesondere auffällige Aussagen und Ausdrücke, die ich dann später in die EFT-Behandlung mit einfließen lasse.

Die Erstsitzung ist auch meist von kürzerer Dauer (etwa 60 Minuten) als die folgenden (90 bis 120 Minuten) und kostet nur die Hälfte des normalen Honorars.

Sollte Zeit übrig bleiben, zeige ich dem Patienten noch die EFT-Behandlungspunkte. Hier kann es von Vorteil sein, die Punkte bei ihm (Erlaubnis vorausgesetzt!) zu klopfen. Meist führt dies zu einer Entspannung, und der Patient hat sein erstes Aha-Erlebnis. Außerdem bekommt er so eine Vorstellung über das Wie und Wo des Klopfens.

Zum Abschluss wird dann noch entschieden, ob es eine Zusammenarbeit geben wird, und wir bestimmen den nächsten Termin.

Dies ist *eine* Möglichkeit, ein Erstgespräch aufzubauen. Es gibt auch Patienten, die EFT schon kennen und gleich in der ersten Sitzung damit arbeiten möchten. Diesem Wunsch sollte man dann auch nachkommen und die Anamnese in aller Kürze durchführen.

Im Anhang finden Sie einen Anamnesebogen für eine Erstsitzung, den Sie so übernehmen oder auch nach Ihren Bedürfnissen modifizieren können. Es ist auch immer von Vorteil jede EFT-Behandlung zu dokumentieren.

Ein Modellverlauf

Bevor wir nun zum nächsten Abschnitt kommen, möchte ich Ihnen noch ein Modell für einen Sitzungsablauf geben, wie es von Fred Gallo vorgeschlagen wird:

- *Rapport:* Machen Sie etwas Smalltalk mit dem Patienten, fragen Sie ihn nach seinen Hobbys, Interessen oder Lieblingsorten. Sorgen Sie für ein gutes Gefühl.
- *Eingangsfrage:* Fragen Sie ihn z. B.: »Warum haben Sie mich aufgesucht?« Oder: »Wobei kann ich Ihnen helfen?«
- *Zuhören und Fragen stellen:* Lassen Sie den Patienten sein Problem schildern und hören Sie ihm mit offenem Herzen zu, wie einem faszinierenden Musikstück. Bewerten Sie *nicht,* seien Sie neugierig und stellen Sie ihm detaillierte und klärende Verständnisfragen (»Columbo-Technik«). Seien Sie während dieses Schritts offen für Intuitionen, was die Behandlung des Problems betrifft. Hierbei kann es sich um längst vergessene Techniken, kreative Verknüpfungen von Methoden oder auch ganz neue Behandlungsansätze handeln. Folgen Sie diesen Eingebungen!
- *Lehren und behandeln:* Machen Sie den Patienten neugierig auf die Behandlungsmethode. Er sollte vor freudiger Erwartung »mit den Hufen scharren«, je mehr, umso besser. Sagen Sie beispielsweise: »Ich kenne da etwas Neues, Ungewöhnliches und Effektives, was genau Ihnen bei Ihrem Problem helfen könnte. Möchten Sie dies kennen lernen, soll ich es Ihnen beibringen?« Holen Sie sich immer die Erlaubnis bzw. das Einverständnis für die Behandlung! Erklären Sie dem Patienten die Methode und bearbeiten Sie damit das betreffende Problem.
- *Korrigieren:* Sollte der Erfolg sich in Grenzen halten, so ändern

Sie Ihre Vorgehensweise. Vielleicht ist eine andere Technik angesagt oder auch nur eine kleine Anpassung der angewandten. Vertrauen Sie auch hierbei Ihrer Intuition!

Ich wende dieses Modell bereits seit Jahren ganz intuitiv an und hatte schon die erstaunlichsten Eingebungen. Meist waren dies kreative Modifikationen oder Verknüpfungen von mir bekannten Techniken, und nicht immer spielte das Klopfen dabei eine Rolle – aber meistens war ich damit erfolgreich.

Jeder Patient ist einzigartig und damit anders; und was dem einen hilft, muss nicht bei dem anderen den gewünschten Erfolg bringen. Ich glaube, es war Milton Erickson, der einmal sagte, er habe für jeden seiner Patienten eine eigene Behandlungsmethode entwickelt …

Traumabehandlung

»Seine eigenen Erfahrungen bedauern heißt
seine eigene Entwicklung aufhalten.«
Oscar Wilde

Die Behandlung von Traumata gehört bekanntermaßen in die Hände von erfahrenen (EFT-)Beratern und (EFT-)Therapeuten. Als Berater oder Coach sollten Sie sich über Ihre rechtliche Lage informieren, bevor Sie an Beschwerden mit Krankheits»wert« arbeiten. Eine posttraumatische Belastungsstörung (PTBS) aufgrund eines oder mehrerer gravierender Traumata z. B. fällt in diese Kategorie.

Gary H. Craig hat im Laufe der Zeit einige EFT-Traumatechniken entwickelt, die es ermöglichen, effektiv und für den Patienten auch sanft selbst schwerste Traumata aufzulösen. Diese sanften Techniken sind:

- die Tränenfreie Traumatechnik (Tearless Trauma Technique),
- die Herantasttechnik (Sneaking up on the Problem),
- die Erzähltechnik (Tell the Story Technique),
- die Filmtechnik (Movie Technique) und
- die Den-Schmerz-verfolgen-Technik (Chase the Pain). Hier wird die körperliche Ebene des Traumas bearbeitet.

Die beiden letzteren Methoden haben Sie bereits kennen gelernt. Sie haben ebenfalls erfahren, wie Sie die Magic Box für die Bearbeitung von belastenden Erfahrungen einsetzen können. Im Folgenden werde ich auf die Tränenfreie Traumatechnik und die von mir entwickelte Safetechnik eingehen.

Die Tränenfreie Traumatechnik (Tearless Trauma Technique)

Diese EFT-Technik kann sowohl in Einzelsitzungen wie auch in der Arbeit mit Gruppen eingesetzt werden. Der Unterschied zum »normalen« EFT liegt in der dissoziierten Bewertung des Intensitätsniveaus.

Die Vorgehensweise

Sie haben ein Trauma identifiziert, das Sie mit Ihrem Patienten bearbeiten wollen, und gehen folgendermaßen vor:

1. Stellen Sie ihm nun die Frage: »Wie hoch *wäre* die emotionale Intensität auf der Bewertungsskala [von 0 bis 10], *würden* Sie sich dieses Ereignis vorstellen? *Schätzen* Sie einfach mal.« Der Patient sollte währenddessen die Augen offen lassen.
2. Formulieren Sie nun mithilfe des Patienten eine Problemaussage.
   Beispiel: »Mit achtzehn Jahren hatte ich einen furchtbaren Motorradunfall.«

3. Der Patient macht nun so viele Runden EFT, bis der *geschätzte* Wert bei 0 ist.
   Einstimmungssatz: »Auch wenn ich mit achtzehn Jahren einen furchtbaren Motorradunfall hatte, liebe und akzeptiere ich mich so, wie ich bin.«
   Erinnerungssatz: »Dieser furchtbare Motorradunfall mit achtzehn Jahren.«
4. Erst wenn der Schätzwert bei 0 ist, soll der Patient sich das Erlebnis lebhaft vorstellen und eine »normale« Bewertung vornehmen. Diese entspricht meist dem Schätzwert oder ist nur unwesentlich höher. Sollte noch ein Restwert bestehen, so genügen meist ein bis zwei weitere Runden, diesen auch auf 0 zu bringen.

Tipp: Lassen Sie den Patienten gerade bei schweren Traumata mehr EFT-Runden machen als eventuell notwendig!

Die Tränenfreie Traumatechnik lässt sich auch wunderbar mit der Filmtechik kombinieren. Ist der Wert bei 0 für das Trauma, so lassen Sie sich vom Patienten das Erlebnis berichten. Sollten dabei noch unangenehme Emotionen auftauchen, werden diese sofort behandelt.

Die Safetechnik

Diese Technik ist eine Kombination aus der Magic Box, der Phobie-Technik (NLP) und der EFT-Filmtechnik. Sie ist auch für schwerste Traumata geeignet.

Die Vorgehensweise

Sie haben ein Trauma identifiziert, das Sie mit Ihrem Patienten bearbeiten wollen. Gehen Sie nun wie folgt vor:

1. Der Patient soll sich vorstellen, die Erfahrung befinde sich auf einer Videokassette, die er dann auch noch mit einem geeigneten Titel beschriftet.
2. Diese gibt er in einen imaginären Safe, der sich irgendwo im Behandlungsraum befindet. Der Safe wird nun fest verschlossen, seine Intensität bewertet.
3. Mit dem Fokus auf den Safe führt man nun so viele EFT-Runden durch, bis dieser auf 0 ist. Es ist das gleiche Vorgehen wie bei der Magic Box.
4. Der »Safe« wird nun geöffnet, und man holt die »Videokassette« heraus. Sie wird nun auch vom Patienten bewertet.
5. Mit der Konzentration auf die Kassette und den Titel werden nun weitere EFT-Runden absolviert, bis auch diese auf 0 ist.
6. Die Videokassette wird nun in einen Videorecorder geschoben. Der Patient hat mit einer imaginären Fernbedienung die Kontrolle über dieses Gerät.
7. Er drückt die Play-Taste und schildert Ihnen das Trauma, wie er es auf einem Bildschirm sähe. Tauchen während des Betrachtens unangenehme Gefühle auf, so soll er den Film sofort anhalten (Pause-Taste), und dieser Aspekt wird bearbeitet.
8. Mit dem schellen Rücklauf kann er anschließend den Film zurückspulen. Sagen Sie Ihrem Patienten, er soll sich vorstellen, wie dabei auch die Ereignisse auf dem Bildschirm in Schwarzweiß rückwärts laufen.
9. Die Schritte 7 und 8 werden so lange durchgeführt, bis beim Betrachten des Ereignisses keinerlei negative Emotionen mehr auftauchen.
10. Die Videokassette kann noch gelöscht oder mit einer positiven Vorstellung (Ändern der Geschichte) überspielt werden.

11. Das Ergebnis wird nun abschließend geprüft, indem der Patient das Ereignis noch einmal *aus seiner Sicht* schildert. Eventuell jetzt noch auftauchende unangenehme Reaktionen werden sofort behandelt.

> **Tipp:** Ein imaginärer Safe ist nicht nur wunderbar für die Arbeit mit Traumata geeignet.

Es kommt immer mal wieder vor, dass man während einer Sitzung mit der Bearbeitung eines Problems nicht ganz fertig wird. Die Zeit ist vorbei, und der nächste Patient wartet schon. In einem solchen Fall lassen Sie den Patienten sein Thema in einen imaginären Safe geben und diesen verschließen. Der Safe hat jetzt die Funktion eines Schließfachs. In der nächsten Sitzung wird das Problem wieder hervorgeholt und zu Ende bearbeitet.

Nehmen Sie sich doch jetzt einmal 5 Minuten Zeit und überlegen Sie, wofür Sie dieses »Schließfach« noch alles einsetzen könnten ...

EFT und Reframing

»Es sind nicht die Dinge an sich, die uns beunruhigen, sondern die Bedeutung, die wir den Dingen geben.«
Epiktet

Viele NLP-Anwender verwenden heute EFT, um ihre NLP-Fertigkeiten zu verbessern. Ebenso verbinden viele EFT-Anwender EFT mit Techniken aus dem NLP. Vor allem die NLP-Methode des Reframings ist ein Bestandteil des EFT geworden. Das liegt nicht zuletzt an Gary H. Craig, der dies meisterhaft beherrscht. Was ist nun Reframing und wie können Sie es im Kontext EFT anwenden?

Reframing bedeutet »einen neuen Rahmen geben« oder etwas freier »umdeuten«. Ein »Frame« ist sozusagen der Rahmen, den wir einer Sache, Emotion oder einem Erlebnis geben. Er kann konstruktiv und positiv sein, aber auch destruktiv und negativ.

Das bekannteste Beispiel für einen destruktiv-negativen Rahmen ist wohl das »halb leere« Glas. Dies ist der »Frame« eines eher pessimistischen Menschen. Ein positiver Mensch hat bekanntermaßen einen anderen Rahmen, für ihn ist das Glas »halb voll«. Gelingt es nun dem Pessimisten, das Glas »halb voll« zu sehen, so verändert er damit auch sein emotionales Erleben.

Unsere »Schriften an den Wänden« (inneren Wahrheiten) legen die »Rahmenbedingungen« fest. Eine Angelegenheit ist beispielsweise dann »o. k.«, wenn sie diese Wahrheiten erfüllt, und nicht akzeptabel, falls sie nicht erfüllt werden. Dies schränkt uns natürlich ein. Wir geben das Steuer ab und fahren sozusagen nur noch mit.

Was können wir tun? Wenn wir die Rahmenbedingungen ändern, ändern wir auch den »Frame«. Dies bringt uns vielleicht zu der Erkenntnis, dass die ganze Chose sowohl »nicht o. k.« als auch »durchaus in Ordnung« sein kann. Und das führt wiederum zu einer emotionalen Veränderung in unserem Erleben, da wir die Angelegenheit jetzt besser akzeptieren können.

Wie modifizieren wir nun diese Rahmenbedingungen? Im Prinzip geht es darum, dem Thema oder Problem eine andere, positivere Bedeutung zu geben bzw. es in einem neuen, konstruktiveren Zusammenhang zu sehen. Dies ist vor allem dann wichtig, wenn uns diese ganzen Dinge nicht gut tun, einschränken oder sogar blockieren.

Mit einem erfolgreichen Reframing ändern wir unsere Gedanken über das Problem (Bedeutungs-Reframing) bzw. finden einen Kontext, in dem es kein Problem ist oder vielleicht sogar eine Ressource liefert (Kontext-Reframing). Der Oberbegriff für diese beiden Arten ist »Inhalts-Reframing«.

Bedeutungs-Reframing

Stellen Sie sich vor, zwei Menschen sind in demselben Stau und beide haben bald und zur gleichen Zeit ein Vorstellungsgespräch. Der eine dreht vor Stress fast durch, der andere sitzt ruhig im Auto und scheint das Ganze zu genießen.

Ersterer denkt vielleicht: »O Gott, hoffentlich komme ich nicht zu spät. Ich bin jetzt schon ganz fertig. Was werden die dann von mir denken?«

Der zweite denkt hingegen möglicherweise: »Gut, ich nutze die Zeit, um das Gespräch in Gedanken noch einmal durchzugehen«, oder er wendet eine Technik an, um sich zu entspannen.

Wie kommt nun der erste Autofahrer zu diesen destruktiven und der zweite zu den konstruktiven Gedanken? Es sind möglicherweise die unterschiedlichen Herangehensweisen an wirkliche oder vermeintliche Krisensituationen. Der erste hat sich vielleicht die Frage gestellt: »Was kann alles Schreckliches passieren, wenn ich zu spät komme?« Der zweite hingegen: »Wie könnte ich diese Zeit im Stau sinnvoll oder mit etwas Spaß ausfüllen?«

Meist sind es solche Fragen, die den Unterschied ausmachen. Aber auch die Wortwahl kann entscheidend unser Erleben beeinflussen. Im Folgenden finden Sie einige Beispiele, die zeigen, wie ein anderer Begriff einen veränderten Rahmen schaffen kann, da er von anderer Bedeutung für uns ist.

»Negatives« Wort	**Besseres Wort (Reframe)**
Problem	Herausforderung
Trauma	Lernerfahrung
Kann ich nicht!	Kann ich *noch* nicht!
Einsam, allein	Jederzeit verfügbar
Gestresst	Energiegeladen, gefragt
Schrecklich	Spannend, interessant, faszinierend
Verwirrt	Kurz vorm Verstehen
Unruhe	Voller Energie

Kontext-Reframing

Jedes Verhalten ist in bestimmten Kontexten ein sinnvolles, funktionales Verhalten. Hier suchen wir einen anderen Kontext für das Problem, in dem es entweder nicht existiert oder sogar eine Ressource darstellt.

Eine Äußerung des Patienten könnte z. B. sein: »Ich bin immer zu perfektionistisch im Haushalt!«

Ein Reframing könnte z. B. sein: »Dann haben Sie ja bestimmt ruck, zuck Ihre Dokumente für die Steuererklärung zusammen. Bei mir dauert das immer Tage.«

Reframing im EFT

Im EFT ist die Unterscheidung von Bedeutungs- und Kontext-Reframing nicht so wichtig, da die Übergänge zwischen den beiden ohnehin fließend sind.

Hier geht es vor allem darum, die Akzeptanz zu erhöhen und eine Versöhnung zu erreichen. Dies erleichtert den EFT-Prozess, und es treten auch weit weniger Widerstände (PU) auf.

In der Praxis sieht es so aus, dass der Patient mit seinem Problem zu Ihnen kommt. Das Problem wird nun spezifiziert und so konkret wie möglich gemacht. Schon hierbei können Sie sich selbst Fragen stellen, deren Antworten beim Patienten ein Umdenken auslösen können, wie:

- »Welche andere positive Bedeutung könnte dieses Problem für den Patienten haben?«
- »In welchem Kontext würde der Patient wissen und anerkennen, dass sein Problem etwas sehr Sinnvolles ist? In welchem Kontext wäre es Gold wert?«
- »Wie sonst könnte man genau die gleiche Situation noch beschreiben?«
- »Inwiefern könnte das, was gerade passiert oder passiert ist, genau richtig für ihn sein?«

- »Welche Chancen könnten dem Patienten daraus entstehen?«
- »Was könnte der Patient daraus lernen/gelernt haben?«
- »Wie könnte man das Problem auch noch sehen?«

Die Antworten (Reframes), die Sie aus sich heraus auf diese Fragen erhalten, können Sie dem Klienten nun vor oder während der Einstimmung anbieten oder auch in die Einstimmung mit einbauen. Dies sieht dann beispielsweise so aus:

»Auch wenn ich mich für ... auch heute noch schuldig fühle, liebe und akzeptiere ich mich so, wie ich bin, *denn ich weiß, ich war damals ein kleines Mädchen mit ... Jahren, das einfach nur... hatte und das Beste tat, was es in dieser Situation tun konnte, um zu überleben.*«

Diese Erkenntnis hilft dem Patienten, das Geschehene leichter zu akzeptieren, und erleichtert damit auch das Loslassen der emotionalen Belastung. Somit findet eine kognitive Umstrukturierung schon sehr früh im Prozess statt.

Natürlich können Sie jederzeit im Prozess dem Patienten einen Reframe anbieten. Dies ist vor allem dann nützlich, wenn Sie beobachten, dass die Behandlung ins Stocken gerät.

Die Fragen können Sie dem Patienten natürlich auch jederzeit vor und während der Einstimmung oder der EFT-Runde stellen. Weitere konstruktive Überlegungen wären die folgenden:

- »Gibt es eine oder mehrere Situationen/Kontexte, in denen Sie das Problem noch brauchen könnten?«
- »So im Nachhinein, wozu könnte das Ganze gut gewesen sein?«
- »Gehen Sie mal zehn Jahre in die Zukunft. Wenn Sie jetzt zurückschauen, wofür war das Ganze gut gewesen?«
- »Stellen Sie sich vor, dieses Problem hätte es nie für Sie gegeben. Wie wäre Ihr Leben dann verlaufen? Gibt es in dem Zusammenhang Erlebnisse, Dinge oder Personen, für die Sie heute dankbar sind, die Sie sonst aber vielleicht nie erfahren, bekommen oder kennen gelernt hätten?«

- »Wie genau machen Sie das?«
- »Wer hat das gesagt? Wirklich immer? Wirklich jeder? Und Sie *müssen* das wirklich? Was genau ist da passiert?«
- »Für welches Problem war das heutige Problem früher mal die Lösung?«
- »Gibt oder gab es Ausnahmen, Zeiten oder Situationen, in denen das Problem nicht auftritt oder auftrat?«

Woran können Sie erkennen, dass ein Reframe »angekommen« ist? Dafür gibt es einige Anzeichen, die leicht zu erkennen sind, z. B.:

- Der Körper ist aufgerichtet.
- Die Gesichtsfarbe kehrt zurück.
- Leichte Trance.
- Nicken.
- Die Stimme wird ruhiger und gefasster.
- Symmetrie.
- Versöhnungsphysiologie.

Alles ist relativ! Dieses Prinzip lässt sich auch auf Reframes verwenden. Finden Sie einen Kontext, in dem das Problem relativ gesehen fast gar keines mehr ist. Manche Menschen in diesem Kontext wären vielleicht sogar froh, wenn sie es hätten, weil es für sie eine Verbesserung bedeutete. Die Frage, die Sie sich oder dem Patienten in diesem Fall stellen könnten, wäre: »Im Vergleich wozu ist das Problem (fast) keines mehr?«

Sie könnten beispielsweise einem Patienten, der an einer Spinnenphobie leidet, während des Klopfens vielleicht eine »schöne« Geschichte aus einer Kinderkrebsklinik erzählen. Daraufhin würde dieser *sein* Problem vielleicht mit anderen Augen sehen.

Fast jeder Witz ist ein Reframe. Eine alltägliche Angelegenheit wird in einen überraschenden und lustigen Kontext transportiert, oder es wird ihm eine andere, lustige Bedeutung gegeben. Ohne Reframing gäbe es keine Sitcoms.

Auch eine EFT-Sitzung kann Spaß machen, und Sie können dem Patienten, ***wenn ein guter Rapport besteht***, auch gern humorvolle Reframes anbieten. Gute Mittel sind hier die Übertreibung und die Provokation. Es geht dabei nicht darum, das Problem ins Lächerliche zu ziehen, sondern darum, die Situation zu entspannen, Bewegung in das starre Muster zu bringen und den eingefahrenen Problemrahmen zu sprengen. Der Patient erkennt auch hier, dass sein Problem vielleicht gar nicht *sooo* schlimm ist und dass es zum großen Teil an ihm liegt, ob er es sich schwer oder leicht macht.

Hat er einmal über sein Problem gelacht oder auch nur gelächelt, ist der erste Schritt getan. Das Wichtige bei diesem humorvollen oder auch provokativen Ansatz ist, dass der Patient Ihre Absicht spürt, ihm zu helfen. Ihre gesamte Physiologie und Ihre Stimme müssen ihm dies spiegeln.

EFT in Gruppen

EFT ist eine wunderbare Technik, um auch mit Gruppen zu arbeiten. Dabei kann es sich um spezifische Themen (Trauma, Phobien, Ängste, Rauchen, Abnehmen, Schmerzen ...) oder auch um »gemischte« Gruppen handeln.

Die Anwendung von EFT in Gruppen hat gleichermaßen Vorteile für den Therapeuten wie auch den Patienten. Man nennt dies eine »Win-Win-Situation«.

Vorteile

- Sie können in der Gruppenarbeit an einem Nachmittag oder Abend beeindruckende Resultate erzielen, während die Teilnehmer wesentlich weniger bezahlen müssen als in einer Einzelsitzung. Dennoch bekommen Sie insgesamt mehr Geld pro Stunde.

- Deshalb können Sie die gewonnene Zeit für andere Projekte wie z. B. Weiterbildung, ein Buch, eine ehrenamtliche Tätigkeit oder auch für den Urlaub und die Freizeit nutzen.
- Durch preiswerte Gruppenangebote werden sich Ihre Klientel und Ihr Bekanntheitsgrad vergrößern und dadurch wiederum Ihre Klientel usw.
- Einige der Gruppenteilnehmer werden, nachdem sie die Effizienz und Effektivität von EFT kennen gelernt haben, gewiss auch Einzelsitzungen bei Ihnen buchen.
- Der hinlänglich bekannte Gruppenprozess oder die Gruppendynamik: Diese Energie wird die Effektivität von EFT noch steigern.
- Es werden Bekanntschaften oder sogar Freundschaften geschlossen. Der Teilnehmer fühlt sich mit seinem Problem nicht mehr allein.

Mögliche Vorgehensweisen

- Jeder der Teilnehmer wählt sein eigenes Thema, und Sie leiten das Klopfen mit generalisierten Aussagen, die für die meisten zutreffen, wie z. B. als Einstimmung: »Auch wenn ich (noch immer) dieses/diese/diesen (restliche[n]) Problem/Angst/Schmerz/Erlebnis/Verlangen habe, liebe und akzeptiere ich mich so, wie ich bin.«
  Der Erinnerungssatz wäre dann: »Dieses/diese/dieser Problem/Angst/Schmerz/Erlebnis/Verlangen.«
- Tränenfreie Traumatechnik für Gruppen mit traumatisierten Teilnehmern (Missbrauch, Gewalt, Terror, Naturkatastrophen, Unfälle ...).
  Ansprechpartner wären Institutionen wie Polizei, Rotes Kreuz, Feuerwehr, Krankenhäuser, Pro Familia, Frauenhäuser usw.
- Geborgter Nutzen, Borrowing Benefits (BB; s. a. Kapitel 3).
  Die Teilnehmer sollten das EFT-Grundrezept kennen und idealerweise bereits Erfahrungen damit gesammelt haben. Erklären Sie ihnen das BB-Konzept und die Vorgehensweise.

- Fragen Sie die Teilnehmer, wer von ihnen bereit wäre, ein Thema vor der Gruppe mit Ihrer Hilfe zu bearbeiten. Bei mehreren Freiwilligen wählen Sie ein Problem aus, bei dem *Sie* sich wohl und zuversichtlich fühlen.
- Alle anderen wählen nun drei oder mehr belastende Erfahrungen (mit *einem* Höhepunkt) aus Ihrer Vergangenheit. Jedes Ereignis bekommt einen kurzen Titel, und die jeweilige Intensität wird bewertet (Filmtechnik). Dies alles wird notiert.
- Jeder Teilnehmer nimmt das Erlebnis mit dem höchsten Wert für die Bearbeitung mit BB. Weisen Sie sie jedoch an, sich während des Klopfens nur auf das Thema des Freiwilligen zu konzentrieren, um dessen Prozess zu unterstützen.
- Sie arbeiten nun mit dem Freiwilligen mit EFT an dessen Problem. Das Publikum klopft dabei unterstützend mit. Jedes Mal, wenn Sie Ihren Klienten das Thema neu bewerten lassen, gilt dies auch für die Zuschauer.
  Es kommt oft vor, dass einige von ihnen mit ihrem Erlebnis schon vor dem Freiwilligen auf 0 sind. In einem solchen Fall bewertet die betreffende Person alle übrigen Ereignisse auf seiner Liste neu und nimmt wiederum das mit dem höchsten Wert für die Bearbeitung mit Borrowing Benefits.

Auch wenn Sie intensiv mit einem Freiwilligen aus der Gruppe arbeiten, so lassen Sie diese nicht ganz aus den Augen. Sollten Sie bemerken, dass sich ein Teilnehmer beim Mitklopfen nicht wohl fühlt, sprechen Sie ihn an und widmen sich ihm, bis er dieses Tief überwunden hat. Bei größeren Gruppen ist es sinnvoll, dafür einen EFT-erfahrenen Helfer an der Hand zu haben.

Gary H. Craig empfiehlt, das Borrowing Benefits vor allem für die Auflösung von belastenden Ereignissen der Vergangenheit anzuwenden. Diese sollten auch einige Jahre zurückliegen. In meinen Seminaren habe ich jedoch die Erfahrung gemacht, dass man das BB auch sehr effektiv auf andere Thematiken wie z. B. negative Emotionen, Phobien oder körperliche Beschwerden anwenden kann.

Interessant war auch das Folgende, was in einem speziellen BB-Workshop geschah: Ich forderte jeden Teilnehmer auf, etwa fünf »einfache« Probleme und den jeweiligen Intensitätswert zu notieren. Ich vergaß jedoch, zu erwähnen, dass sie eines dieser Themen für die Bearbeitung mit BB auswählen sollten. Jeder sollte nun seine Liste unter seinen Stuhl legen. Mit einem Freiwilligen arbeitete ich vor der Gruppe an einem ihn betreffenden Thema. Die anderen Teilnehmer klopften mit.

Nach einer ersten Klopfrunde fragte ich nun neben dem Freiwilligen auch die Gruppe, ob sich etwas an der Intensität ihres Problems geändert hätte. Fast jeder der »Mitklopfer« berichtete mir, dass sich bei fast allen Themen auf seiner Liste eine mehr oder weniger deutliche Verringerung des Intensitätsniveaus eingestellt hätte. Nach weiteren Runden kam es sogar vor, dass die Mehrzahl der Teilnehmer bei zwei oder drei ihrer Probleme auf 0, 1 oder 2 waren und sich auch bei den restlichen Themen eine deutliche Verbesserung zeigte. Faszinierend!

Nachwort

Wenn Sie dieses Nachwort nun lesen und alle oder wenigstens einige der in diesem Buch vorgestellten Übungen absolviert haben, so werden Sie sich jetzt wahrscheinlich freier, vitaler und gesünder fühlen.

Das Ziel dieses Buches ist es, genau dies zu erreichen. Sie beherrschen nun mit EFT eine Technik, die Ihnen immer zur Verfügung steht und auch in Zukunft wertvolle Dienste leisten wird.

Durch die Fülle von Informationen könnte der Eindruck entstehen, dass EFT eine sehr komplexe und vielleicht auch kompliziert Methode ist. Dies trifft jedoch nicht zu. Selbst mit der einfachen Basismethode wird es Ihnen gelingen, die meisten Ihrer Beschwerden und Probleme zu lindern oder sich ganz von ihnen zu befreien.

Alle weiteren Modifikationen, Informationen, Hinweise, Anregungen und Spezialtechniken werden Sie in die Lage versetzen, schneller Ihr Ziel zu erreichen bzw. auch dann erfolgreich zu sein, wenn diese Basismethode einmal nicht den erwünschten Erfolg bringt.

Mein Anliegen war, ein möglichst umfassendes Buch über die Emotional Freedom Techniques (EFT) zu schreiben, welches sowohl für den Anfänger, den Fortgeschrittenen wie auch den professionellen Anwender geeignet ist. Trotzdem ist es natürlich nicht möglich, auf alle Variationen und Feinheiten dieser Technik einzugehen. Auch kann ein Buch niemals Ersatz für qualifizierte Fortbildungen sein. Diese werden mittlerweile in ganz Deutschland, Österreich und der Schweiz von gut geschulten Trainern angeboten.

Zum Zwecke der Qualitätssicherung wurden 2004 Richtlinien für anerkannte EFT-Trainings von Gary H. Craig aufgestellt. Jeder Trainer, der EFT nach Gary H. Craig unterrichtet, verpflichtet sich, diese so genannten Guidelines einzuhalten.

Sie erkennen diese anerkannten Fortbildungen an den Bezeichnungen EFT Level 1, 2 oder 3. Dies gibt Ihnen auch die Gewissheit, dass Sie das Original lernen und nicht eine von den bereits zahlreichen Modifikationen.

EFT ist eine Technik mit viel Potenzial. Ständig sind EFT-Anwender weltweit damit beschäftigt, diese wunderbare Methode weiterzuentwickeln, um die Erfolgsquote noch zu steigern – ganz im Sinne Craigs, dessen Verdienst es ist, dass jeder die Möglichkeit hat, EFT zu lernen und damit einen großen Schritt in Richtung emotionale Freiheit zu gehen.

Bevor ich dieses Buch beende, möchte ich Ihnen noch einen kleinen Denkanstoß geben. Neueste Untersuchungen zeigen, dass negative Emotionen auch einen negativen Einfluss auf das Immunsystem haben. So wird dieses beispielsweise durch nur 5 Minuten Ärgern für sechs Stunden (!) geschwächt.

5 Minuten Dankbarkeit stärken hingegen das Immunsystem für viele Stunden.

Denken Sie in Zukunft daran, und sollten Sie sich mal ärgern, so seien Sie mindestens genauso lange dankbar dafür.

Ich beschließe dieses Buch mit einer Aussage von Gary H. Craig, die Sie heute und auch in Zukunft immer beherzigen sollten:

»Try it on everything! – Versuch es mit allem!«

Viel Spaß und Erfolg auf Ihrem Weg zur emotionalen Freiheit,

Christian Reiland

Dank

Viele Monate und zahllose Stunden sind nun vergangen, seitdem ich mich der Herausforderung stellte, dieses Buch zu schreiben. In all dieser Zeit war mir EFT ein zuverlässiger und unterstützender Begleiter. EFT half mir nicht nur, zahlreiche Klippen zu umschiffen und Selbstzweifel aufzulösen, sondern auch dabei, Wege zu finden, die mir die Arbeit etwas erleichterten.

Danken möchte ich auch dem Goldmann Verlag, der mir die Chance gab, einen meiner Träume zu verwirklichen.

Danken möchte ich allen EFT-Freunden, die mich während dieses Abenteuers unterstützt haben und mit Rat und Tat zur Seite standen.

Mein Dank gilt Horst Benesch, Ulli Görres, Gerald Stiehler, Gabriele Schmidt, Hartmut Gerber, Rainer Fath, Vera Vogl, Reto Wyss, Susan Smith, David Feinstein, Donna Eden, John H. Diepold jr. und den vielen anderen, die mir für dieses Buch positive Energien gesendet haben.

Danke meinen Lehrern Maya de Vries, Rudolf Kaufmann und Fred P. Gallo und einen besonderen Dank an Gary H. Craig, ohne den dieses Buch nicht möglich gewesen wäre.

Der größte Dank gebührt meinen Eltern und meiner Familie, die während meines ganzen bisherigen Leben immer für mich da waren und mit Rat und Tat unterstützten. Euch widme ich dieses Buch!

Anhang

Hier finden Sie neben Literatur-, Quell- und Linkverzeichnis auch Arbeitsblätter. Alle Vordrucke können Sie selbstverständlich für den eigenen Gebrauch kopieren.

Quellen

Carrington, P.: *How to create Positive Choices in Energy Psychology: A New Approach to* EFT *and Related Methods.* Pace Educational Systems Inc, E-Book, zu bestellen unter www.eftupdate.com

Craig, G.: Artikel von seiner Internetseite www.emofree.com

– EFT *Speciality 2 Workshop Handout. Patricia Carrington: Using* EFT *With The Choices Method.* DVD-Serie, zu bestellen unter www.emofree.com

–, *The Manual.* PDF-Datei, Download unter www.emofree.com; deutsche Übersetzung unter www.eft-info.com

De Vries, M.: EFT *Level 1 Seminarskript.* 2005, für EFT-Trainer zu beziehen unter www.emofree.de

Dell, M., Reiland, C., De Vries, M., und Tuzar, U.: EFT *Level 2 Seminarskript.* 2006, für EFT-Trainer zu beziehen unter: Dell (Tel.: 02 222 923 304, marion.dell@gmx.net), De Vries (www.emofree.de), Reiland (www.eft4all.de) oder Tuzar (ulriketuzar@eft-dach.org)

Diepold jr., J. H., Britt, V., und Bender, S. S.: Evolving Thought Field Therapie: The Clinician's Handbook of Diagnoses, Treatment, and Theory. W. W. Norton & Company, Inc., New York 2004

DTV-*Atlas: Akupunktur.* Deutscher Taschenbuch Verlag, München 1995

Feinstein, D., Eden, D., und Craig, G.: *The Promise of Energy Psychology: Revolutionary Tools For Dramatic Personal Change.* Penguin Books Ltd, New York 2005

Gallo, F. P., und Vincenzo, H.: *Gelöst, entlastet, befreit.* VAK Verlags GmbH, Kirchzarten 2001

–, *Energetische Psychologie.* VAK Verlags GmbH, Kirchzarten 2000

–, *Handbuch der Energetischen Psychotherapie.* VAK Verlags GmbH, Kirchzarten 2002

Hartmann, S.: *The Advanced Patterns of* EFT. DragonRising Publishing 2003, E-Book, zu bestellen unter www.dragon-Rising.com

Reiland, C.: EFT *Level 3 Seminarskript.* Für EFT-Trainer zu beziehen unter www.eft4all.de

Scholtes, J.: *An inside look at the* EFT *details that helped Rens Blom become the world champion pole vaulter.* www.emofree.com/performance/performance-pole-vault.htm

www.emofree.com/articles/raisingmetabolism.htm

EFT-Material

Bücher

Benesch, H.: *Gesunde Kinder mit* EFT. *Mit Klopfakupressur emotionale und körperliche Probleme lösen.* Kösel-Verlag, München 2005

–, *Klopf dich gesund. Blockaden lösen, schmerzfrei werden durch die* EFT-*Klopfakupressur.* Kösel-Verlag, München 2005

Feinstein, D.: *Einfach klopfen.* VAK Verlags GmbH, Kirchzarten 2005

Hartmann, S.: *Emotionale Freiheit.* VAK Verlags GmbH, Kirchzarten 2002

Kaufmann, R. A.: *Ängste, Phobien und andere unnötige Lasten.* Asanger Verlag, Heidelberg und Krönung 2002

Keller, E.: *Endlich frei in der Partnerschaft – Beziehungsblockaden lösen mit Emotional Freedom Techniques* EFT. Allegria-Verlag, Berlin 2005

Wagner, R. B.: EFT – *Emotionale Freiheit.* Omega-Verlag, Aachen 2003

Allgemeine Literatur

Hay, L.: *Heile Deinen Körper. Seelisch-geistige Gründe für körperliche Krankheit.* Lüchow-Verlag, Stuttgart 2006

Leidig, S., und Glomp, I.: *Nur keine Panik! Ängste verstehen und überwinden.* Kösel-Verlag, München 2003

Weishaar, M. E.: *Sein Leben neu erfinden.* Junfermann-Verlag, Paderborn 2006

Young, J. E., Klosko, J. E., und Weishaar, M. E.: *Schematherapie. Ein praxisorientiertes Handbuch.* Junfermann-Verlag, Paderborn 2005

Audio

Wagner, R. B.: *Zum Nichtraucher durch Klopf-Akupressur.* CD, Weltbild-Verlag, Augsburg 2005

–, *Erfolgreich abnehmen durch Klopf-Akupressur.* CD, Weltbild-Verlag, Augsburg 2005

Video

Von Gary H. Craig gibt es sechs phantastische EFT-Serien (jede Serie zwischen 13 und 16 Stunden) auf DVD (in englischer

Sprache). Bezugsquellen: www.emofree.com und www.eft4all.de (Tel.: 06 233 889 137)

Görres, U., und Reiland, C.: *Leichter leben mit* EFT (DVD und Booklet), Bezugsquellen: www.eft-berater.de (Tel.: 06 732 963 143) und www.eft4all.de (Tel.: 06 233 889 137)

Links

Internetseite (in englischer Sprache) von Gary H. Craig: *www.emofree.com*

Internetseite des Autors Christian Reiland: *www.eft4all.de*
www.eft-info.com

Forum EFT: *www.eft-forum.de*

Forum Energetische Psychologie: *www.energiepsychologie.org*

EFT Trainer-Netzwerk D. A.CH.: *www.eft-dach.org*

EFT Netzwerk International E. N. I.: *www.eft-netzwerk.net*

EFT und Kinder: *www.eft-kinder.de*

Arbeitsblätter

Choices-Arbeitsblatt

		1	2	3	4	5
Problem-aussage						
Entscheidungs-satz						
Einstimmungs-satz						
Erinnerungs-satz						
Problem-aussage						
Entscheidungs-satz						
Einstimmungs-satz						
Erinnerungs-satz						
Problem-aussage						
Entscheidungs-satz						
Einstimmungs-satz						
Erinnerungs-satz						

Arbeitsblatt Filmtechnik

Kurzanleitung:

1. Wählen Sie ein belastendes Ereignis. Dieses ist der Film und sollte nur wenige Minuten dauern, sonst aufteilen.
2. Geben Sie dem Film einen Titel.
3. Schnelldurchlauf – bestimmen Sie den SUD.
4. Machen Sie einige Runden EFT mit dem Filmtitel als Erinnerungssatz, bis der SUD 0 oder nahe 0 ist.
5. Erzählen Sie jetzt den Film, stoppen Sie, sobald eine unangenehme Emotion auftaucht, und klopfen Sie diesen Aspekt auf 0.
6. Spulen Sie den Film wieder zurück und beginnen Sie von vorn mit dem Erzählen.
7. Wiederholen Sie die Schritte 5 und 6, bis Sie den Film erzählen können, *ohne* dass eine negative Reaktion auftritt.
8. Testen Sie das Ergebnis.

Filmtitel:				
Einstimmungssatz:	**SUD**			
»Auch wenn ich dieses .... (Titel des Films)-Ereignis in mir trage, liebe und akzeptiere ich mich so, wie ich bin.«				
Auftretende negative Reaktionen = Aspekte:	**SUD**			

Auftretende negative Reaktionen = Aspekte:	**SUD**			

Arbeitsblatt: Verfolge den Schmerz

Kurzanleitung:

1. Wählen Sie eine physische Beschwerde oder ein Thema, welches Sie auf der körperlichen Ebene behandeln wollen.
2. Physisches Symptom spezifizieren; Problemaussage und eventuell Entscheidungssatz.
3. SUD.
4. Einstimmungs- und Erinnerungssatz.
5. Eine EFT- oder EFT-Choices-Runde.
6. SUD (achten Sie auf Veränderung in Qualität und Lokalität – anpassen).
7. Modifizierter Einstimmungs- und Erinnerungssatz.
8. Weitere EFT- oder EFT-Choices-Runden bis SUD = 0.
9. Ergebnis testen.

Problemaussage:	SUD			

Entscheidungssatz:

Einstimmungssatz:
»Auch wenn ich dieses ... (Problemaussage),
liebe und akzeptiere ich mich so, wie ich bin.«

»Auch wenn ich dieses ... (Problemaussage), entscheide ich, ... (Entscheidungssatz).«

Auftretende negative Körpersymptome = Aspekte:	**SUD**			

Arbeitsblatt Magische Truhe

Kurzbeschreibung:

1. Thema mit vielen Aspekten.
2. Alle Aspekte, das Thema betreffend, notieren.
3. SUD für jeden einzelnen Aspekt – diese in Truhe »geben«.
4. SUD für gesamte Truhe notieren.
5. EFT, bis SUD für Truhe auf 0 ist.
6. Truhe öffnen. Alle Aspekte auf 0? – Wenn nicht, weitere Runden EFT für übrig gebliebene Aspekte.
7. Schritt 6, bis alle Aspekte auf 0.
8. Zielaussage oder Entscheidungssatz formulieren und notieren.
9. Eine bis zwei EFT-Runden mit der Aussage aus 8 (Konzentration dabei auf geschlossene Truhe).
10. Truhe öffnen – Kraftquelle?
11. Ressource aufnehmen, sich ausbreiten lassen und mit Aussage aus 8 verankern.

Thema/Problem: ______________________________

Aspekte	**SUD**				

Aspekte	**SUD**				

Magische Truhe gesamt:					

Arbeitsblatt Slow-EFT

Thema: ______________________________

Geklärt in Sitzung:	1	2	3	4	5	6	7	8	9	10	11	12	13	14	15
Behandlungspunkt															
Augenbraue															
Seitlich des Auges															
Jochbein															
Unter der Nase															
Unter der Lippe															
Schlüsselbein															
Unterm Arm															
Rippenpunkt															
Daumenpunkt															
Zeigefingerpunkt															
Mittelfingerpunkt															
Kleiner-Finger-Punkt															
Handkantenpunkt															
Gamutpunkt															
Höchster Kopfpunkt															

Eventuell positive Formulierung: ______________________

Geklärt in Sitzung:	1	2	3	4	5	6	7	8	9	10	11	12	13	14	15
Behandlungspunkt															
Augenbraue															
Seitlich des Auges															
Jochbein															
Unter der Nase															
Unter der Lippe															
Schlüsselbein															
Unterm Arm															
Rippenpunkt															
Daumenpunkt															
Zeigefingerpunkt															
Mittelfingerpunkt															
Kleiner-Finger-Punkt															
Handkantenpunkt															
Gamutpunkt															
Höchster Kopfpunkt															

Mein Persönlicher Friedensprozess

Datum der Bearbeitung:	Titel (Erinnerungssatz):	SUD:		

Datum der Bearbeitung:	**Titel (Erinnerungssatz):**	**SUD:**		

Arbeitsblatt Gedankenprotokoll für Panikattacken[30]

Datum, Zeit: ______________________
Situationsbeschreibung: ______________________
Symptome (ein Symptom pro Zeile): ______________________
Gedanken (welche Gedanken gehen Ihnen während der Attacke durch den Kopf, insbesondere wenn Sie an die notierten körperlichen Symptome denken):

30 Von Gerald Stiehler, veröffentlicht unter der GNU-Freien Dokumentationslizenz.

Nun überprüfen Sie, welche der Gedanken objektiv betrachtet a) irrational oder gar falsch sind oder b) die Panik weiter anheizen. Nutzen Sie dazu auch die Fragen aus dem Abschnitt »EFT bei Panikattacken« in Kapitel 4.
Unterstreichen Sie drei bis fünf Gedanken, die besonders heftige Gefühle auslösen, und behandeln Sie jeden dieser Gedanken mit einigen Runden EFT. Wichtig: Hören Sie nicht auf, bevor die emotionale Belastung auf 0 ist oder Sie mindestens fünf Runden geklopft haben.

Arbeitsblatt Allergietagebuch

Datum	Uhrzeit	Ort	Aktion/ Substanz	Reaktion/ Emotion	SUD

Datum	**Uhrzeit**	**Ort**	**Aktion/ Substanz**	**Reaktion/ Emotion**	**SUD**

Suchttagebuch

vom _______ bis _______

Datum/ Uhrzeit	Ort	Anlass	Gedanken	Haupt-emotion	SUD

Datum/ Uhrzeit	Ort	Anlass	Gedanken	Haupt-emotion	SUD

Arbeitsblatt Anamnesebogen (Erstsitzung)

Begrüßung, eigene Vorstellung, kurze Vorstellung der Behandlungsmethoden, Honorar usw.

Datum: ______________________________

Name: ________________ Vorname: ________________

Straße/Nr.: ______________________________

PLZ/Ort: ______________________________

Tel.: ________________ E-Mail: ________________

Familienstand: ______________________________

Kinder/Alter: ______________________________

Beruf: ______________________________

Ziel/Erwartungen für die Therapie/Beratung: ______________

____

____

____

Problem (kurz): ______________________________

____

Ziel/Wunsch (positiv formuliert): ______

Eventuelle Diagnose: ______

Bisherige Therapien: ______

Medikamente: ______

Allgemeinbefinden

–10 = sehr schlecht; 0 = o. k.; 10 = phantastisch

Sitzung	**1.**	**4.**	**7.**	**10.**
Energie				
Schlaf				

Verdauung				
Psyche (allgemein)				
Appetit				
Libido				
Spezifische Beschwerden:				
z. B.: Migräne				
Blutdruck				
Rückenschmerzen				
Gewicht				

Problem (ausführlich): ______________________

Arbeitsblatt EFT-Sitzungsprotokoll

Datum: ____________________

Name: ____________________

Problem/Einstimmungssatz	**SUD**		

Aspekte/Einstimmungssatz	**SUD**		

Aspekte/Eistimmungssatz	SUD		

Anmerkungen:

Der Autor

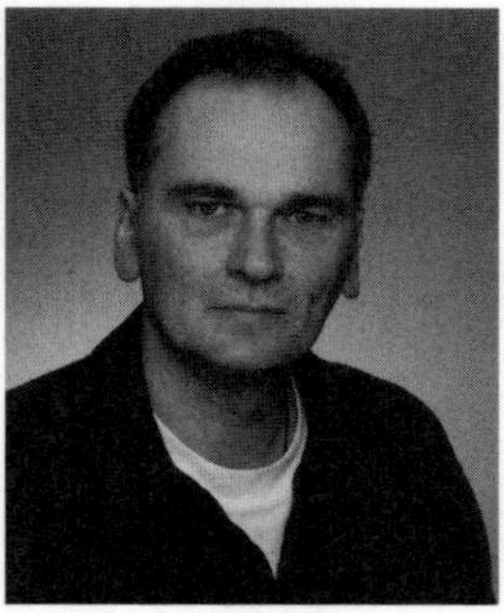
© Foto Schnorr, Frankenthal

Christian Reiland, Jahrgang 1961, ist Heilpraktiker für Psychotherapie, EFT-Trainer und Spezialist für den Bereich der so genannten Energetischen Psychologie.

Nach Weiterbildungen in NLP und Psycho-Kinesiologie lernte er 2002 die Energetische Psychologie und insbesondere die Emotional Freedom Techniques (EFT) kennen und schätzen.

Nach Fortbildungen in Energetischer Psychotherapie bei Fred P. Gallo und EFT bei Maya de Vries, Dr. Rudolf A. Kaufmann und Gary H. Craig war er 2004 in Deutschland der Erste, der als EFT-Trainer eine vollständige EFT-Fortbildung (Level 1 bis 3) nach den neuen Richtlinien von Gary H. Craig für anerkannte EFT-Trainings durchführte.

In seiner Praxis für Psychotherapie (HPG) arbeitet er überwiegend mit EFT bei der Behandlung von emotionalen und psychosomatischen Beschwerden und im Coachingbereich.

Neben den EFT-Fortbildungen bietet er auch Seminare im Bereich Energetischer Psychologie und zum Thema Geld und Erfolg an.

Reiland ist Verfasser eines viermal im Jahr erscheinenden Newsletters zum Thema Energetische Psychologie, Mitbegründer des deutschen EFT-Trainer-Netzwerkes (EFT D. A.CH.) und Mitglied im EFT-Netzwerk International (E. N. I.). Er schrieb das Vorwort in Ramona B. Wagners Buch EFT – *Emotionale Freiheit* und ist Organisator der ersten Deutschen EFT-Fachtagung (Oktober 2006) in seinem Wohnort Frankenthal.

Kontaktdaten und weitere Informationen:

Christian Reiland
Tel.: 06 233/889 137
E-Mail: info@eft4all.de; Website: www.eft4all.de

Gabriele Schmidt, Autorin des Beitrags »Beziehungen/Partnerschaft« in Kapitel 4, arbeitet als Heilpraktikerin mit dem Schwerpunkt Krisensituationen und psychosomatische Störungen in Heinsberg in eigener Praxis. Sie hält Ausbildungsseminare und Workshops in EFT, besonders auch für Therapeuten.

Dipl.-Psych. Gerald Stiehler, Autor des Beitrags »EFT bei Panikattacken« in Kapitel 4, arbeitet als psychologischer Psychotherapeut in eigener Praxis mit dem Schwerpunkt auf Angststörungen in der Nähe von Darmstadt. Darüber hinaus hält er Vorträge und Seminare zu Themen der Energetischen Psychologie und ist der Gründer und Leiter der »Darmstädter Seminare für Psychotherapie«.

Die hier beiliegende DVD soll Ihnen helfen, das EFT-Grundkonzept korrekt nachzuvollziehen. Beispiele aus der Praxis geben Ihnen einen Überblick über die Einsatzmöglichkeiten der Methode. Autor Christian Reiland zeigt, wie er mit Klienten arbeitet, und demonstriert die Übungen und genauen Druckpunkte.

Die DVD wurde produziert von Ulli Görres, EFT-Praktiker und -Trainer, der auch für Regie, Kamera und Schnitt verantwortlich war, und dem Autor Christian Reiland.